愛我的人也呼吸著我

我正在失智，
我面對生病的孤寂，
我要留住記憶的
最後一息

荷妲・桑德斯
GERDA SAUNDERS ——著
郭寶蓮 ——譯

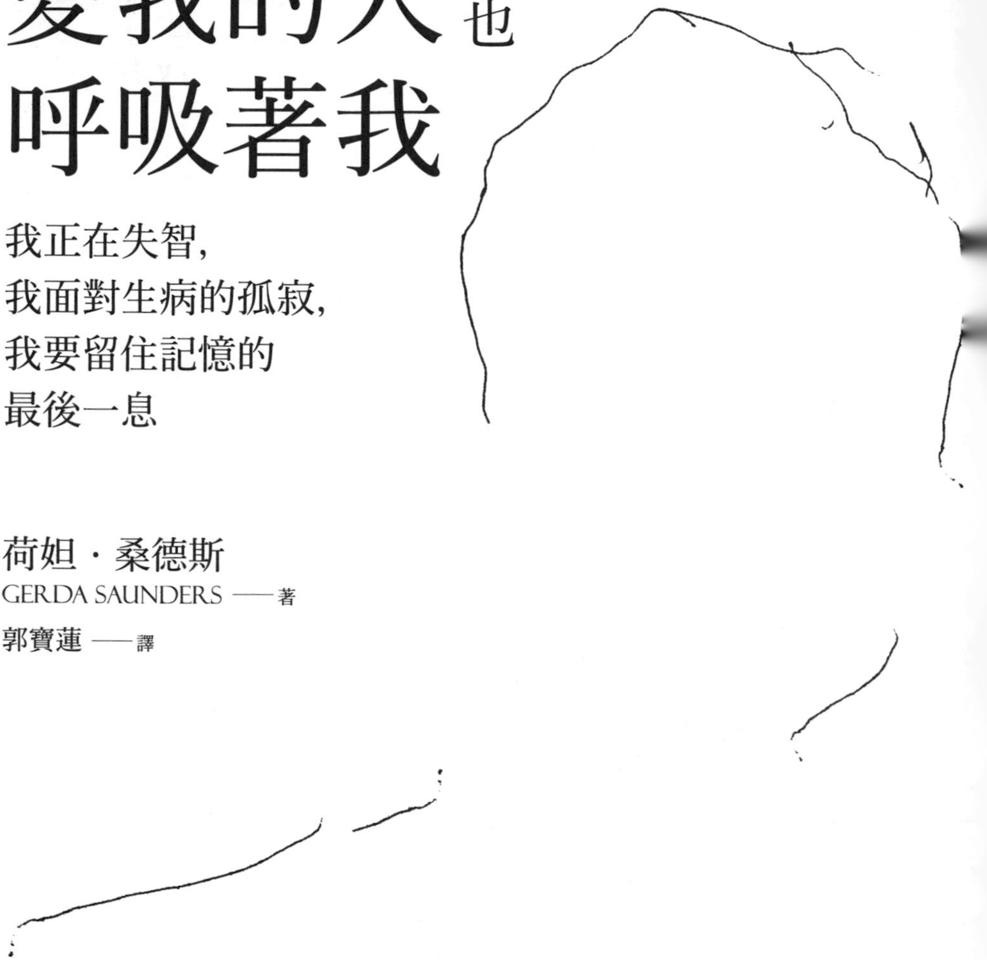

MEMORY'S LAST BREATH

FIELD NOTES ON MY DEMENTIA

推薦序

在我忘掉自己之前

吳佳璇
精神科醫師、作家及失智患者家屬

二〇〇三年，我在澳洲進修，因地利之便，參加了國際失智症協會（Alzheimer's International，簡稱ADI）在墨爾本舉行，一年一度的國際大會。宛如大拜拜的會場，從不缺走路有風的大師與學術明星，我卻為一場病人主講的論壇所吸引。

那個論壇，宛如十年後拍攝的電影《我想念我自己》其中一幕——專精語言學，卻因遺傳性早發型阿茲海默症病發，被迫辭去一流大學教職的女主角愛麗絲，經過一番調適，以無比的勇氣重新步上講台，同台下數百名醫療人員分享生病經驗。雖然，真實世界的病人登台時，語調相對平板，表情也沒那麼豐富，可她以身示教的形影，卻深深印在我的腦海。

因此，當我開始閱讀《愛我的人也呼吸著我》，腦子自動閃過兩個身影：一個是十多年前在ADI大會演講的病人，另一個則是茱莉安・摩爾飾演的愛麗絲，而本書作者荷妲・桑德斯，正是一位以語言與記憶為傲，服膺我思故我在的知識份子，因預見自己將不記得曾經存在過的世界，在忘掉自己之前發出喟嘆，簡直是《我想念我自己》真人版。

其實，比起虛構的美國東岸中產菁英愛麗絲，自南非移民美國的作者荷妲，透過揉合疾病誌（pathography）與家族傳記的非虛構寫作，充分展現自身猶如唐吉訶德執拗又巨大的生命能量，以至於發展出各種耗費精力甚或笨拙的新技巧，克服日益崩壞的工作記憶（working memory），使作者絕大多數時間都能獨立生活——即便不時發生吃錯藥，精心打扮完才察覺忘記穿內衣褲等烏龍事件，甚至能協助鄰居太太照料嚴重失智的丈夫。更珍貴的是，愛好語言的作者藉著這些耗神的新技巧持續寫作，不因記憶退化常陷入茫然狀態而放棄，從一則則簡短的失智觀察日誌，逐步擴充成一篇篇文章，進而成書。

趕在遺忘之前完成「我是誰」這大哉問的作者，曾受過紮實的科學與文學訓練，自不會忽略二十世紀英國知名且多產的重量級作家艾瑞絲・梅鐸（Iris Mordoch，1919-1999），因丈夫約翰・貝禮（John Bayley）於其生前出版《輓歌：寫給我的妻子艾瑞絲》所激起的波瀾。

貝禮的回憶錄一出版，便引起部分讀者與評論家的反感，認為他暴露被譽為罕見的金頭腦，且平素極度注重隱私的妻子心智衰弱後的種種不堪，是某種形式的背叛，也是成就相形見絀的丈夫展開的男性報復。可在大學從事性別研究的桑德斯並不這麼想，她以為一面暴露妻子隱私，一面將妻子照顧得無微不至的貝禮，跟自曝生病的她一樣，是為了揭露失智症難堪的真實面；她甚至同理身為照顧者的貝禮，勇敢面對妻子失智所帶來的驚恐與矛盾。

然而，《愛我的人也呼吸著我》帶給我的閱讀經驗，遠超過正視失智難堪的真實面。作者將自身現下處境及家族流轉，和貝禮為首的當代失智書寫、神經科學相關知識與進展、醫學現場之病人自主與善終風潮，乃至於後現代藝術如何詮釋生命與死亡……以看似隨興實則精心編排的筆法交織成書，使我在闔上書本時必須修正，本書豈止是真人版的《我想念我自己》，根本是升級版、加強版。且荷妲依然是荷妲，除了以分子存在於愛她的人的氣息間，更以文字存在於讀者的神經元，直到宇宙盡頭。

導讀

尊嚴走完人生最後一哩路

劉興政
台北市立聯合醫院松德院區一般精神科主任
（神經內科與精神科專科醫師）

本書作者荷妲．桑德斯女士在二〇一〇年被診斷出失智症，並於二〇一一年退休。之後，開始用同事送給她的筆記本紀錄生活，同時開始寫作並發表。這是來自病患的第一手資料，包括她生活上遇到困難和家人的因應等，就像是在做科學研究中的「田野調查」方式一樣，這也呼應了原文副書名「Field Notes」，這是給自己的田野調查。書裡也穿插她在南非的成長經驗，到美國的移民歷程與家庭生活，透過她生動的描述，可以了解失智症患者在生活上面臨的問題，以及家屬照護失智病患的壓力和困境。其中一段，她生動描述在百貨公司找不到路的慌亂，這場景許多失智病人和家屬都經歷過，而我本身做為照顧失智症病患的臨床醫師，對她的描寫常覺得感同身受。

我想先對失智症的臨床醫學分類做簡單的介紹，有助於大家了解這這個疾病。

失智症是一種大腦認知功能的退化疾病，大腦的認知功能相當多，包括記憶、學習、語言、規劃、判斷、動作協調控制、感覺和視覺空間等。作者從記憶切入失智的主題，但失智不只侷限於記憶這個範疇。像一些額顳葉型失智症的患者，一開始的記憶是沒有明顯受損的。有些疾病的臨床症狀也會很像失智症，如水腦，一些慢性腦出血，腦腫瘤，感染症和一些代謝異常，若能解決這些問題，病患的失智症狀往往可以逐漸恢復。醫學上常把這些情形稱為「可治療」或「可逆型」的失智症。

除此之外，我們最常面臨的就是退化性神經疾病引起的失智症，其中最多的就是阿茲海默症。而另一個常見的就是腦血管的病變引發的失智症，包括較大血管的中風和小型血管的慢性阻塞，這些血管病變導致神經細胞的缺氧死亡和退化。正如作者寫道，醫師說明她是因為一些微小血管的病變，造成額葉的白質病變，而引發失智。

有些小血管的病變如果不是出現在明顯的感覺區或運動區，臨床上通常不會出現特別的症狀。可是一旦累積到一個傷害量，即會逐步出現症狀。一般的血管病變常會有一些危險因子，包括高血壓、糖尿病、高尿酸和高血脂等，作者簡單提及曾服用降血壓和降血脂藥品，但是在失智前還是失智後，並沒有太多著墨。她也努力地爬文研究失智的原因，探尋腦功能，尋找可以治療的方法，她的結論是失智症沒法治療。這句話有對的地方，也有不對的地方。如果她主要是來自於血管病變導致的失智症，好好控制血壓和血脂是可以讓失智得到比較好的控制。她似乎忘了（也許是失智的症狀）醫師給她這些治療也是協助控制病情，並讓她得以繼續寫作的原因。

全書主要寫了四位失智病患，除了作者自身，還有鄰居鮑勃，母親蘇珊娜以及英國作家艾瑞絲．梅鐸。其中談到，鮑勃曾有數次明顯的中風，之後產生失智的現象，比較像是前述較大血管的中風，中風後逐漸發生認知的缺損。而她的母親蘇珊娜和作家艾瑞絲所患的就很可能是比例最高的阿茲海默症。

本書提到加勒德博士團隊對艾瑞絲的著作進行分析，發現她從一九七八出版的《大海，大海》之後，語言能力已逐步衰退。這種緩慢變化進展的特性常是阿茲海默的特徵，許多研究都顯示，類澱粉蛋白（amyloid protein）堆積是阿茲海默症的主要原因，而這些物質的堆積到臨床上出現明顯症狀往往需要十餘年。這漫長的病變過程想起來不免讓我們覺得恐怖和不知所措，科學界至今也還找不到一個神奇藥丸可以有效控制或治療這個疾病。

書裡特別提到她的母親曾稱自己為楠珊娜（Nonsanna），作者也特別提到「楠」（non）與「修女」（nun）同音。在失智症的研究領域裡，剛好有一個進行非常久的「修女研究」（Nun Study），從一九八〇年代迄今，持續追蹤這些自願參加的修女，並且在他們死後進行腦部病理解剖研究。其中一些研究告訴我們，年輕時語言書寫表達功能較好的人，即使腦部有明顯的阿茲海默症的病理變化，在世的時候症狀較不嚴重，或甚至是沒太多症狀。就像書中作者也提到一些例子，一些過去高功能的人，在退化時某些腦功能可以被保存下來。這就是所謂的腦的認知儲備（cognitive reserve），透過腦部的訓練和使用，讓神經細胞間產生更多的連結，腦就更有能力來抵抗類澱粉沉積的傷害。而前面也提過，阿茲海默症發病過程中，類澱粉蛋白的堆積是很早就開始的，所以我們的腦部運動也要及早開始，例如閱讀、書寫、社交活動和休閒運動，都是增加我們腦的儲備的好方法。

在失智症的初期，病患的能力尚未明顯退化時，一些病患會有部分病識感，較會配合尋求幫忙，也會想改善腦功能。就像本書作者一樣，她努力地書寫並尋找相關的知識，這都是改善認知儲備的方式。我也建議患者家屬要盡力協助這部分，持續保持腦部的活動是非常重要的。家人更要明白一點：失智的退化是個慢性的過程，病人的病識感與配合度常常只有一段時間，之後對於自己的失能總是視而不見甚至強烈否認。而在照護上面臨的一個很重要的問題就是常伴隨而來的「精神行為障礙」，包括妄想，幻覺，憂鬱，激躁，睡眠困難和遊走等。其中作者在面對鮑勃無理取鬧的激躁時，示範了最佳的處理原則，就是轉移他的注意力。這類精神行為障礙常讓家屬不堪負荷，而常將失智個案安置在老人安養機構照顧，有時也常必須使用一些藥物加以協助控制。而隨著失智的加重，個人的洗澡，穿衣，排泄都需要協助。失智的慢性長期照護壓力不只是病人受苦，家人也實在受累。在失智症長期照顧上常會導致照顧者身心俱疲，所以適度地給予照顧者喘息也是非常需要的，目前政府長照 2．0 的規劃就是希望能處理這部分的照顧需求。

生命都有終了的時候，失智症的病程一般約十年左右。書末，作者也提到了「自願停止進食和飲水」（voluntarily stopping of eating and drinking）的方法來面對生命末期的議題，更重要的是，這個生命末端照顧的決定是由作者和家人一同討論後決定的。在台灣的失智照顧經驗裡，這種由病人和家屬共同討論這個議題是相當罕見的。生命的長短當然跟發病年紀和是否有其他慢性病相關，各種失智的末期都會退化到運動功能障礙，無法行動而臥床，當然病人的認知能力也是同步退化到無法言語溝通，甚至到全無反應。另一方面，失智病患到中晚期常會因為吞嚥緩慢或甚至曾經有過吸入性肺炎，為了照顧方便，也為了預防嗆到，常會選擇鼻胃管灌食。對長期鼻胃管餵食的病人，有時試著慢慢從嘴巴餵食，即使只有幾根麵條，患者常都會露出滿足的表情。這時我們不禁要想想，我們自己希望受到這樣的照顧嗎？尤其是為了避免病患因為不舒服而反覆拔除鼻胃管，只好又把患者的雙手約束起來。不只多了管子，還多了繩子。也許病患需要的可能就只是一點食物入口的滋味，我們竟用一條管子給剝奪了。對於失智症而言，吞嚥變慢和逐漸減少是腦退化的必然現象，愈來愈多的照護建議都是希望能採用「舒適的用手餵食」（comfort hand feeding），慢慢地餵食，同時跟病患講話互動，能吃多少算多少，不要強迫。觀察患者從食物入口的反應，可以感受到他僅存的感官快樂。台灣許多人都怕親人會挨餓甚至餓死，所以很在意病患的進食減少，因而許多病患早早被放置鼻胃管。而等到退化到更末期，完全無法吞嚥，完全捲曲攣縮時，更沒有人敢撤除鼻胃管。

我長年在安養機構協助看診，常可以看到臥床近十年的失智症個案，加上前期還沒臥床的病程，常常可以達到十五年以上。這種超長期的照顧可以說前期照顧品質不錯，沒有太多併發症。但這些個案常都是在中晚期就因為吞嚥緩慢就被安置鼻胃管，但腦部和身體關節還是會持續退化，最後就是呈現完全臥床，四肢與身體嚴重攣縮捲曲在床上，然後持續管灌餵食。這些極度嚴重的末期病患在過世前常在醫院和安養院之間交替入住，常因尿道或肺炎住院，甚至需要住到加護病房，出院後再回到安養院，然後沒多久再度感染，然後再住院，然後再一次次循環，直到過世，且常是在醫院過世。攣縮的身軀留下許多醫療處置不得不留下的傷痕。我們真的必須檢討，這些末期的照顧和醫療措施，是在延續生命還是只是在拖延死亡的過程。

事實上，台灣的安寧緩和條例已經把一些非癌症的疾病納入，目前已有十類疾病可以接受安寧緩和醫療，其中即包括失智症。當失智症病患的嚴重程度達到臨床失智量表第五級（CDR=5），處於生命末期時，即可以不給予「維生醫療」。所謂的維生醫療，就是沒有積極療效的治療，甚至包括水和食物，這就是停止進食和飲水的概念，這和作者說的「自願停止進食和飲水」相似。

台北市立聯合醫院近年在黃勝堅總院長領導下，積極推廣安寧療護。我和一些同仁也在台北市某安養機構進行安寧緩和療護，目前接受我們安寧照顧的失智老人絕大部分已經有鼻胃管，甚至氣管內管。在安寧照護下，當病患出現生命末期的感染或其他問題時，藉由舒適為主的照護讓病患得到安寧善終，終止這些末期病患在醫院和安養機構之間反覆來回的日常。

隨著老年人口增加，失智症是全世界各個國家都必須面對的問題。雖然目前尚未出現明顯有效的治療，但已有足夠證據顯示及早為腦的老化做準備是有效的，包括控制好慢性病和積極的腦部訓練，增加神經元的聯絡網路，增強腦的認知儲備。同時，照顧觀念的調整也是很重要的課題，家屬的不捨和生命的意義與尊嚴如何拿捏，還需要更多的教育和討論對話。臨床工作這麼久，愈來愈會跟家屬與病人談論即早準備的問題。建議每個人在神智還清楚的時候，想想自己希望受到怎樣的照顧，就像本書作者一樣，坦然和家人討論，及早準備，有尊嚴地走完人生最後一哩路。

獻給在美國落地生根的家人——現在這家族已經大到難以細數——以及等同於血親的摯友們

鹽湖城的桑德斯子孫：肯伊、艾莉雅和丹堤，以及大老遠奔波來探望歐嬤和歐爸*的大家

當然，更要獻給外子彼得：你的名字是岩石，就算天堂關起門，大象也可以在你那裡遮風避雨。

* 歐嬤（Ouma）、歐爸（Oupa）：南非荷蘭語的奶奶與爺爺之意。

目錄

前言

二〇一〇年，在六十一歲生日的前夕，我被診斷出有早期失智症，但隨之而來的難過、憤怒、恐懼和懷疑等情緒，很快被我深埋心底，因為，我別無選擇。我有工作、有丈夫、孩子、孫子、朋友，有我的人生要過，然而，醫生給我判下的死刑——我的心智提早死亡了——讓我開始疑惑，生命是什麼。到底什麼是記憶、性格、認同？什麼是自我？理性逐漸喪失後，我還會有自我嗎？我還是「我」嗎？對我來說，思考和釐清這類問題的最佳方式是透過寫作。從一連串的自我思量當中，這本書成型了。

二〇一一年七月，就在我被宣告罹患早期失智症之後九個月，原本在猶他州立大學性別研究中心擔任副主任的我，正式退休。上班最後一天，同事合送我一本精美的皮革筆記本作為臨別贈禮。後來，我就把我搞砸的一些日常事隨手記在筆記本上，比如鍋子在爐子上燒到乾焦、一小時內洗兩次頭、忘了把前一晚備妥的一皿料理放入烤箱。憑藉著過往的一點科學背景，我決定把這筆記本稱為失智觀察日誌，而我化身成人類學家，觀察記錄世界上的某個奇特部落：失智症患者。我就像貨真價實的科學家，客觀中立，不哀訴、不悲泣，也不咬牙忿恨。只有一樁樁的事實。

「客觀」記錄了一、兩個月後，我開始寫我個人對失智症的感受。去他馬的客觀。我內心有股衝動，非得說出我的故事不可。幾個月後，這些斷編殘簡變成一篇完整的散文，然後經過我兩位摯友愛之深責之切的修潤——她們是萱恩・克里斯天森和克絲汀・史考特——我終於把作品給了幾位重要的親朋好友，包括我的丈夫彼得、女兒瑪莉莎和兒子紐頓，以及女婿和媳婦，還有幾位親密的朋友。他們讀完後，叫我一定要把文章分享給更多人，並敦促我繼續寫。聽到這樣的回應，我真的好開心。

於是，第二篇散文很快成形，內容包括神經科學界對各種失智症的研究成果。就這樣，我的一篇篇文字逐漸累積出付梓出版的可能性。就在我完成第一篇失智觀察日誌後的兩年半，我終於完成三篇長文，但寫作過程讓我心力交瘁，幾乎沒有力氣好好過日子，就連工作記憶都無法有效運作。所謂工作記憶（working memory），是指在使用某些訊息的同時，將這些訊息的其中少許儲放在腦子裡的能力，比如電話另一端的人告訴我某個地址時，我有能力一邊寫下來，一邊記住街道名稱和門牌號碼。根據神經心理測驗的結果，我的智商已經開始下降。因此，我難免自問，我值得為了寫一本書而蒙受這些損失嗎？我真的想把僅存的「美好時光」花在寫書上嗎？

我決定一鼓作氣把這趟寫作之旅告一段落。從二〇一二年九月開始，我把寫好的文章加以修改潤飾，好讓重新整理過後的一段段文字可以集結起來，單獨成篇，公開發表。一篇題為〈在我忘掉自己之前，請告訴我，我是誰：淺談失智症〉的文章就發表在喬治亞大學出版的季刊《喬州評論》（*The Georgia Review*）二〇一三年冬季號，之後又被刊登在觸及率極廣且隸屬於《華盛頓郵報》旗下的網路雜誌《頁岩》（*Slate*）。《頁岩》的編輯實在厲害，竟神通廣大注意到我在學術期刊上發表的文章，讓我在喜出望外之餘，也難以置信——即便《喬州評論》在專攻小眾出版品的手推車獎（Pushcart Prize）的非虛構類的期刊排名上，本來就是數一數二。丹．寇易斯（Dan Kois）可非等閒的泛泛之輩，在《頁岩》擔任文化組編輯的他，向來有閱讀學術期刊的習慣，並會從中找尋適合該雜誌刊登的內容。二〇一四年，作家與寫作專業協會（Association of Writers and Writing Programs）舉辦研討會時，他逐一參觀各出版社的攤位，當時負責《喬州評論》攤位的編輯遞給他二〇一三年冬季號的《喬州評論》，並提起裡面我所寫的那篇文章。套句丹的轉述，該編輯說：「那篇文章讓他們所有人特別感興趣。」（願上帝祝福《喬州評論》的優秀員工！）

讓我驚訝的是，我那篇讓《頁岩》轉載的文章竟受到廣泛注意，而且備受媒體推崇，從紐約大學醫學院的會刊，到美國商業新聞娛樂網站「商業內幕」（Business Insider），到知識文藝類雜誌《紐約客》（*New Yorker*）。來自這些媒體的肯定和認可讓我受寵若驚，而和讀者接觸的經驗以及他們提出的看法和問題，則讓我敞開了心房，尤其是那些家有失智症者的讀者的分享。我的家人說得對，我的書寫可以造福世界——說不定在寫作過程，我的自我探索可以幫助許多面臨失智症問題的人，讓他們可以從我的個人經驗中釐清各種情緒，包括困惑、羞愧和受傷，並懂得如何去面對逐漸萎縮的自我形象。受到這樣的激勵，我那強調責任感的清教徒背景不可避免地跑出來作祟，讓我開始覺得，寫出一本關於失智症的書是我責無旁貸的責任。接著，不可或缺的要件出現了——紐約的作家經紀人凱特・加瑞克（Kate Garrick）捎來一封電子郵件。在她一雙鷹眼的監督下，我又寫了更多篇文章，她還讓我明白，這些文章幾乎可以集結成書，變成一本我的個人傳記，只差那麼一小步，而欠缺的部分，就是我的人生故事。接下來兩年，凱特幫我修改這些文章，若沒有她，我有時會因為失智症而迷失在自己的初稿中，不知所措，幾乎放棄。對我來說，努力寫下去，除了造福他人，也是為了讓我能透過這些文字來一窺我的完整人生。二〇一六年二月，凱特把我的初稿成功賣給了美國首屈一指的出版商阿歇特出版社（Hachette Books），負責我這本書的編輯保羅・惠特列區（Paul Whitlatch）追求完美，細心體貼，把我原本散漫凌亂的初稿精雕細琢成各位手中的這本書。

多年來，神經科學家、神經心理學家、各領域的醫學研究者和健康照護人員畢生致力於失智症的研究，而這本書的目的，就是希望在失智症的科學研究成果之上，補充一點我的個人故事。

此外，這本書也是為了所有讀者而寫：不管是你本身患有失智症，或你摯愛的人是失智症患者，或者是醫療專業人員、經歷人生巨變後想追尋自我，或者，純粹只是對失智症好奇，或者跟我一樣，覺得自己懂得愈多，就愈有能力去愛的人，這本書都是為你們而寫的。

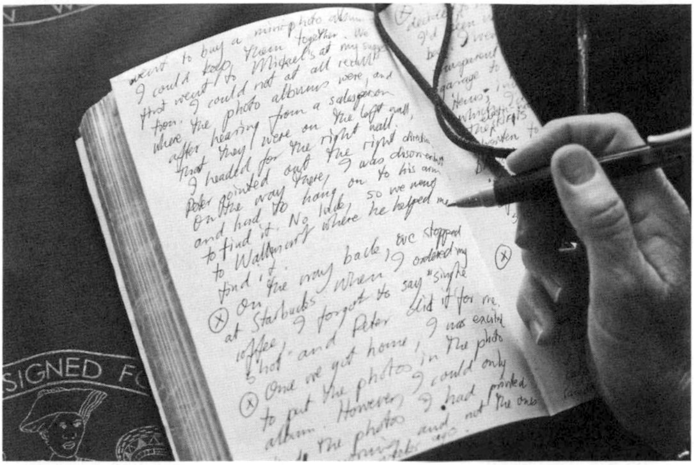

荷妲的失智觀察日誌第一卷，二〇一一年五月至二〇一四年三月。

第一章

在我忘掉自己之前，請告訴我，我是誰

二〇一〇年九月二十一日，在我六十一歲生日的前五天，醫生診斷出我有微小血管方面的疾病，而這正是造成失智的第二主因，僅次於阿茲海默症。正如我那過於有話直說的神經科醫師所言，我已經開始「失智」了。即使在那天之前，我就想過失智症這個議題，但我從沒意識到這個詞彙是有動詞形式的：**我失智、你失智、他／她／它失智，他們失智，我們大家失智**。現在，過了六年，套句十六世紀英國神學家理察．胡克（Richard Hooker）在《教會政制法規》（*Of the Lawes of Ecclesiastical Politie*）裡所言，失智症「那件斗篷竟然很適合」披在我飽經淬鍊的背上。

回想起來，當年初次面對這樣的診斷，我不願接受的否認心態未免過於虛偽，畢竟當時我就很清楚失智症的所有症狀，也在自己身上看到那些症狀。況且，我自己的母親就有某種心智斷線的狀況，讓她在八十二高齡去世之前，變得愈來愈無法跟真實世界接軌。既然如此，那天醫生說的話，在我耳裡聽來，怎麼還是如此突兀刺耳？最後我花了很長一段時間，才明白這個診斷對我的自我認同造成多麼嚴重的威脅。

在我四十幾歲攻讀英文博士的期間，我認識了幾位英國哲學家，其中，一七〇四年去世的約翰．洛克（John Locke）和一八六六年去世的威廉．惠威爾（Willia Whewell）的哲學探究最為吸引我——他們的哲學探究，以洛克的話來說，就是去探究「一切思想成形之源頭」。這個大哉問讓兩位智者往回追溯亞當被驅逐出伊甸園的年代。洛克描述墜入人間的亞當迷失在一個「奇怪的國度」，在這個國度中「一切都是前所未見，一無所知」。而惠威爾則認為，亞當把他墮入人間後所遇到的全新事物和概念都冠上「獨特且符合事實的名稱」，藉此完成了人類從伊甸園墮落之後，第一次對人間進行的引導介紹。

關於這種過程，我略知一二，畢竟，我和丈夫彼得及兩個孩子在一九八四年從南非移民到美國鹽湖城時，就經歷過必須解讀情境的心煩過程——然而，一個人如果擁有在該文化生存所必備的文化詞彙，那麼應付這些情境，其實是易如反掌的家常便飯。比如某個熟人自己帶飲料來你家拜訪你，你該怎麼應對？兩個人在沒有坐下來喝杯現泡茶的情況下——在南非，這可說是最重要的基本待客之道——要如何從泛泛之交變成朋友關係？為什麼在美國，任由小朋友脫光光在灑水器噴出的水花之間跑來跑去，會被認為是一種性剝削，甚至把孩子還是小寶寶時的裸照拿給親朋好友看，也有同樣的疑慮？還有，去別人家裡聚會，度過一個美好夜晚後，主人站在門邊跟你道別，沒陪你走到你的車旁，為何會讓你有被遺棄的感覺？

大約五十五歲之前，我可說相當程度地破解了這類社交謎團，比如，我知道，喝咖啡的意思是指去附近的星巴克。此外，我的朋友圈也緊密牢固到宛如一家人。多數時候，我不再覺得自己是外國人，因為我已經發展出我的美國自我，而且完全融入這個國度了。然而，我竟在屆臨六十歲之際，發現自己再次宛如異鄉人，變成一個連自己都完全陌生的人。

我第一次發現自己在工作時出現惱人的健忘症狀，是在猶他州立大學性別研究中心擔任副主任時（我之前在競爭激烈的企業界廝殺幾年後，決定在五十二歲轉換跑道）。自從我的工作記憶產生障礙後——這是指在多重步驟的過程中，持有並運用「活」資訊的能力，比如相加數字的過程中仍記得十位數——我的狀況就像聖經《創世紀》裡那條在伊甸園惹麻煩的蛇，偷偷潛入我的心智伊甸園中搗亂。

我之所以在二〇〇二年離開企業，轉而投身學術，欣然接受薪水減少百分之二十，主要是因為我熱愛教書。然而，這份夢幻工作做不到五年，我的課程就老出狀況，一股不祥之兆如烏雲籠罩：我要不是忘了一秒鐘前跟學生討論的脈絡，就是忘記我想引導學生思考的重點為何。而我原本極為熟悉的小說或作者名字，以及學生名字，更是經常想不起來。還有，下課前一刻，屢屢被學生提醒我忘了發還筆記或作業。

所以，我開始準備上課用的小抄，但即使這樣，也無法完全避免我又迷失在記憶系統中。我沒就醫，但把我記憶力出現問題的祕密告訴我的主管，也就是性別研究中心的主任。仁慈的她跟我商量，以減輕教學負擔的方式來協助我度過難關，很快地，我把課程減少到一年只教一門課，而在大學任職的最後兩年，我甚至完全沒開課，整個人陷在行政管理和會議的泥沼中，就像我在企業界那樣。

然而，在行政職位上，我那日益磨損的記憶力也對我造成莫大壓力。那次，研究中心所舉辦的「女人週」第一次開會時，擔任主席的我，鉅細靡遺地寫下會議流程，以確保自己不會脫軌演出。歡迎詞、介紹與會者、回顧過去幾年的婦女週主題、腦力激盪，構思今年的活動內容……等等。然而，在歡迎詞和回顧過往主題之間的某個時刻，我的腦子又陷入迷惘狀態。我只知道有人在說話，聲音有點遠，但我就是無法把他嘴裡流出的一個個音節連結成有意義的詞彙。我開始驚慌，不知道會議進行到哪個流程，只能絕望地掃視我事先做的筆記，目光落在「介紹」兩個字，於是，某人說完話之後，身為主持人的我就說，現在大家自我介紹吧。在我說出這句話的剎那，我才驚恐地想起來，在座的所有人都自我介紹過了。我的內心一陣痙攣，知道自己犯了學術圈的要命失誤：無法精準敏捷地思考回應。幸好，「婦女資源中心」的一位同事立刻打圓場，說大家手上都有一堆事要做，有時難免糊塗，藉此化解我的尷尬。會議桌上那些點頭的人，表達了他們的感同身受，然而，也證實了大家都注意到我的失態。

以及，我繼續走下坡的失智狀態。事到如今，非得退休不可了。

失智觀察日誌

二〇一一年二月五日

我退休前夕，在我任職的「性別研究中心」的臨別會議上，同事送我這本筆記本。我用來記錄我將面對的腦部退化後期的下坡旅程。沒有嗚咽，沒有哀鳴，也不絕望，只有一樁樁的事實。

二〇一二年三月三日

星期日，在購物商場，我做出一個順手牽羊的動作——手臂上掛著一條褲子，直接走出梅西百貨。一直走到商場對面那側的迪拉德百貨裡，我才發現這件事，趕緊返回梅西百貨，準備跟他們解釋。但四周卻沒半個售貨員，也沒人注意到我，所以我就直接把褲子放回去。

二〇一二年三月八日

我開車載鄰居夫妻鮑勃和黛安去買日用品（鮑勃去年中風後，他兒子巴比就拿走他的車鑰匙，不讓他開車）。採買完，我怎樣都找不到車鑰匙，後來才發現，原來我根本沒鎖車門，鑰匙插在方向盤上，原封不動。開車返抵後，我還忘了先把鮑勃和黛安載回他們家，就直接將車子開進我家門前的車道。之前還有一次，也是載一個老人家貝兒去採買，途中我完全沒發現交通號誌變綠燈，直到貝兒提醒我可以走了。而這老人家，八十六歲了。

在家，各種退化狀況也接踵而來。我跟家人和摯友談我老是忘東忘西，同輩都以內行人的口吻說：「因為老了啊。」就連當時二十來歲的兒女瑪莉莎和紐頓都要我放心，說他們年紀輕輕也常記性不好。然而，隨著我的失智日益嚴重，脫軌事件層出不窮，最親近的家人承認他們察覺到我的異常。就在我六十歲生日之際，他們終於同意我的種種脫序和無能或許意味著某種可以透過醫學診斷出的疾病。而我，也開始認真考慮去看醫生，畢竟我母親失智後的散漫混亂狀況始終盤旋在我心頭，縈繞不去。

一九九六年二月的某一天，我母親蘇珊娜．凱薩琳娜．史汀坎佩被人發現在她位於南非普利托里亞市（Pretoria）的老人養生村漫無目的走來走去，顯然不知自己身在何方。有個護士把她帶離她那間設備一應俱全的住處，帶到養生中心的醫務室，我妹妹趕過去後，在醫務室打電話到小瑪麗醫院（Little company of Mary Hospital）掛號，準備去那裡就醫。幾天後我趕到醫院，母親似乎沒意識到我是飛越了大半個地球才見到她。她還認得我，但我那原本說話得體優雅的母親卻這樣跟護士介紹我：「我這個女兒，成天寫一些他馬的鬼東西。」她指的顯然是我寫短篇故事使用的語彙。此外，她還會大聲說出她身體的每種功能，說她看見天使，還把水往自己身上潑，「為了降低體溫」。面對家人時，她仍能流露她溫暖愛人的性格，可是面對黑人護士，她身上那種「種族隔離政策」結束後的自由主義精神，就消失於無形，大剌剌地展現她的白人優越感，變得傲慢，粗暴無理。

儘管母親的行為如此異常，家族中只有我那當醫生的弟弟波須夫提起失智症的可能性，然而，囿限於我母親發病當時的南非醫療政策（在十五年後我寫作這本書的此時，情況仍未改變）我和兄弟姊妹只得同意那些負責診治我母親的醫生的看法：雖然目前有失智症的檢驗可以做，但我母親的狀況不需要做出進一步的正式診斷。根據醫生這種刻意採取的低階技術觀點，我母親蘇珊娜所經歷的不過是老年人特有的心智弱化現象，所以，她不需要全面性的醫療協助，只需要視其行為給予特定的幫助。就這樣，她人生的第二次童年經驗，就在名不正言不順的狀況下，開始了。

母親經歷過上次的心智崩潰後，失智狀況逐步穩定，但顯然需要更多的照護，所以我妹拉娜幫忙賣掉母親的房子，處理掉家具，替她在「老人之家」找到一間單人房——那裡能提供她所需要的二十四小時全天候照顧。不過，跌破大家眼鏡的是，在她那次戲劇性的心智崩潰後一年，我母親竟然逐漸脫離紊亂失序的狀態。而且，「清醒」後，她堅決不待在不給她自由或隱私的任何地方，所以拉娜只好把她重新安置在之前那個養生村，讓她住在原本的房子裡，幸好那間房子還沒賣出去。

然而，我母親回到原本的家後，卻開始頻繁跌倒，還經常讓自己受傷，下廚也有困難，我妹特兒夏有次還發現她直接吃生肉。她的種種狀況，讓護士懷疑她其實發生過好幾次的小中風，只是不自知，也沒就醫。幾個月後，她的身心功能顯然退化到生活無法自理——即便每週兩次有人去幫忙打掃房子並順便陪伴她，而且有養生村的員工看著她，三餐也都在養生村的公共飯廳解決——所以，就算我母親堅持說自己很好，我們家族（由拉娜主導）還是決定把她送到有專人照顧的老人之家，那裡照顧的，多半是只能半獨立，或者必須全天候關在院區的老人。後來蘇珊娜發現即使去那裡，也能自己外出拜訪鄰居、上圖書館，就不再抗拒，甘於入住。

她初次心智崩潰的八年後，我們家人面對逐漸高漲的照護費用，決定把當時八十高齡的母親送到開普敦附近較鄉下、較便宜，但環境設備更好的安養院，由住在附近的特兒夏幫忙看著。她人生的最後兩年，就待在當年上大學時和我父親墜入愛河的景致中。即使最後她連自己孩子的名字都忘了，卻始終記得彼時戀愛的種種。

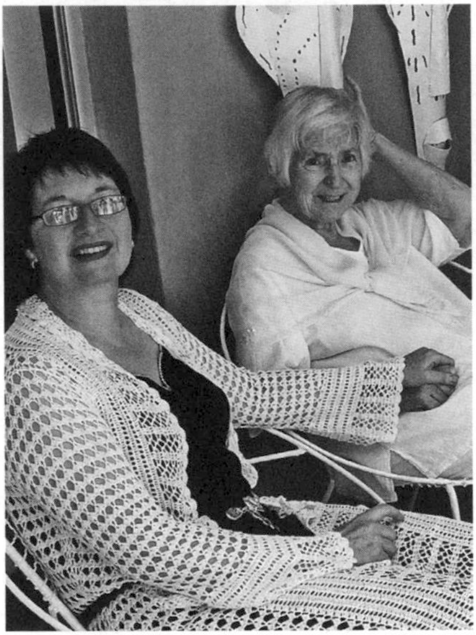

我和母親蘇珊娜．史汀坎佩，攝於二〇〇四年她搬到開普敦後不久。那年，我們全家到南非西開普省（Western Cape）的海濱小鎮大布拉克（Groot Brak），在我妹拉娜和妹婿巴茲．魯納的度假小屋歡度聖誕節。

我母親的退化，就在沒有任何醫學名目的標籤下，持續到她去世。話說回來，那我的退化失常呢？我母親去世後的十年間，醫學對於失智症有了更多了解，但對於是什麼神秘原因讓失智症幾乎無藥可醫，則始終一無所悉。除了失智症，其他腦部失調的症狀也會造成患者的心智功能逐漸喪失，而「無法具備良好的思考能力來進行日常活動，比如穿衣或進食」、「也沒有能力去解決問題或者控制情緒」，而且沒有足夠的靈敏度去分辨出真實事物與「不存在事物」之間的差異。

雖說目前沒有足以稱為「治療」的醫療來處理失智症，但確實有藥物可以延緩阿茲海默症或其他失智症的病程。然而，我的初步研究結果證實我和丈夫彼得之前從各種軼聞所得到的訊息：目前既有的醫藥都無法對抗失智症患者不可避免的心智退化，就算是失智狀況受到最嚴密醫療監控的患者亦然。所以，我們夫妻很怕一味尋求醫學診斷，會讓我們陷入醫師作家葛文德（Atul Gawande）所說的「永無止盡地尋求醫療」。但即便有這種恐懼，我們夫妻仍是那種實事求是的人，永遠如撲火的飛蛾，尋求亮光，通透各種事物。況且，解答疑惑之後，也好開始做準備。萬一，在我們眼前的，真的是那無以名之的陰霾，起碼我們可以先做好各種打算，以面對將來的密集照護，以及日益下降的生活品質，並設法讓我的生命在最適當的時機結束。

二〇一〇年，和醫生的初次碰面，我要求彼得陪同。這位初期照顧我的女醫生有禮貌地接受我們對於失智症確診是否有價值的懷疑。她以無比的耐心聽完我們固執武斷地大談我們認為該堅持的生活品質，然後循循善誘，讓我們逐漸地同意她的建議，接受電腦斷層檢查。電腦斷層的結果顯示我的腦子裡有「白質病變」，代表我腦子裡的微小血管有阻塞現象，讓血液無法順利流到附近的腦部區域。依波恩醫師（Dr. Eborn）證實了網路上的說法：血管性的失智症可以透過降低膽固醇和血壓的藥物，來減緩微小血管阻塞造成的失智。然而，我得先讓神經專科醫師來證明我的記憶退化問題和白質病變確實有關係。

在看過一位神經專科醫師、一位神經心理學家、數十次檢驗、以及從口袋掏出好幾百美元之後，我的神經專科醫師終於說出失智症的第一個英文字母。不過，她認為，要正式證明我符合失智症的標準，必須在未來兩年內再做兩次神經科方面的評估確認。

然而，在我的心裡，我已經知道：**我失智了，我失智了。我正在失智中。**

回顧二〇一一年八月十一日至八月十五日之間的觀察日誌

二〇一一年八月，我在日誌裡兩度寫下我覺得自己就要明顯發瘋的時刻——或許該說那幾分鐘。第一則紀錄，我寫到那天想午休小寐時，卻一直看到我的眼皮上出現一欄欄 Arial 字型的黑色和紅色字體，不斷渦卷打旋。

幾天後的一則觀察日誌，則是我坐在拉茲男孩（La-Z-Boy）的雙人座沙發上，閱讀飲食研究權威麥可．波倫所寫的《慾望植物園》。才讀沒多久，在我翻閱書本的同時，我左手拇指和食指抓著的那頁竟然被我戳出一個洞。看來是我翻讀了幾頁後，老是粗暴地翻回那一頁所造成的，最後一次還把書角撕破。

我想起眼皮上不斷渦卷打旋的字體，立刻把它跟撕掉書角一事聯想在一起。

那個週末，在準備下一週的藥物時，彼得發現他和我某天都忘了我該吃藥，結果隔天就發生眼皮出現渦卷字體的現象。我這才想到，忽然停掉這種藥——這藥是為了避免我因為短期記憶喪失而產生焦慮感——會讓人產生幻覺。幸好找到原因，不然我真以為我瘋得更嚴重了。

詭異的幻覺可以歸咎到忘了吃藥，讓我鬆一大口氣，可是，我忘記吃藥的頻率應該沒多到讓我的日誌裡所寫的怪異感覺長達十五個月才是。不過話說回來，當我發現自己做出一些反常或不合邏輯的事情時，雖然覺得有點扯，但並不會時常覺得自己「瘋」了。那麼，我到底是裝瘋賣傻呢？或者，像路易斯．卡洛爾在《愛麗絲夢遊仙境》裡的那隻貓？

小女孩愛麗絲（問貓咪）：「你怎麼知道你瘋了？」

「首先，」貓說：「狗沒瘋，對吧？」

「我想應該對。」愛麗絲說。

「那麼，」貓繼續說：「妳可以看到，狗生氣時會低嗥，高興時會搖尾巴。而我呢，我高興時低嗥，生氣時搖尾巴，所以這代表我神經不正常，發瘋了。」

「我會說你高興時發出的聲音不是低嗥，而是低嗚。」愛麗絲說。

「隨便妳怎麼說。」

或者，說不定，我就像一生充滿戲劇性且畫風強烈的墨西哥畫家芙烈達．卡蘿，決心讓「瘋狂」變成一種值得嚮往的狀態？變成一種簾幕，讓我可以躲在這道簾幕後面，「想幹什麼就幹什麼？」芙烈達．卡蘿說：「我成天啥事都不幹，就只插花，或者只畫畫。痛苦、愛和溫柔，我隨心所欲地盡情取笑別人的愚蠢，只不過他們都說：『可憐啊，那女人瘋了！』」

或者，西班牙作家塞萬提斯筆下那個跟風車大戰的唐吉訶德其實是我的聖哲導師：生命本身就夠瘋狂了，哪還需要知道哪裡瘋狂。或許太切實際是一種瘋狂。放棄夢想也是一種瘋狂。太過清醒亦是瘋狂啊。而所有瘋狂之最：認為生命就是這樣，不去看生命應當活出什麼樣！

即將瘋狂失常的我，不管決定以誰當作瘋狂的角色典範，現在可以確定的是，我已如法國偉大詩人波特萊爾所言：「可以感覺到瘋狂之翼上的那道風了。」

我的心智還沒錯亂到影響日常生活的前幾年，也就是還在美國大企業工作，尚未到猶他州立大學性別研究中心任職的時候，有一次我到北卡羅萊納州首府羅里市（Raleigh）出差，順便去探訪當時住在該城市的雅克[1]。他也來自南非，和彼得一樣，以前當過電腦程式設計師。

在南非時，彼得和同事雅克有時會一起吃午餐，或者下班後去喝一杯，不過我只在他們公司贊助的某些社交場合見過他和他的妻子（暫且用以杜普里茲家族這個化名來稱呼）。我們兩家人移民到美國後，彼得和雅克多所往來，偶爾還會彼此交換雙方在各自落腳的州設法安頓生活的經驗。因此，來到美國後，我們夫妻對他們一家子的了解，反而比雙方仍

---

1 作者註：本書中，許多人名、地名和其他足以辨識身分的資料，我都予以變更過，這是為了因應某人的要求，此人的人生故事，可說構成了這本回憶錄的核心，而我會以法努斯來稱呼此人。

在故鄉南非時還多。

那次我飛到羅里市後，杜普里茲夫妻到旅館接我去他們家吃晚餐，在場的還有其他南非同鄉。在懷舊的南非式炭火烤肉過後，杜普里茲的一位朋友——他帶了男伴來——開始跟大家訴說，他是如何發現自己是同性戀。這人，我在書中會以法努斯來稱呼他。

一九五〇年代出生的法努斯，生長在父母深愛孩子但嚴格管教的荷裔南非大家族中。這個家族對於社會和政治議題都採取最保守的立場，所以就他印象所及，他向來期許自己當個好孩子，不悖離家族、教會和學校所教導的保守價值觀。高中畢業後，他決定從軍，在軍中，他第一次聽到同性戀、酷兒等各種被視為輕蔑貶抑卻生動且蓬勃發展的詞彙，無論是在南非荷蘭語和英語——在官方語言高達十一種的南非，英語也是通用語之一。法努斯的家族幾世紀以來已經把這些詞彙貼上負面標籤，因此他毫不懷疑地把這些他無法說出口的詞彙，跟那些心中無神、違反自然的人聯想在一起。像他這種畢生追求良善美的好人，永遠不可能跟這些違反非主流異性戀的詞彙扯上關係：moffies（男同志）、skeefs（歪斜，同性戀被認為是歪斜的性取向）、gayins（同性戀者）、poofters（男同志）、pinks（粉色）、fruits（與同性戀者友好的異性戀者）、homos（同性戀）、queers（酷兒）等被貼上負面標籤的字。因此，當時的他，甚至會跟軍中同袍一起奚落霸凌那些行為舉止被異性戀同袍視為變態的可憐人。

光榮退伍後，法努斯去一般企業上班，在企業環境中，他遇到的社交文化，完全不像家鄉或軍隊那麼保守，因此，他結交了各形各色的朋友，其中一位女性，就叫她艾兒莎吧，跟他感情特別好，倆人共度許多愉快時光。漸漸地，他開始想要跟她共創未來，並因這念頭而開心不已。她是那種他的父母會很喜歡的女孩，也一定會是個好媽媽。不過，當時他還年輕，還沒什麼錢，所以始終沒把跟她攜手共創未來的夢想告訴她。

有一天，下班後，法努斯和艾兒莎如同往常一起去喝一杯，趁著氣氛溫暖舒適，法努斯脫口而出「我們的未來」。

艾兒莎嚇了一大跳，退縮畏怯，半晌恢復鎮定後，她傾身靠向法努斯，將他的手握在她的掌心中，以極為溫柔關心的口吻對他說：「法努斯，你和我不會有未來的，因為你是同性戀啊。」在杜普里茲家的晚餐派對中，法努斯說到這裡時，手抖到杯子不斷撞擊淺碟。他把杯盤放在桌子後，繼續往下說：「當艾兒莎這麼一說，彷彿我世界的燈光忽然暗滅了。一種無法形容的髒汙灰霧在我四周瀰漫開來。我的生命變得無形無體，一片荒蕪。」

在烤肉派對上的所有人都靜默了。法努斯繼續說：「過了很長、很長一段時間，我世界的燈光又亮了，而且多姿色彩快速回到我的生活。一切都慢慢出現具體輪廓，就像拍立得相片上的影像逐漸成形。我整個人如釋重負，同時又像顆氣球，感覺生命不斷膨脹。」一抹喜悅從他的嘴角蔓延到眼角，他即興地重複自己的隱喻。「一顆同性戀氣球。我是個同性戀，我是個同性戀。」

就在我的神經科醫師說出我腦子未來的命運之後那幾天，數年前我去友人杜普里茲夫妻位於羅里市的家中參加烤肉派對的點點滴滴，宛如夢境中彼此不相干的情景，斷斷續續湧上心頭。關於夢境，我唯一熟悉的是佛洛伊德對於夢的解析，然而，我的了解也只是皮毛，所以當時我無法解讀出那一晚所發生的事情到底跟我的生命景況有何關聯性，直到數個月後，我才恍悟，原來在我的神經科醫師宣布檢查結果的那一刻，我的自我知覺和自我認同就經歷了重大改變，而在那之後，我所記得的東西，就跟這種改變的認知有密切關係。一些原本被我的潛意識惡作劇地藏了起來，現在終於出現的記憶，會與法努斯有關——更正確來說，是與法努斯的人生故事的核心內容有關——其實沒什麼好驚訝的。當我事後繼續回想法努斯的事，我才發現，在我回想的過程中，把我從其他朋友身上，或者性別研究課程學生那兒所聽到的出櫃細節，添加在他人生故事上。

在我的神經科醫師以一個醫學名詞來解釋我的毛病後，我對自己所想像的兩種形象，就開始如兩個圓圈，開始慢慢地重疊交集：一種形象是**正常理性地以一個女人的角色活著然後死去**，另一個形象是我母親失智後，成了英國文豪狄更斯筆下的**瘋婦**模樣。當這兩種形象交集重疊時，我勇敢對自己出櫃，以一種聽起來可信的聲音，對著我那雙抱持懷疑的耳朵說：**我正在失智，我正在失智，我正在失智**。

第二章

鼓腹毒蛇的總量和零散記憶

我日復一日地往那個「奇怪國度」踉蹌前進，經歷「全新未知的一切」。這個國度，是由我的過往自我、現在自我與未來自我之間的交錯線所界定出來的。在過往——其實是指我快要邁入六十歲的時候——我把我良好的記憶力視為理所當然，就像看待我一生下來就享有的特權一樣，比如我中產階級的出身，以及在南非和美國的白種人身分所享有的權利。回首過往，我帶著罪惡感，感謝老天爺的賞賜，然而，在一天比一天失智的生活裡，我還是不免地想到這些特權，畢竟，它們都是我的一部分。

而現在——從我的短期記憶變得不管用開始——我經常感到困惑，為什麼我會這麼做？我身在何方？以及我是誰？是什麼讓我早上從床上一躍而起，跑到外面呆望著車庫門？我人在什麼樣的商店內？還有那個稱為「我」的人到底是誰？她怎麼會茫然地置身在世界中，忽然偏離了生命的軸柱？

而我當前的茫然狀態其實也擴及了我的過往。如果，一天結束前，和丈夫彼得牽手坐在電視機前，拿著酒杯，看影片時，每次都得爭論昨晚的影片有沒有看完（我發誓沒看完，但彼得同樣信誓旦旦地說我們把影片看完了，並提醒我結局是什麼，我才勉強承認他應該是對的），如果我失智到了這般地步，那麼，過去三十年我對結婚十七週年那天的記憶如此鮮明，又有何意義呢？然而，那天的情景確實栩栩如生，彷彿在我闔起的眼皮上播放的影片：彼得和兒子紐頓在家，我在猶他州的韋納爾市（Vernal），和女性友人凱西及安陪同我們念小學的女兒去參加州際腦力奧林匹克競賽（Olympics of the Mind），隔天早上，我們的女兒組成的隊伍贏得了比賽。還有，六十年前在南非史汀坎佩家族農場度過的童年生活，一幕幕如知名的特藝影音公司（Technicolor）所製作的影片般，聲光效果鮮明逼真，難道也因為我的失智而失去意義？

一九五三年，我四歲時，我們全家從南非開普敦搬到東北方一千三百公里外的川斯沃省（Transvaal），該區域和我的出生地開普敦相隔遙遠，而且風土民情截然不同，猶如美國的芝加哥與堪薩斯農場之別。之所以搬家，是因為我的父親波須夫（他和我弟弟同名）想回老家的農場幫我祖父務農。事後回想，我才明白當時父親可說是自願從一名工程師降為農場學徒——他十三歲時離開農場，外出求學，在金山大學（Witwatersrand University）拿到學位後，當了五年工程師。而他的兄弟庫特，也在離家十多年後返鄉務農，他也是拿到工程學位後工作了幾年，就被父親徵召回鄉，體驗對他們兄弟來說謎般的農場生活。在我們回祖父的農場之前幾年，庫特伯父就完成了農場學徒的歷練，開始負責自己的農場好些年。我們搬回去後，他就成了我爸的農場師傅，我爸開始在祖父分派給他的農地上學習務農。農地收成，有了收入後，他就可以在自己的土地上蓋房子，讓我們全家住進去，在此之前，我們一家子都寄住在祖父母的老房子裡。我父親每天都得從那間老房子開車到十一公里外的農田工作，有時一天往返不只一次。

當時，史汀坎佩家族的五個孩子，連同我爸，共有三個住在農場，沒多久，第四個——從英格蘭返鄉的姑姑——也會加入。就這樣，整個家族，包括姑姑、叔叔、伯伯和他們的家人，以及九個年紀從四歲到新生兒不等的堂兄弟姊妹，都住在步行可及或短距車程的地方。我七歲時，父母終於能在我父親繼承的土地上蓋自己的房子。這塊地約有一百英畝，以我們祖先的荷蘭語來說，就是一百morgen[2]。這個荷蘭字，也就是英文的早晨（morning），意指一個男丁站在牛後頭，把牛套上犁具後一個早上可以耕種的面積，大概有四分之三的美式足球場那麼大。我們家一百甲土地的其中一部分，在前幾年就曾開墾過，不過，根據該地區的既有歷史，之前居住在這甲地的都是黑人，從來沒有白人拓墾者。不過，我倒是全然不知我們史汀坎佩家族在一八三八年落腳在這塊土地時，是否真有巴佛肯人（Bafokeng）——也就是原本住在這地區，講茨瓦納語（Tswana）的當地住民——仍住在這裡。

史汀坎佩的祖先是該地區的第一批開拓者（Voortrekker），或說第一批離開者——也就是受夠了當時的英國統治者，而移居到南非的人。一八〇六年，拿破崙戰爭期間，英國從荷蘭手中奪取了開普敦。

我那些開拓者祖先加入一群不滿的農民，把家當全放在牛車上，攜家帶眷數百人，開始往北移動，踏上南非荷語所說的 Groot Trek，也就是大遷徙，前往野生荒蕪的內地。他們挾著更優勢的武器，以槍炮對抗長矛、棍子和尖銳竹棒，沿途從土著手中奪取土地和交通要道。一八三八年二月十七日，川斯沃省巴佛肯人的祖先索托戰士（Sotho）攻擊那些駐紮在布希曼河邊營地的開拓者時，我祖母那邊的一個祖先就身在現場。當時才六歲的祖母躲在河邊濕地的蘆葦叢中，目睹父母和手足被長矛和棍棒活活打死。根據家族傳說，以及一張照片為證——照片中，老房子內有個帶著無邊女帽的女人，滿臉憂慍——這女孩終其一生都帶著具體如識別證的痛苦創傷，到死都沒再笑過。

開拓者史汀坎佩家族最後落腳在魯斯登堡（Rustenburg），當時那塊地仍由巴佛肯人占領，不過那時他們處境艱難，所以很歡迎新來者加入，以便增加勞動力。巴佛肯把他們的

2 譯註：臺灣農村常用的單位「甲」，即是從荷蘭文的農地（akker）而來，用以代替 morgen。因此，原文的 morgen 在此皆翻譯成甲。以下若無標示作者註，則皆為譯註。

農場命名為牛欄（Beestekraal）。我祖父在一九三〇年代所取得的農地，以及我父親在一九五〇年代所繼承的土地，離當年那批開拓先祖的農場約有四十一公里遠。

我們在一九五六年蓋的新家，可說只有基本雛形，等同於一八四〇年代巴佛肯人的牛欄農場中第一批以蘆葦和泥土所蓋成的茅屋。那個新家有一間L形的附屬建物，裡面空無一物，原本爸爸打算在「真正」的家落成後，把這建物改成儲藏室，所以，屋頂是波紋鐵皮，地板是水泥地，不過最後在我母親的強烈堅持下，這個暫時用來住人的儲藏室還是釘了天花板，也有大窗戶——通常儲藏室都沒有窗戶，只有小小的窺視孔。幸好母親堅持儲藏室也要蓋得好住人，因為父親從開普敦運來的家當始終沒抵達，而那間在儲藏室完工後沒多久就開始挖地基的新房子，進度也始終停留在地基階段。我們暫時的家，其實也挺不賴，起碼有無敵視野：從屋裡的每個角度望出去，視線可以毫無阻攔地向北方和東方延伸到地平線盡頭，眺望當地人稱為「黑丘」的低矮稜脊線。往南和往西望去，則是馬加利斯堡山（Magaliesberg），換句話說，我家的位置可說群山環抱。這種壯觀遼闊的景致給了我母親靈感，她決定把我們的農場命名為 Die Kraaines，意思是烏鴉巢穴。

根據傳統，家長在分割土地給子孫時，也可「繼承」黑奴工，所以當年我的父親也接收了兩名契約黑奴工（也就是說，他們並非終身奴工），歐伊薩克和歐奈爾德——他們的家人已經替史汀坎佩家族工作了好幾代。他們名字裡的「歐」（Ou），意思是老（old），而且具有尊稱的意思，但白種人還是經常對他們很無禮。比如我有個姑姑會把她正在洗手的一壺肥皂水潑向歐奈爾德的背，只因為耳聾的他剛好背對著她，沒在第一時間聽到她咆吼的命令。

我那當過社工，而且當年同事都不是白人的母親，以及我那曾在礦業當過冷凍工程師的父親，兩人當年所就讀的金山大學在政治方面可說是自由派傾向（也就是反種族歧視）。所以，他們是如何經歷農場赤裸裸的種族歧視——那種制度性的歧視可說等同於一九四九年南非開始實施的種族隔離政策——我實在無法直接體會，只能勉為其難地間接想像。事實上，我父母面對日常生活所要煩惱的事，跟龐大的貸款相比，或許算不了什麼。這些借貸自土地銀行的鉅款，都用來支付返鄉務農的所有費用，從購買農具到工人的第一年薪資。然而，我父親的偉大夢想支撐他熬過這段艱困期，這點，從他和哥哥在農務方面的熱烈討論就可以想見。父親的哥哥把機械工程技術引進農場，採用科學分析、科學方法和科學論據，以現代化的方式來種植小麥和菸草。

我相信農村生活對我母親來說比我父親更加辛苦，畢竟，在窮鄉僻壤喀拉哈里（Kalahari）的羊牧場長大的她，太清楚鄉下生活的窮苦，所以，打從少女時期，她就以脫離農村生活為目標。雪上加霜的是，她還得應付公婆和史汀坎佩家族中的同輩女人。她們總是把她當外人，認為她的所有觀念都很怪，不管是教養孩子或燉甜菜根的方法，都跟史汀坎佩家族格格不入。此外，都市生活的舒適便利也不復見：在開普敦市，電力不缺；但在農村，只能靠蠟燭和油燈，就連燒個洗澡水，都得能用煤炭爐（幸好煮飯用的爐子有天然瓦斯）。

即便如此，我母親還是勇於做夢，並把她的創意精神揮灑在農場上。一搬進農場，她就在屋後種了柳樹，還讓九重葛攀爬在前門旁的光禿灰白牆壁上。訪客將車子開上我們的骯髒泥巴車道後，會迎面見到一座花園和屋前草坪的前端。除了正式大門，我們還有另一扇前門。這扇前門的裡面，是一條長長的甬道，通往我們的臥房。媽媽在這扇門內的牆壁上掛了一個空的麻布包，當作展示欄——麻布包裡原本裝著小麥種子——並鼓勵我們孩子在上面釘植物、花朵、昆蟲屍體和老鼠屍骸。兼具飯廳功能的客廳裡沒有鮮花，但有她以各種材料做成的巨大花飾，體積甚至達我四歲弟弟那麼大，材料包括乾枯樹枝、豆莢、非洲稀樹草原特有的綠色植物，以及任何能激發她創意巧思的東西。她鼓勵我們以她為榜樣，在自己的臥房裡盡情發揮創意。

我和兄弟姊妹完全沒意識到父母在農場所面臨的各種束縛，包括政治立場、家庭財務和農業技術，只顧著享受新生活。堂兄弟姊妹組成了一支現成的同儕團體，在農場盡情嬉戲，拿柴枝蓋房子、坐在硬紙箱裡從長草的土堤一滑而下，還偷鳥巢的鳥蛋和雛鳥。這些把戲比在開普敦時和鄰居小朋友在兩個狹促的後院之間玩捉迷藏有趣多了——現在回頭看，那種捉迷藏真是無聊透頂。

搬回被媽媽命名為烏鴉巢穴的家族農場之前，家裡有四個孩子，七歲的我，五歲的拉娜，兩個弟弟，四歲的克拉塞和將近兩歲的卡瑞歐，兩個女孩睡一間，兩個男孩睡一間。幾年後，又添了一個弟弟和妹妹，房間分配仍堅守男女有別。我十五歲時，男友從約翰尼斯堡來找我時，也和我那三個弟弟擠同一個房間。

卡瑞歐還搖搖學步時，我們三個大的會拋下他，自己跑出去探險——那個年代，大人不會成天盯著孩子，這種寬容的管教態度，讓我們得以順利地完成當年我們認為的恐怖探險之旅。後來卡瑞歐長大一些，也加入我們探險隊。我們的英勇功績包括遠征到離家約三公里外一處岩頭裸露的地穴。那次，我們利用從家裡帶來的繩子垂降，進入地穴後不久發現沒什麼好玩的，失望之餘仍繼續往下探險，沒想到，無意中看見一具胡狼的屍骸，上面還覆著一些未腐爛的皮毛。有一次，在那個地穴往下攀爬時，六歲的堂妹卡崔恩特姬不小心把手插入一個形似迷你紙燈籠的蜂窩，裡面住了一群黃蜂。她被叮了幾次後終於受不了，手一鬆，往下跌到六公尺的穴底，摔斷了手臂。一連串的意外，迫使八歲的拉娜和六歲的克拉塞激發出腎上腺素，一口氣跑三公里回去求助，而當年十歲但跑得比較慢的我，則留下來照顧堂妹。救援還沒來之前，我把卡崔恩特姬的頭放在我的大腿上，說話安慰她，鼓舞她，並擠壓柳橙，把汁液擠入她的嘴裡，想說果汁甜味可以讓她不會昏厥。

不過，若說冒險的精采程度是以反覆講述的次數來衡量，那麼最津津有味的一次，肯定就是大宰三十九條足以致命的鼓腹毒蛇。這種毒蛇在非洲大陸幾乎隨處可見，牠的毒液會破壞細胞，引起劇痛和腫脹，然後壞死部位會擴散，若被咬到，十二至二十四小時內就會死亡。現在醫藥發達，有抗蛇毒血清可以用來救命，但必須是在被咬到後幾小時內施打才有用，要是沒有及時治療——偏偏人口稀少的區域難以取得這種血清——通常活不過一天。就算及時施以抗蛇毒血清，患者也有可能因組織壞死而失去一肢或多肢。總之，傷癒狀況要視治療的速度、毒液量和遭受攻擊的所在地點而定。

一搬進祖父母的老房子，我們就開始學習跟蛇有關的事物。每次有家人或農工殺死蛇，那人就會指著被打爛的蛇屍體，給我們小孩子上一堂該種蛇的知識。姑媽在後梯發現的那尾捲曲的蛇是一種叫做黑曼巴（black mamba）的蛇，但其實牠的顏色比較接近褐色，而名字之所以有黑這個字，是取其嘴內呈現黑色。而那次我們爬無花果樹時，從我們頭上方的樹枝垂下來，把堂弟亨德里克嚇得半死，最後被祖母的園丁打死的那條瘦到皮包骨的蛇稱為樹蛇或青竹絲，不過其實牠們也是褐色。而儲水槽旁邊那條把頭抬得跟水桶一樣高，蛇皮褪到蛇頭後方，看起來像兜帽，銅色蛇身閃閃發亮的那一條則是眼鏡蛇。我們親眼見過的活蛇是假盾蛇（mole snake），這種蛇沒毒性，所以大人准許我們去拍拍牠閃亮的黑色鱗片和狀如鐵撬的蛇頭。

就我記憶所及，我們住在老房子時從沒注意過蛇，不過有天早上，幫我祖父工作的一個農工帶著她還在學步的女兒來我家求救。小女娃在前一天被鼓腹毒蛇給咬了，家人找了巫醫，用巫藥幫她治療，但小女娃的手臂仍腫脹到整個變形。那傷勢看起來好痛，小女孩卻連哭都沒哭，一雙眼睛睜得大大，但人已經虛弱到連伸手把停在她嘴角吸吮吐沫的蒼蠅趕走的力氣都沒有。我祖父見狀，急忙開車送她去找醫生，沒想她就此一去不回。醫生還來不及把小女娃送到布里茨鎮（Brits）那間只供黑人就醫的醫院，就回天乏術了。

接下來那幾天，小孩子要離開屋子時，大人總是叮嚀我們穿上鞋子，還會神情嚴肅地警告我們小心鼓腹毒蛇。我爸的叮嚀甚至誇張到把我嚇到幾乎想一輩子留在屋裡。「鼓腹毒蛇到處都有，」他的口吻就像在說鬼故事。「不過牠們很懶，不會追著人跑，所以，看是要嚇跑牠，或者往牠身上踩下去，全都取決於妳。牠們通常躲在樹下，身上顏色和樹下的陰影很相似，所以很難一眼就見到牠們。辨識牠們的最好方式，就是睜大眼睛尋找閃亮的蛇皮。如果鼓腹毒蛇先看到妳，或者說先聞到妳——牠們是利用不斷彈出舌頭來辨識——身體就會捲成S型，頭抬得高高，這時妳就要知道妳看見鼓腹毒蛇了。」他還用手比劃出S型，並伸出一根手指在我的膝蓋下緣畫一條線。「而且，妳會聽到牠開始吸空氣進頭部，讓頭脹得大大，然後發出嘶的聲音，把氣吐出來。」我爸說著說著，還鼓起腮幫子，模仿鼓脹的蛇頭，並發出嘶的聲音，把口水噴得到處都是。「這時，妳就要拔腿奔跑回家，找我或媽媽或其他大人去殺死牠。」

我締造人生首次屠蛇紀錄的那一天，我壓根兒沒想到會見到毒蛇。那時，已經十一歲並準備去念寄宿學校的我，和已經七歲的大弟克拉塞，去離家兩百公尺外的稀樹草原，測試我們那天早上用果醬空罐和粗厚木枝所做的高蹺。就在那時，我們發現，在那堆約一百二十公分高的岩石堆的縫隙中——縫隙寬度約一個鉛筆盒——突出一團東西。是一團蛇皮。再凝睛細瞧，我看見灰褐色的背景裡有閃閃發亮的鋸齒狀紋路。

石堆裡躲了一條蛇。克拉塞和我第一眼就確認了。姊弟倆立刻跳下高蹺，狂奔回家，沿路喊著爸爸和家裡的黑奴工歐伊薩克。不過回到家才發現他們去菸草田了，幸好，媽媽在家，她立刻跟我們回石堆看個明白。

確定那真的是蛇，而且體型巨大之後，媽媽立刻採取行動：叫我們姊弟看著那條蛇——從第一眼見到牠起，牠就一動也不動——然後她自己跑回家找歐伊薩克，要他拿著鏟子和鋤頭，去現場陪我們姊弟一起看著蛇，她再趁這時候去找我父親的哥哥，也就是庫特伯父，因為他有槍。圍觀的人愈來愈多，但那條蛇仍一動也不動，繼續維持同樣的姿勢。終於，庫特伯父拿著槍趕到，他還認出那是鼓腹毒蛇。他的妻子，溫特捷伯母，也興沖沖地跟來。其實她並不想看那條蛇，但又忍不住好奇，所以就用手摀住眼睛，從指縫中偷窺，還說：「這麼大條，蛇皮應該夠做一個很不錯的手提包。」這時，我父親也來了。等待圍觀群眾擠在一塊扁平的大岩石後方躲好，確定不會被流彈打到後，庫特伯父就朝著蛇開槍。

子彈貫穿蛇，蛇皮立刻迸裂，一群約三十公分長的小蛇從母蛇體內奔竄而出，倉皇地爬下岩石堆，爬到石堆附近那片常被踐踏的草地上，密密麻麻，看起來像有好幾百條。一大群迷你鼓腹毒蛇在地上歪扭蠕動，讓地面乍看之下彷彿鮮活顫動著。除了活蛇，還有被子彈打中後的小蛇，苟延殘喘地抽搐捲曲。我們這些鄉村農人早習慣殺生，所以多數人立刻起身行動，準備殲滅小蛇，除了伯母溫特捷、我媽（因為那時她有孕在身，懷著波須夫），以及我（我以前殺生過幾次，但後來不喜歡那種感覺。或者，是因為我慢慢長大，開始懂得害怕？）大家抓起柴枝、大石頭，或者用歐伊薩克帶來的農具，開始攻擊小蛇。拿柴枝的，先把草叢裡的小蛇挑到扁平的岩石上，接下來，拿石頭、鋤頭或鏟子的人開始往小蛇猛砸猛剁，直到牠們魂歸西天。在殲滅者的笑聲、尖叫聲和喊叫聲，伴隨著殲滅工具屠蛇時刮碰岩石發出的堅定撞擊聲當中，圍觀者扯開嗓門要大家小心，因為剛出生的鼓腹毒蛇，就有足以讓成人致命的毒液。

屠蛇行動告一段落，大家把母蛇和小蛇的屍體加以排列。整片殺戮戰場布滿蛇的屍塊，從一端到另一端，遍地都是。將蛇屍略微重建後，我們數出三十八條小蛇，加上母蛇，共有三十九。我們農場沒人有相機，除了伯父克里斯強，偏偏這天他在自己開的修車廠兼加油站工作，無法到場捕捉畫面。等到傍晚他下班，那些蛇已經不在現場。歐伊薩克把母蛇帶去烘乾菸草的穀倉內烤蛇肉，至於不值得吃的小蛇則直接燒掉，燒得屍骨蛇皮全都無存。

然而，這樁事蹟沒隨時間而消失，反而流傳下來，傳到家族第四代。到了這一代，我們的父母都不在了，但家族人數成長到近四十人——六個子女的配偶和孩子，然後又加上孫子。我們的孩子和他們的表堂手足都說，他們每次聽到這故事，蛇的數量就會增加一些。不過，我們在場的手足都堅持，蛇有三十九條，雖然其中幾條可能是想像出來的。啊，啊，這故事就到此結束吧。

失智觀察日誌

二〇一一年八月二十四日

洗澡需要冷水時，我無法把浴室的水龍頭往上扳然後往旁邊轉，讓水流出來，所以只好去廚房，打開那個一轉就有冷水的水龍頭，把冷水裝進塑膠桶，再提進浴室。

二〇一二年五月十六日

在邊境餐廳（La Frontera），我無法辨識出侍者放在我面前的啤酒杯。我知道那是可用來紀念收藏的特別啤酒杯，但就是無法辨識出杯子是顛倒著放。在我眼中，它是正著放，只不過上面有一個看起來蓋得很緊密的玻璃蓋子。我想拿掉蓋子，但不知如何拿，所以問丈夫彼得。彼得把玻璃一扭，就拿下來了，我這時才明白原來酒杯是顛倒放。當時，在場同桌的還有朋友。

二〇一二年五月二十四日

在錫安國家公園（Zion Naitonal Park）的度假小屋，我忽然看不懂瓦斯爐上的圖示。我原本想開的是已經放了水壺的那個爐口，卻打開了煎鍋那口爐的瓦斯——鍋裡還有油——幸好兒子紐頓及時發現，才免於一場災難。

二〇一一年八月，我正式退休。退休後將近六個月，我才準備好開始進行我在工作生涯中一直期待能完成的事：把一本快要寫完的小說付梓，並著手寫第二本——這一本，我已經投注了好多年，也做了很多的相關研究。然而，在性別研究中心任職的最後一年，我的身心狀況讓我開始害怕我會無法完成三百頁的小說，也無法再著手第二本，因為，當時工作上所需要的寫作，已經大量耗竭我的腦力，讓我甚至沒力氣去過該有的家庭生活。

我在大學的工作，幾乎時時刻刻都在寫東西。課程計畫的電子郵件、辦公室的公告、會議記錄、推薦函以及各種正式信函。在退休前夕，我對這類書寫仍可勝任，畢竟它們相對簡短，而且本身就具備了內容，不需要我花腦力從無到有地構思。然而，篇幅較長，需有研究資料為基礎的書寫——這類書寫曾是我的最愛——卻變得非常困難。對於退休後的寫作計畫，我考慮了一、兩個月後，決定暫時擱置進行到一半的出書修改工作，直到我確定這個必須以研究過的資料為基礎的寫作和修潤所帶給我的焦慮，不會比我仍上班時它們帶給我的焦慮還要大——即使出書完全是為了我自己。取而代之的，是散文。我開始寫下在奮力對抗失智症的侵擾時，我的一些改變。在我確診之前，我對失智症雖然有些許的認識，但對於大腦並沒有足夠的知識，也不清楚它是如何讓我寫出我喜歡的文章，也就是那種既有私人書寫又兼具研究取向的散文。所以，我必須自我教育，設法學習。之前上班時的壓力和身心疲憊，在我退休之後慢慢消除，大約半年後，我覺得或許該試試我的腦子是否比以前還靈光。

果然比之前靈光。退休之後，身心都獲得休息，加上我想書寫的新主題是我自己挑選的，而且是我感興趣的，所以我能比往常更專注，即便我仍得一邊寫，一邊勤做筆記。我寫的進度很慢，但終究是有進度的。第一篇完成後，我又寫了另一篇。而且，不知為何，我竟發現這樣的書寫對我來說愈來愈重要。四年後，我回頭去看，發現寫作可說是荷妲我的最後講臺。

寫了四章後——對了，本書的章節並非我一開始所寫的章節——我開始不解我的寫作進度怎會比預期好那麼多。我回頭去讀我寫的東西，忍不住自問：「我都失智了，怎麼還有辦法寫？我會不會是假性失智？」然而，我在日常生活中，確實做了一件又一件丟臉的事——這些事我都記在日誌裡了——還有說話時句子或單字常丟三落四，這些，確實是早期失智的典型症狀。在生活能力方面，我問題重重，但寫作能力卻健全正常，這種不一致，也構成我特殊的人生故事。我想了解為何會如此。而以下，就是我自己設計的神經科學導論自學課程所做的研究報告。

有沒有可能，失智症患者失去日常生活的自理能力，卻仍保有深植於腦中的知識架構和／或心智技能？

我的這份報告分為五部分：一、什麼是記憶？記憶跟「真相」有何關係？二、對於「殺死三十九條鼓腹毒蛇」事件的真相探查。三、為什麼我被診斷出失智症，卻仍能寫作，而且也有其他失智症患者跟我類似，失去某些生活能力，卻仍保有其他能力？四、兩個親眼目睹及一個第一手聽聞屠蛇事件的人，多年後以電子郵件撰寫的屠蛇評論。五、目睹屠蛇事件的老人，以及當時尚未出生，後來才耳聞的人以電子郵件寄來的事後又事後觀點。

什麼是記憶？記憶跟「真相」有何關係？

資料來源：網路上，由其他神經科學專家所審查過的神經科學的期刊文章、科普雜誌，以及自我觀察。

研究結果：說到**記憶**，我們心中想的多半是長期記憶。然而，儲存在長期記憶中的事情，其實已經通過記憶的前兩個階段：第一個，感官階段，在這個階段中，大腦察覺到某種知覺，將它放入短期記憶，經過一段時間後，再去判斷這種知覺是穩定持久，或者變動不定。第二個階段，大腦把已儲存在長期記憶中，跟該知覺有關的記憶全部擷取出來，跟該知覺加以結合後，製造出一組改寫過的資訊，然後大腦會測試這組更新過的記憶的意義，如果判斷它具有「附加價值」，大腦就會歸類成可以隨時取得的長期記憶，或者一輩子都不會忘記的記憶。

至於短期記憶，如同其名，它留駐在大腦的時間不會太久，所以大腦裡分配給短期記憶的區域只有一小塊，只夠儲存四至六組僅需記住二十至三十秒的資訊。如果把知覺分成一小塊一小塊，在腦子裡覆誦（比如電話號碼），就能讓短期記憶的壽命時鐘重新來過，讓短期記憶的壽命延長一些。然而，並非所有的知覺都能輕易區分成塊，就算是最基本的知覺也會產生大量的訊息，比如認知表徵（cognitive representation），也就是概念或先前的經驗，以及感知資料（sensory data），如視覺意象、聽覺、觸覺、嗅覺，以及這些感官的總和。此外，還有各種情緒，從厭惡、驕傲、羞愧到幸福感。這些由知覺所產生的複雜訊息通常在半分鐘後就消失，除非該知覺非常重要，未來一定會再引起注意。

我最受失智症影響的記憶，是一種稱為**工作記憶**的短期記憶，或說是一種能一邊做事情一邊記住少量資訊的能力。比如今天早上，我準備外出前，著裝完畢後，挑了一副可以搭配衣服的粉紅色鑽石耳環，並站在衣櫥鏡前戴上。然後，我上樓去化妝，這時發現只有一隻耳朵上有耳環，所以我下樓去臥房找。結果看見它就躺在衣櫥鏡旁的架子上，連固定住耳環的後扣也在旁邊，這代表我戴上了第一只耳環後，注意力就分散了，根本沒戴上第二只。同樣地，晚餐煮到一半時，我把垃圾拿到外面，這一拿，就忘記正在煮晚餐，結果一分鐘後人在外面給植物盆栽澆水，完全沒意識到爐子上的花椰菜已經乾到快焦了。失智症讓我從一個目標取向、講求效率的人，變成做事散漫，一會兒做這個，一會兒做那個。有時候，我想去拿牛奶煮咖啡，結果在一步之外的冰箱裡東翻西找，腦筋一片空白，想不起自己到底要從冰箱拿什麼。發現自己想不起要做什麼時，我會停下來，擰著手，像莎士比亞筆下的馬克白夫人，問自己：「我到底要做什麼？」

長期和短期記憶所用到的腦部儲存區域是相同的，這些區域散布在大腦的各個地方。認知表徵方面的訊息，比如文字、概念和數字是儲存在前額葉皮質（frontal cortex）的灰色物質內，這區域所掌管的是所謂的高階腦部功能，所以視覺、聽覺和觸覺也都落在這區域。然而，嗅覺的記憶則是儲存在嗅球（olfactory bulb），而嗅球是位於**邊緣系統**（limbic system，此區包括海馬體和杏仁體）——這系統是大腦非常重要的部位，負責將短期記憶轉為中期或長期記憶。

邊緣系統的主要功能是管理賀爾蒙，因此間接地掌管了情緒和感覺，而研究已證明，情緒和感覺是記憶系統維持良好運作的不可或缺要素。知覺所伴隨的情緒愈強，該知覺愈有可能變成鮮明的長期記憶。

情緒對於建構記憶的重要性，是近十年來神經科學領域的新發現，而這都要歸功於新的神經科學儀器，比如功能性磁振造影（fMRI，functional magnetic resonance imaging），讓研究人員得以清楚觀察到大腦是如何建構記憶或者擷取記憶。沒有情緒，就沒有記憶這種看法「可說徹底背離傳統觀點——過去科學家都把情緒視為理性的對立面」。而這樣的看法造成當代腦科學界出現典範轉移：「不了解情緒，就無法了解思緒。」

我決定探討得更深入一些，以了解在失智症的影響下，我的神經元、腦細胞、脊柱和專門傳輸神經脈衝的神經出現了什麼狀況，還有，我的記憶在儲存、擷取、接力傳送過的過程中出了什麼差錯？然而，有些記憶方面的失常並非遺忘，而是記得太牢——這可算是遺忘的相反面——在這方面的研究，也能提供有趣的洞見供失智症參考。比如罹患創傷後壓力症候群（PTSD）的人

邊緣系統

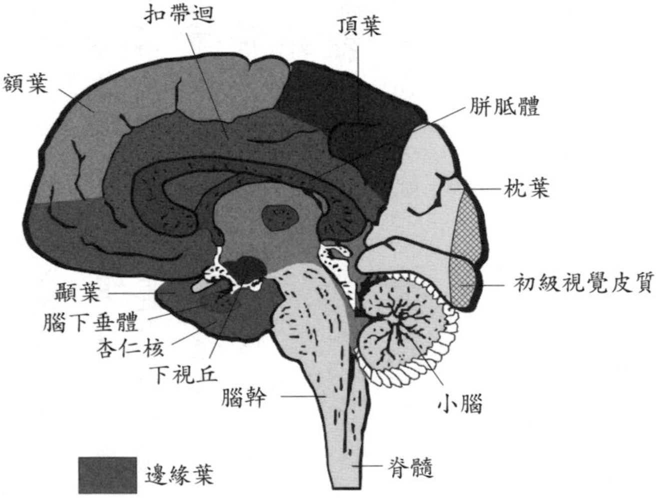

無法正常生活就是因為無法忘記可怕的記憶。要解答失智遺忘和這種症狀，可從腦部的一塊塊細胞以及細胞之間的黏合物著手。

長期記憶的製造、擷取和調整要靠神經的電子迴路，這種電路的作用就像遼闊地區的電線網。腦部的「電線」包括神經元，這些神經元對彼此非常敏感，只要有一個神經元開始活動，其他的就會同時開始活動，而且神經元會彼此結合，以便更容易「傳遞電子亢奮」。當腦部的邊緣系統斷定該記憶值得儲存，就會釋放某種賀爾蒙，該賀爾蒙會啟動ＤＮＡ，活化神經的電子迴路，製造儲存記憶所需的基本材料——蛋白質。這些蛋白質材料會自己組合成新的受體或神經傳導物質，實質地強化神經元之間的連結，藉此增強腦部長期保留記憶的能力。

然而，就算為了儲存長期記憶，腦細胞之間建立起通道，也不代表長期記憶就能存活下去。如果沒有持續維持該記憶，就可能會變成中期記憶。一般的神經元蛋白質在製造出來兩星期後就開始分解，「所以每個長期記憶幾乎都瀕臨消失狀態」。而持續修補正在分解的神經元，這種過程就稱為記憶的**再鞏固**（reconsolidation）。

過去數十年來精神科醫生就是利用神經電子迴路必須再鞏固，記憶才得以長期保存的原則，來幫助病人走出過往的創傷。透過不斷的試誤過程，他們發現某種類別的藥能有效降低可怕記憶對患者造成的負面情緒，透過正向強化的技巧或建議，讓大腦細胞得以建立更多的新迴路，這樣一來，治療成功的病人雖然仍記得那些創傷經驗，卻能甩掉其所帶來的恐懼、憤怒等負面情緒。

透過功能性磁振造影所做的研究發現，某些能有效治療創傷相關失調患者的某些藥物，都具有這個共通點：這些藥都能刺激大腦產生一種酵素——蛋白激酶（PKMzeta）——這種酵素會阻礙患者在回想創傷經驗時情緒儲存區域的蛋白質，也就是說，在這些藥物的作用下，舊迴路的訊號強化部分沒有被取代，因此創傷的記憶就會慢慢消失。

以前，神經科學家認為，「記憶形成並儲存在腦子裡之後，就不受汙染地留在那兒」，但現在的研究發現，事實並非如此，而是「記憶形成後，每次被擷取出來時都會重塑一次」。這種新觀點有很深遠的意涵：每次回想過往時，「其實我們都會以微妙的方式改變該記憶在腦中的細胞圖像，改變背後的神經迴路」。所以，每次回想記憶時，該記憶都會被重塑改變。

這些研究結果顛覆了多數人（迄今仍持）的觀念，也就是說，多數人認為，記憶「就像錄影機，精準記錄了我們的所見所聞，因此，日後我們可以再次檢視那些記憶」。顛覆這種觀念後，我們對記憶擷取的看法跟以前南轅北轍，所造成的問題會影響深遠。比如，法律制度對於證人所提供之證詞的真實性，能仰賴到什麼程度？而就我的切身經驗為例，那個我敢對天發誓，說謊就下地獄的鼓腹毒蛇的故事，又有多真實？

二　對於「殺死三十九條鼓腹毒蛇」事件的真相探查

資料來源：透過電子郵件，訪問兩位目擊證人和一位第一手聽聞屠蛇事件的人。

研究結果：關於這起鼓腹毒蛇事件，我沒有小時候的照片或家族間的信件可供證明，所以我把求證任務委託給我的手足，請其中兩位目擊證人和一生中聽過無數次該故事的兄弟姊妹來檢視我的版本是否正確。

二〇一三年九月二十七日，就在我六十四歲生日的隔一天，透過電子郵件，我們開始了對話。我的每個手足，從五十多歲到六十多歲不等，都參與其中。首先，我扼要重述我所記得的故事內容，並說明我們可能把被砍成一半的蛇當成一整條來計數。我用南非荷蘭語要求「當時已經出生了，會走路，參與了屠蛇過程的人」都把他們的屠蛇版本寄給我。

信末，我把這事件的概念綱要告訴大家——這概念綱要是我在電話上和弟弟卡瑞歐談到我這個小計畫時，他提到的。「卡瑞歐給這個爭議點頗多的故事取了一個名字：『鼓腹毒蛇總量說』。所以，請各位好好量化一下你們的蛇皮皮包所用到的蛇皮量。」

結果，很快地，回應如雪片般飛來。

弟弟克拉塞，二〇一三年九月二十七日：

如果以半條為單位來計算，那應該是十九條半。不，應該說有三十九條小蛇。還有，妳提到蛇被射殺的那些岩石堆，我聽起來覺得怪怪的。因為就我記憶所及，那個最大塊的岩石被鑽裂過，還被炸藥轟炸過，至於理由，我就不清楚。

弟弟卡瑞歐，二〇一三年九月二十七日：

我懷疑姊姊妳把兩件跟蛇有關的事混在一起了，也就是把兩次事件的片段記憶交融成一個事件，以這個例子來說，就是把鼓腹毒蛇與黑曼巴毒蛇混在一起了。

克拉塞和我都認為，那時不知是杜瓦德還是威力在岩石堆上尿尿，石堆裡忽然冒出「嘶」的聲音，把大家嚇得一陣驚慌失措，狼狽跑過土堤旁邊的荊棘刺叢，去告訴我們當時認為可以處理的大人。庫特伯父最先趕到，可惜他什麼都沒帶。他和弟弟（也就是家父）

的個性截然不同，向來沉著鎮定，雖然沒帶工具來屠蛇，但他還是不慌不亂地看著那條蛇，等著其他人，我想應該是馬丁斯．巴納德或某個鄰居帶著一把十二號口徑的霰彈槍，從路的那一頭疾步走來。後來大家轉述這件事時，有人說，當時庫特伯父抽雪茄，把菸圈噴向蛇，讓等死的牠陷入恍惚狀態。從這一點來說，我的回憶跟姊姊差不多。

弟弟克拉塞，二〇一三年九月二十七日：

對，我記得的跟卡瑞歐一樣。我不記得歐伊薩克拿了鋤頭去。會不是那是另一件事？如果杜瓦德在那裡，他爸一定會帶著一堆槍去。

弟弟卡瑞歐，二〇一三年九月二十七日：

單純正直的人不會去否定別人清楚歷歷的回憶，老練寬大的人有時則需要這麼做。鼓腹毒蛇事件的具體證據，五十年前就已經毀在菸草烘乾爐裡了，現在，僅存的，就是我們那猶如刮除多次後重複書寫的羊皮紙般的脆弱記憶。在這件事上，我不會端著自尊面子，不過我倒覺得質疑自己的記憶這種想法挺有趣——如果這想法只是單純拿來討論，不具實質目的。我這就把當年一些事情的發生地點標示出來，寄給妳看看。

接著，我就收到卡瑞歐寄來的 Google 地圖，同時間，克拉塞則以 Excel 軟體做出一個名

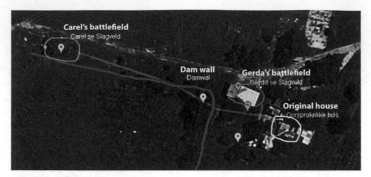

卡瑞歐寄來的 Google 地圖

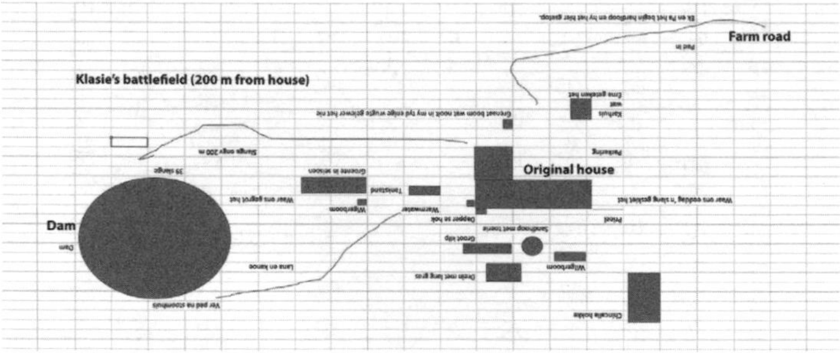

克拉塞用 Excel 軟體做出的圖：「我記憶中的農場」。我把這份圖上下左右翻轉，以便讓它的地理方位與卡瑞歐的圖一致，因此這份圖跟原始的圖不一樣。

為「我記憶中的農場」的圖。我把這個圖放在地圖的下方。

卡瑞歐除了寄來Google地圖，他還寄了他手繪的地圖，以便「詳細說明我記憶中的屠蛇事件的更多細節」。他把這份手繪圖的標題訂為「卡瑞歐的戰場」，南非語是Carel se Slagveld。（幸好，繪畫天分並非卡瑞歐變成電腦企業家的先決條件☺）

弟弟波須夫（屠蛇事件發生時，他還沒出生），二〇一三年九月二十七日：

這是歷史事件，而由於它是歷史，所以我最清楚。當時還沒出生的我完全無法回憶該事件，然而，我曾經從好幾個當時在場的旁觀者口中反覆聽到屠蛇過程。因此，我比其他人更具備的優勢就是，我對這件事的個人看法不會影響到其他人的客觀性。我認為，當時共有三十九條蛇，而且是爸爸親手用他的點二二手槍射殺了母蛇。

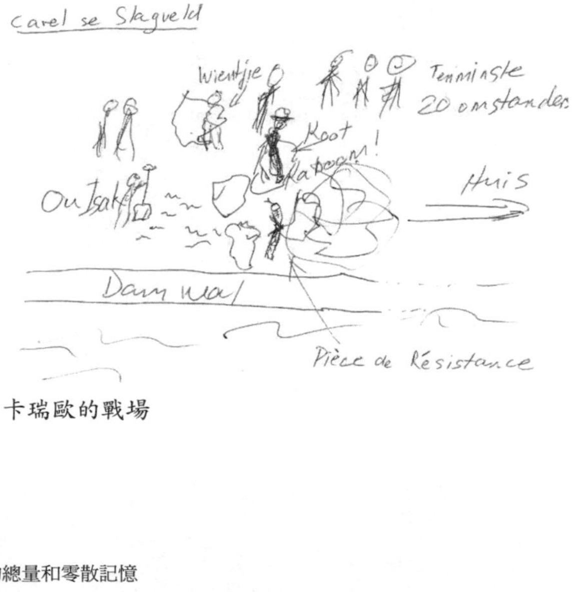

卡瑞歐的戰場

「歷史，是不完美的記憶與不完備之史料，兩者交會而成的確鑿產物。」——朱利安．巴恩斯（Julian Barners），《回憶的餘燼》（*The Sense of an Ending*）

荷妲，二〇一三年九月二十七日：

波須夫，我真高興你的客觀歷史塞了一把槍到我們老爸的手上，雖然那是一把短槍。歷史，必然隱含著威權家長的意涵，對吧？

卡瑞歐，二〇一三年十月一日來信，標題是南非語 laaste skoot na die pofadder，意思是「對準鼓腹毒蛇的最後一次近距離射擊」：

克拉塞，你的地圖真讓我驚豔，不過有個問題是，土堤不是圓的，而是長方形，就像（我地圖上）藍色的線條那樣。

我希望能帶著完整且無懈可擊的鼓腹毒蛇的回憶，從人生退場，但在此之前，還有兩件事需要解決：一、我想問克拉塞，你知不知道到底是誰最先發現那條蛇？二、我會親自去該地確認，實地勘查。

亞斯伯格家族[3]的親愛家人敬上

荷妲，二〇一三年十月一日：

卡瑞歐，你的實地勘查很有意義，還有，你在畫中提到當時在場的家庭成員人數也很有價值（這時，義不容辭該給個笑臉：☺。不過，如果，你沒有對象可以說：「我之前就說過了吧？」那麼，這些資訊正確有何意義呢？

克拉塞，當我把我心中的事件地圖放在你的地圖上，發現兩者完全吻合。這是不是代表我倆在某些方面有共識呢？卡瑞歐，在你的地圖上，屠蛇地點離家太遠了。所以，我想，就這點而言，現在是二比一！

不過，你畫的那張戰場簡圖，跟我心中的場景相當類似，所以，現在比數是五五波。可是，我還是得說，我認為旁觀者沒二十人那麼多。我們全家人都在，還有庫特伯父和他老婆溫特捷伯母，以及歐伊薩克，但應該沒有一群黑人小朋友，不過，在這件事上，當時的種族隔離政策有可能讓我的記憶產生偏頗。

3 作者註：我家族有幾個成員是亞斯伯格症患者，也就是自閉症，幸好是高功能自閉症，也就是智商中上，語言能力不受影響的那一種。其中有些是經由精神專業機構診斷，但有些是自我診斷出來的。

結論：大家愈聊，我就發現每個人的記憶都會被其他人所影響而有些微改變，因此，到最後，在幾個關鍵點上，我們達成了堪稱共識的結論，包括屠蛇事件發生的地點、母蛇肚子裡跑出活的小蛇、當時用了槍去殺母蛇，並用當場用隨手取得的工具殺了那些小蛇。雖然大家都是就個人主觀印象來討論，但我們都相信沒人所言是完全不實。

我們家族針對同一事件的記憶各有不同，這點很符合我自己的發現：每次提及某個「事實」時，頭腦就會重新去形塑那個「事實」。我認為，寫自傳的人，對於其過往歷史，唯一能強烈宣稱的真實敘述，應該只有：該故事是「陳述者自己一人所記得且堅稱的」[4]——尤其是已無見證人的歷史。

三

為什麼我被診斷出失智症，卻仍能寫作，

而且也有其他失智症患者跟我類似，失去某些生活能力，卻仍保有其他能力？

資料來源：由其他神經科學專家所審查過的神經科學的期刊文章、科普雜誌，健康醫療專家的訪談，以及我的自我觀察。

研究結果：我不是唯一似乎「假裝」失智的人！比如我從事諮商的朋友告訴我，和她同母校的一個退休哲學教授，得了失智症，無法自行洗澡、穿衣和吃飯，卻能拜訪以前的同事，並主導重量級的哲學討論會。另有一些經過同儕審查的神經科學研究報告指出，「出乎意料地，有些失智症患者確實仍保有認知功能」，比如神經學研究者茱莉亞·海爾史東（Julia Hailstone）和羅哈妮·歐瑪（Rohani Omar）在神經學期刊《大腦》（*Brain*）發表過的研究報告指出，有位六十四歲的半職業大鍵琴家罹患非阿茲海默症型的失智症，他「對於口語或書面語言幾乎沒有理解能力」、「閉口不語」，不懂「拔塞螺絲鑽和調音棒的這類物體」有何功能，卻能正確示範「演奏大鍵琴所需要的動作技能」，也具有「閱讀樂譜所需要的視知覺技能」，以及「詮釋樂譜符號所需的認知技能」。從他「表情豐富地演奏亟需技巧且結構複雜的曲子」，就可以清楚證明他具有這些能力。

我在研究各種失智症的過程中，偶然發現大衛·申克（David Shenk）那本以阿茲海默症為主題的暢銷書《日漸遺忘》（*The Forgetting*）。申克在研究阿茲海默症時，找到了五十九

4 作者註：紐約市非營利組織「飛蛾」所製作的廣播節目《飛蛾時間》（*Moth Hours*）專門讓來賓訴說人生故事。每週一次的節目，來賓可以排練，但沒有小抄可看。節目一開場，就會說出這句免責聲明。

歲被診斷出失智症的社會學教授莫里斯・伏里戴爾（Morris Friedell）。伏里戴爾任教的最後一年，也就是確診的前四年，所遇到的退化狀況和我類似到詭異。

……一開始他記不住課堂上學生所說的話。接著，記不住幾秒鐘前和母親的對話。在神經心理學醫生的辦公室，他無法說出昨晚才看過的的電影內容。於是，他們對他進行一般性的測驗，結果發現，在MMSE的測驗，他的分數很完美。MMSE是簡短智能測驗（Mini Mental State Exam）的縮寫。這種測驗通常在醫生的辦公室內進行，目的是為了瞭解病人的時間感，是否有能力重複說出測試員前一秒所說的幾種不相干詞彙，是否有能力說出物體名稱，閱讀並遵循一些指示性的文字。他在這方面的測驗很完美，但大腦的斷層掃描卻顯示他的狀況堪慮。

經過一年的遠距互動，申克和伏里戴爾在紐約大學的阿茲海默症研討會中見面了。伏里戴爾以「阿茲海默症的復健潛能」為主題做了一系列的海報展覽。隔天，他和申克共進午餐時，告訴申克，對他來說，復健的意思不再是「膝蓋或髖部手術患者為了恢復健康所進行的密集康復訓練」，而是「學著適應失智，讓認知功能的喪失達到最小，喪失的速度變慢」。他的復健方式包括從事一些極為簡單的動作，「好讓心理上處於自信狀態」，然後開始接受一些挑戰，「以更簡單的全新方式來解決問題」。

午餐結束時，伏里戴爾忽然問申克，他們「在今天之前是否聊過」。

所以，失智症有時就是這樣：即使日常生活的自立能力已經喪失到必須完全依賴他人，但依然具備畢生致力的某種知識體系和智識技能，讓患者得以從事某種專業。我希望我的情況也是如此，然而，我知道，對我來說寫作已經變得愈來愈慢，愈來愈困難：我到目前為止所寫下的六章，而這一章還不算在內——我心想，這章應該是最後一章——其實花了我三年半才寫完。而這三年半裡，我每天工作八小時，累積了一大疊的筆記，埋首於辭典無數回，還利用剪刀和膠帶將各種資料剪剪貼貼，設法搞懂某份內容無所不包的資料到底有何重點。此外，寫作的過程也用心去體會我兩位編輯萱恩·克里斯天森和克絲汀·史考特對我的愛之深責之切。

失智症的狀況也可能像這樣：一個終其一生深諳某種知識體系和智識技能的人——換言之，高教育程度者——在罹患失智症後，有段時間可能會利用其「更厲害的思考能力」來彌補失智症的早期症狀。然而，如同英國《每日郵報》的網站「郵報線上」（MailOnline）的記者珍妮·霍普（Jenny Hope）所報導，根據美國葉史瓦大學愛因斯坦醫學院（Albert

Einstein College of Medicine of Yeshiva University）的研究，教育程度若為大學畢業，罹患失智症後的症狀非常明顯，他們「的記憶衰退程度比沒受什麼教育的人更迅速，快了百分之五十」。

我的父親說：教育是你走投無路時，最後可以讓人倚靠的東西。

我的母親說：夢想很簡單，但除非公鵝下蛋。

愛因斯坦說：走得愈快，你就愈矮。

唐吉訶德女士[5]說：睡太少讀太多的她，終於腦袋枯竭，徹底瘋了。

四

兩個親眼目睹及一個第一手聽聞屠蛇事件的人，
多年後以電子郵件撰寫的屠蛇評論

荷妲，二〇一三年十月一日：

波須夫，你引述朱利安．巴恩斯的一段話根本就是在影射「事實真相」其實是摻混了修飾過的記憶：「活得愈久，就愈少有人仍活著來質疑我們的話語；來提醒我們，我們的人生並非真的是我們的人生，而是我們自己訴說的人生故事。」

我開始對宗教產生嚴肅質疑，是在我第一次讀到聖經註釋時——該註釋把不同聖經版本的編纂日期標示出來——我發現，原來所有的聖經都是事後詮釋，跟近至六十、七十年，遠至幾世紀的事件無關。那麼，《出埃及記》第七章那個杖變蛇的故事呢？

第十節：亞倫把杖丟在法老和臣僕面前，杖就變作蛇。

第十一節：於是法老召了博士和術士來；他們是埃及行法術的，也用邪術照樣而行。

第十二節：但亞倫的杖吞了他們的杖。

卡瑞歐，看過你畫的地圖後，我發現一夕之間你變得愈來愈聰明，記憶力也愈來愈好了。你的屠蛇故事，讓我們其他人的版本相形失色。法老面對上帝的力量奇蹟，依舊剛硬不從，但我跟法老不同，我願意聽從我們的卡瑞歐—摩西，相信所有人和你一起實地勘查時，你一定可以讓我們家鄉史特科斯春鎮（Sterkstroom）的水域一分為二。

---

5 唐吉訶德原為 Don Quixote，此處寫為 Doña Quixote，因此譯成唐吉訶德女士。

卡瑞歐，二〇一三年十月一日：

這會兒，癡肥呆傻開心的我，真高興聽到這個「冒出來的真相」呢，期待大夥兒集體回憶我們在蛇祭壇上的證詞。

五

目睹屠蛇事件的老人，以及當時尚未出生，後來才耳聞的人以電子郵件寄來的事後又事後的觀點

荷妲二〇一四年九月二日的信件，標題為Die pofadder het weer wit die dode opgestaan，意思是「鼓腹毒蛇再度從死裡復活」：

專注寫書。書中收錄的這則故事，是**我的**真實故事，因為，以年齡輩分來說，最有可能清楚記得當年事的人是我。當時，我已經十一歲，和你們兩個相比（克拉塞七歲，卡瑞歐五歲）我跟文字的連結最強烈，懂的詞彙比你們多。

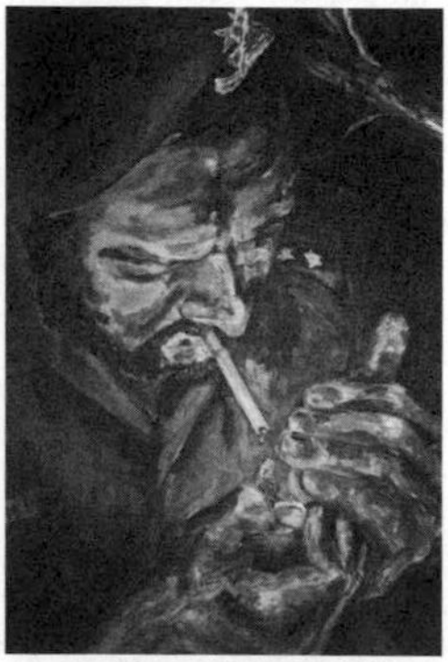

三十多歲的波須夫，這是他的自畫像[6]。

鼓腹毒蛇萬歲！

研究報告到此結束。

研究報告總結

六

脆弱的記憶

荷妲寄給定居美國家人的電子郵件，二〇一四年十月九日：

我親愛的弟弟克拉塞享年六十歲，就在他被診斷出非霍奇金氏淋巴瘤的兩週後去世。他的女兒薇達在

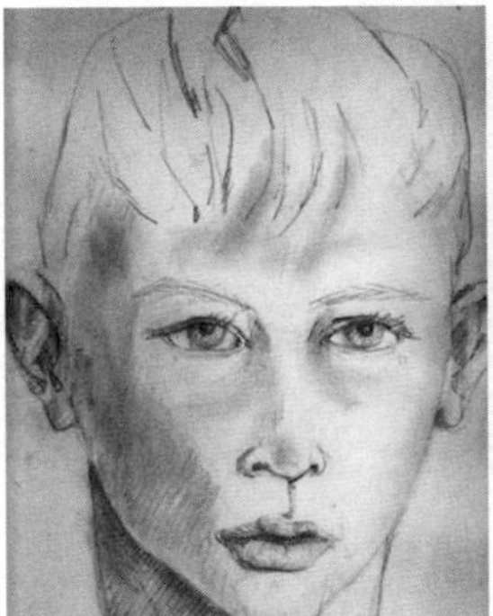

八歲的克拉塞。

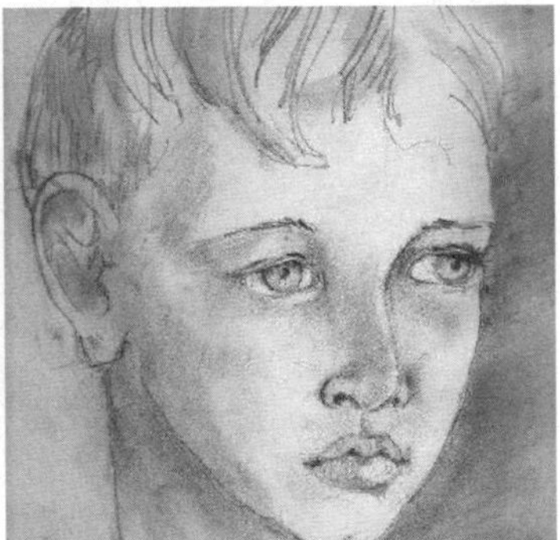

六歲的卡瑞歐[7]。

6 作者註：波須夫把他這張二〇〇〇年的自畫像題名為〈兄弟〉（Boetman）。譯注：boet 這個南非字的意思是兄弟、同志、夥伴。

凌晨三點打電話告訴我們他的死訊。他臨終時，妻子、女兒、繼女和孫子都隨侍在側。我妹特兒夏和米奇也在，他們也打了電話來。躺在沙發上臨終的他，在最後的日子都是靠著嗎啡減輕疼痛，狀況良好時，還可以讓孫子們在他身上爬上爬下。

大弟克拉塞，你小時候我很愛你，現在依然愛你。

我想，大家對殺死三十九條鼓腹毒蛇的證詞之所以有出入，可以用當代神經學對於記憶的理論模式來解釋——每次以言詞或文字來回想記憶時，或者，即便自己私下回想，每次都會改變記憶，重塑記憶。偏偏，要查證我在失智筆記中所寫的事件是否真實，除了求證他人，其他方式都不怎麼管用。

例子一：我有個朋友——真是幸運，現在我

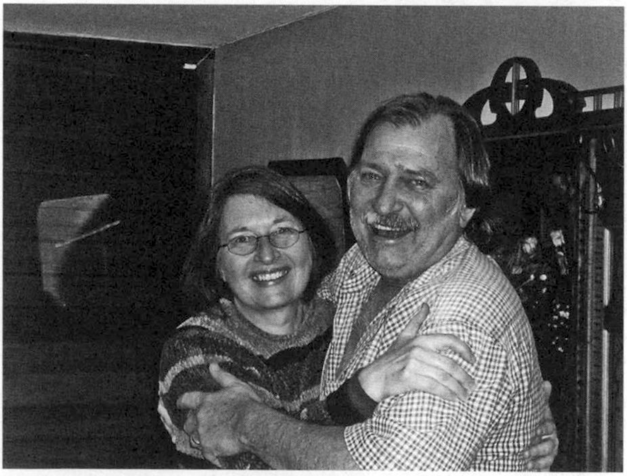

二〇〇二年，克拉塞和荷妲在南非相聚。

跟他的感情比以前更好——告訴我，當他聽到我在轉述幾十年前他向我出櫃的事情時，「很驚訝，或者該說震驚」我會那樣述說他的故事。事後我認真去想，才發現我把他和另一個人的故事混淆在一起了，以至於在我的述說中，他對於性向一事竟變得比真實的他更天真。

例子二：在我被診斷出失智症的一年多前，有次我不經意地把一個洋娃娃拿給我兒子紐頓和媳婦雪洛的女兒艾莉雅。這個洋娃娃是我的孩子小時候的玩具。我一直認為，這個連性器官都有，體積大小就如剛出生的男嬰，以我父親布斯來命名的洋娃娃，是紐頓剛出生時我買給他的，而女兒瑪莉莎出生時，我們買的是同一款的女娃娃。沒想到，我的孩子糾正我：這兩個洋娃娃都是瑪莉莎的。我聽了之後，「很驚訝，或者該說震驚」。而且，這個名為布斯的洋娃娃，還是我們買來，當作剛出生的紐頓送給姊姊的禮物。那天瑪莉莎去我生產的醫院，第一眼見到弟弟時，我們立刻將這娃娃送給她——教養書上說，這樣一來，姊姊有自己的新娃娃，就不會因為弟弟出生而覺得被冷落[8]。這麼處心積慮的計畫，我怎麼

7 作者註：這兩張畫是我念書時的同校朋友厄娜．胥特（Erna Schutte，如今已多了中間名 Buber-deVilliers）有次來我家的農場找我時，幫我兩個弟弟畫的肖像。

8 作者註：我和丈夫希望此舉可以避免姊弟有手足競爭的心態，但想當然耳，根本是徒勞無功。

會忘了呢？照片裡，我甚至把娃娃布斯放在附輪子的嬰兒床裡，擱在紐頓身邊欸——護士特地把他從嬰兒觀察室抱來我的病房，好讓姊姊來的時候，可以由他送娃娃給她。從這件事，可以推論，我對五、六十年前的事情能記得多清楚呢？為了收拾我捅的這個洋娃娃婁子，我怯怯地跟兩歲的孫女艾莉雅坦承，歐嬤——孫子們都用南非荷蘭語的奶奶來稱呼我——搞錯了，並問她能不能把我弄錯的洋娃娃禮物還給我。幸好，結局還不錯，因為艾莉雅認為，那個男洋娃娃的衣服太醜，不好玩。

我的記憶不良紀錄，已經如英語俗諺所云，長到手臂那麼長，我怎麼有資格證明我所說的故事是真實的呢？唯一可以肯定的是，我無法證明。不過，讓人稍得安慰的是，根據神經科學家的說法，這世界上沒有人可以發誓自己所說的每件事「確實發生過」，而且有豐富的文件資料可以佐證其過往歷史，即便是最誠實的作家。雖然如此，我想，我還是比多數的傳記作家少了點自信——也少了點權利——敢宣稱我回憶中的事件「確實如我所言地發生過」。不管我是否願意承認，事實就是：我日漸退化的記憶力，都對我述說的每個故事造成影響。

我那些因退化而無心鑄成的謊言，就如小說《唐吉訶德》的譯者認為塞萬提斯筆下的主角「並非如虛構小說喜歡使用的騙子角色，有很大程度的幻想成分。事實上，就像莎士比亞劇作中常見的人物法斯塔夫爵士（Falstaff）的孩子，像極了生出他們的父親：頭腦簡單、其貌不揚、臃腫肥胖。換句話說，是直白簡單的謊言」。

如果知道會搞砸，何必用自傳的形式呢？這種類型的作家經常冒著被人指控「操弄」真相的風險，也就是說，傳記作家會捏造，或者如美國知名主持人歐普拉所不容許的——徹頭徹尾的虛構。

我寫傳記，是出於自私的理由：寫傳記是一種我個人偏好的腦部訓練方式，就像透過知名應用程式Lumosity來進行腦部訓練，藉由回想過去的我，來讓逐漸萎縮的自我變得更鮮明有力。

我寫作，是為了記住早期的自我，也為了能棲身其中。那個自我，請容我借用舍弟卡瑞歐的詩作〈故鄉〉（Heimat）來說明。在這首詩裡，他描述**他的**第一個自我「是靠著一排排筆直的菸草田所形塑的……／在那裡，大地豐饒深邃、濕潤黝黑」。不同於聖經描述的伊甸園裡那條搞破壞的蛇，來自我童年的**那條蛇**不是被扔出天堂的工具，而是藉由牠，我得以重新進入樂園，在那個樂園裡，我的才能靈魂舒展開來，即使眼前有「一片枯萎的作物、鼠疫瘟疫和冬天的寒酷」，即使這番光景「讓我父親的夢想粉碎一地」。在我的心「暖了起來／去過金銀島」後，我開始探索群山環抱以外的世界，貪婪地要擁有那個世界，雙手握拳，緊抓著時間，把它壓在胸口不放。

我寫作，是為了承認——站在一個「奇怪的國度」頂端的老母羊窩，在「一切都是全新未知的狀態下」逐漸變老，從高空的鳥禽視角來自白，甩開格柵和屏幕，赤裸敞開地迎向新世界——承認我愈對週遭世界感到迷惑，逃離那片「豐饒深邃、濕潤黝黑」大地的感覺就愈好。因為，在那片大地中，我的欲望仍「束縛於山巒，就算欲望曾飄移遊走，也只是在沉思天堂之美。而沉思天堂之美，正是讓靈魂得以知悉它的第一個住所的途徑」。

我寫作，是為了內化自然定律——這樣的定律，是不會受到人類的理解或記憶的影響而有所改變。小時候，我曾親眼目睹無數蠕動的小生命，轉眼之間變成三十九根一動也不動的死柱，當時，我就憑直覺了解某種自然真理。年輕時我研讀量子力學，透過智識的耳濡目染，體會了一種自然真理，從這個真理中，我知道此刻我必須擁抱我那注定憔悴枯萎的心靈，畢竟時間箭矢只朝著一個方向——往前而去。

我寫作，是為了抓穩我在世代循環中的位置。我的身體、我的腦袋、我的細胞，全都逃脫不了熱力學第二定律：我封閉的身心系統會日漸紊亂，能趨疲[9]日益增加，直到每個零件部位不再凝聚黏合，最後回歸成我的身心之所源的元素。

豐饒深邃、濕潤黝黑。

換句話說，我寫作，是不想因頓悟**真理**而亡。

9 能趨疲（entropy），熱力學名詞。當能趨疲增加，系統中可利用的能量將減少。

第三章

消亡自我的語法

即使現在，在短期記憶被失智症大肆破壞的情況下，我仍鉅細靡遺且鮮明歷歷地記得在南非度過的童年生活。

當家庭農場生活對我們一家子仍算新奇時，有個週日下午，父親要到田裡查看菸草的發芽狀況，把我也帶去。那時我才四歲，因此覺得自己很重要，所以很高興地爬上家裡那輛二手藍色威利斯牌（Willys）的貨卡。車子駛在有兩道車軌痕跡的黃土小路上。兩道輪跡之間的草長得好高——南非語把長在這種地方的草稱為 middelmannetjie，字面意思是「在中間的小人兒」，也有人把這些草稱為中央山脈。這些長長的雜草會刮過車子底盤，最近農場的農機車輛來回大草原的途中，就被刮得傷痕累累。開了一小段路，經過專門用來燻乾菸草的菸樓、經過抽水機，最後吉普車停在馬路上。

爸爸把我抱起來，放在他的大腿上，好讓我可以看到車窗外景象。我記得他的眼鏡後方的那雙眼睛，大得跟臭猴的眼睛沒兩樣。從他的菸頭冉冉上升的煙，燻著我的頭髮。在藍色的車門外，是一片黑如聖經書皮的大地，起起伏伏延伸到天際。二十步之外的黑色起伏中，出現一方白土，在陽光下閃爍熠熠。那是一個小丘般地形的頂端——或者該說是位於高處的小水壩，類似開普敦的少女去海邊玩耍時會把沙子堆高，在沙堆上方製作出來的水坑。我看到那景象，已經感覺到沙子在腳趾之間窸窣滑動，所以告訴爸爸：「我要去玩。」

爸爸打開車門，把我抱到輪跡旁的草地上。

我感覺到柔嫩的腳被雜草刺痛了，趕緊伸手抱住爸爸毛茸茸的腳不放。在開普敦，大家習慣成天穿著鞋襪，可是我決心要跟我那些堂兄弟姊妹一樣粗野，所以那天早上一踏出教堂，我就脫掉鞋子。在冗長的布道說教結束後，媽媽照例要求我跟妹妹學著她，繼續穿著上教堂的衣服，直到中午正餐結束才能脫掉。至於鞋襪，她已不管，隨便我們了。可是，對於爸爸在還沒離開教堂的停車場就脫下領帶和西裝，她就什麼都沒說，而且一回到家，他還立刻脫下西裝褲，換成每天穿的卡其短褲。那天在野外，他像根長長的豆莖，直挺地站在我旁邊時，唯一可以證明他去過教堂做禮拜的裝扮就只有腳上那雙因為擔任教會執事而穿上的黑色鞋襪。多年後，我才懂得把他抗拒教會服裝的態度，和他的科學世界觀串聯起來，從中看出，其實他是個無神論者。但那個星期天，對這些事情絲毫未察的我，逕自撩起粉紅洋裝的裙子，從胯下塞進內褲裡，然後戒慎恐懼地踩在泥塊上——這些泥塊的邊緣稜角分明，上面還立著一根根黃色和褐色的麥桿。

「妳要去哪裡？小荷妲。」爸爸問我。

「我要去玩沙子。」我說。

「什麼沙子？」爸爸問道。

「在那裡啊。」我解釋，指向遠方那片白色沙灘。

父親蹲下來，雙手抱著我站起來，指著那片白色區域，告訴我，其實那是一片苗床，幾天前他放了菸草種子進去，並在上面鋪了以鐵絲網懸掛的一條條薄紗白棉布。他以前教過我苗床的事，還放了一把看起來髒髒的種子在我的掌心。「Berrinkies（苗床的南非語），妳忘記了嗎？」他提醒我。

瞬間，我恍然大悟。接著，我想起家裡飯桌旁那些垂到地板後層層交疊的薄紗棉布。媽媽就是在飯廳，一整天喀喀喀地踩著她的勝家縫紉機，將白色棉布縫在一起。而我和妹妹拉娜則在客廳，用那些還沒縫製的一綑綑布料當立樁，劃分出各自的地盤，除非媽媽喊著要人幫忙，我們才會飛出自己的柔軟布巢。有時，我會飛撲到縫紉機上，好讓媽媽將非～常長的布罩在我的頭上，然後，我張開雙臂當翅膀，滑翔到那片有棘刺的褐色草皮的最遠端，然後讓面紗宛如雲朵飄離月亮般，滑開我的臉。這時候，拉娜會把她那雙以手臂充當的翅膀合起來成尖端狀，夾住一塊布，拖去給媽媽。而媽媽在轉動縫紉機之前，總習慣搓搓手腕。

那天在野地，被爸爸抱起，顫巍靠在他臂彎中的我，從下方的黑色泥土望向遠方的苗床，感受著他在我耳裡的吐息，還有他的心跳和我的心跳一來一往較勁著，這時，敬畏之情如縷縷煙霧，在我四周冉冉升起，籠罩住我。原來，一個字就有這樣的效果！一個字就能把沙子變成布料！

Berrinkies。

作品多到驚人的英國女作家艾瑞絲．梅鐸（Iris Murdoch）除了出版過二十六本小說，還寫過五本哲學著作、六齣劇本，以及兩卷詩集。梅鐸的散文風格介於犀利觀察與滑稽詭異之間，但整體而言呈現黑色幽默和讓人無法預期的轉折。她的說故事能力有辦法讓她筆下那些習於壓抑情緒的角色擺脫客套有禮的表象。當她把他們的自我如剝洋蔥般一層一層剝開後，揭露了一種更能迴響出語言的空洞核心。

在她的第十五本小說《黑王子》（*The Black Prince*）中，她寫到，能迴響出語言的自我核心是一個人的救贖之道，也是臻至神性的唯一途徑，儘管這種救贖絲毫不涉及宗教。在她的筆下，救贖來自於字句：一個人的自我只存在於一個人的言說當中，而且，唯有敞開自己去面對字句的痛苦，才能擁有完整自我的救贖喜悅。

小說《黑王子》裡的敘述者暨主人翁布萊德利．皮爾森（Bradley Pearson）向他所愛的二十歲女孩茱莉安說明，為何他那麼愛莎翁的劇作《哈姆雷特》。「《哈姆雷特》是文字，」

布萊德利說：「而裡面的主角哈姆雷特也是文字……他是神所苛責的受害者，跳著創造之舞。」這個神，就是莎士比亞自己，他創造了哈姆雷特，然後剝掉他的血肉活軀——以梅鐸的文字意象來說——掏空哈姆雷特的自我。茱莉安問布萊德利，莎翁是否不會把哈姆雷特的痛苦加諸在他自己身上，布萊德利如此回答：

當然……然而……莎翁的愛創造了語言——好似以前的愛不曾創造過語言——所以他可以把痛苦變成純粹的詩……他把言說的純淨〔轉化成〕某種滑稽的東西……莎士比亞痛苦地哀嚎、扭動，他跳舞、他大笑、他尖叫、他讓我們捧腹大笑，讓我們放聲尖叫……我們之所以能獲得救贖，乃因言說是終極神性。

從梅鐸自己與文字的關係就可證明，沒有語言就沒有自我——無論是口語或寫作——沒有對字句的沉思力量，就無法達到「終極神性」。因此，可以想見，她的書寫充滿了高度想像力的豐富詞彙。然而，她的後期小說卻愈來愈不見以往那種怪僻博學的詞彙，而這樣的詞彙正是她最重要的個人特色。

一九九五年，她的最後一本小說《傑克森的兩難》（*Jackson's Dilemma*）付梓問市，此書卻讓書評家和梅鐸的忠實讀者大感震驚與不解，因為該書不僅詞彙貧乏，毫無連貫性，更缺乏她的怪癖特色。就如英文教授暨書評家蘇珊・艾倫伯格（Susan Eilenberg）在《倫敦書評》（*London Review of Books*）中所言，該書已不見「完美的筆觸、機智地擺脫偶然因素與先機洞燭之對稱性、技巧高超地平衡了……熱情與形式之間的節奏與幾何關係」。而這些，正是梅鐸長久以來的寫作特色。這些精湛絕倫的個人特色消失了，取代的是「平庸……訓示，以及……只能靠著反覆不定、寓言象徵和魔法巫術的文字來支撐」。蘇珊・艾倫伯格認為這種文字令人厭煩。而梅鐸的讀者也發現，在該書宣傳期間的公開場合，她看起來茫然失措。一九九七年，醫生的診斷證實了某些人的擔憂：這位備受敬重、聲譽卓著，時值七十七歲的英國文學夫人，早已罹患阿茲海默症。

從語言學家、神經科學家到梅鐸的丈夫，許多人對此提出各種後見之明，他們發現，其實，梅鐸過往的行為和書寫就透露了失智跡象，而且這疾病在短短兩年內徹底抹去她的本體性以及她的真實生活。她的丈夫約翰・貝禮（John Bayley）從她的日記中震驚地發現，早在一九九三年，她就失去原本的樣子了。原本梅鐸與貝禮的關係可說是建立完全的信任上，他完全尊重她私生活的獨立個體性，甚至包容她在他們四十五年婚姻中的多次出軌，然而，到最後幾年，梅鐸會公開說，她在情緒上愈來愈依賴貝禮，這意味著她以前那種不容侵擾的自我本質出現裂痕，甚至開始瓦解。她曾寫下一段話給她暱稱為小貓咪的丈夫，「朋友啊，朋友啊，對著午茶的杯子和湯匙，我要告訴大家，我好愛小貓咪，愈來愈愛他」。梅鐸死後，貝禮借用澳洲詩人荷普（A. D. Hope）那極為特別的智慧名言來描述他和艾瑞絲．梅鐸最後幾年的婚姻生活——兩人「愈離愈近地疏遠了」。

貝禮發現，在《傑克森的兩難》出版的前兩年，也就是一九九三年起，梅鐸的日記內容就清楚流露出她的憂慮不安。「難以思考，難以寫作，」她寫道：「要勇敢。」四年後，確診為阿茲海默症患者的那一年，她寫下的一張紙條明確透露出她的退化症狀。「親愛的，我要離開一陣子，希望我不在時，你會很好……」這張紙被她放到一旁，然後她拿起另一張紙，在上面寫著「親愛的，我要離開一陣子，希望我不在時，你會很好。」第三張紙上，則有一些鉛筆痕跡，但那些字跡湊不成讓人理解的文句。

隨著阿茲海默症持續摧毀梅鐸的語言和思考能力，她逐漸放棄，不再試著提筆寫作。很快地，就連言語的能力也喪失，除了面對最愛她，也愛她最久的丈夫。有一天，艾瑞絲把手放在丈夫小貓咪的膝蓋上，對他說：「索斯坦普京聽普京？普京索斯坦？」然而，貝禮光從她的手溫柔撫摸他的臉頰，就可以解析出這段文法措辭紊亂，無人聽得懂的情話。

就跟一九五〇年代南非農場的其他白人孩子一樣，我知道到了青春期我就得離家去念住宿學校。我五歲時就上學，後來還跳級，所以始終比同班同學小兩歲。對我來說，一九六一年一月慶祝我的十一歲生日後，我可說告別了相對來說無拘無束的童年生活。

在一九五〇年代和六〇年代的南非，白人孩童學業優異可說是一種文化使命，因為在非洲這片黑暗大陸上出頭人地算是一種愛國表現。不過，我的父母對教育的注重不僅是基於這個理由，他們認為知識本身就是好事，能做為一盞明燈，指引我們發展出高尚正直的品格。因此，即使年復一年的乾旱、冰雹或切根蟲等寄生蟲的侵擾，讓父親積欠土地銀行的債務築成了高臺，即使我和兄弟姊妹只能穿媽媽縫製的衣服，或接收經濟較寬裕的堂兄弟姊妹不要的東西，父母仍會盯著我們默背九九乘法表，父親還會親自教我們算術和代數，也會抓住早餐到睡覺前的每個適當時間，教我們日常生活中會碰到的各種科學知識。甚至我們在進小學之前就學英文：每天晚餐後，媽媽會拿起從海外郵購來的兒童經典英文故事，唸給我們聽，包括《白牙》、《魯濱遜漂流記》和《金銀島》，以及四〇年代的英國兒童文學家伊妮德·布萊頓（Enid Blyton）所寫的少年冒險故事系列，這些都讓我進入住宿學校之前做了最好的準備。（多年之後，我才想到，我們農場的黑人孩子，完全沒有這些未來展望。在我人生的前六年，我坐在公車上，往下看著他們在路肩奔跑，前往學校。他們的雙腳跑在狹窄路肩，揚起的沙土把雙腿都染灰。）

雖然我的住宿學校跟伊妮德・布萊頓筆下的少年小說裡的學校截然不同，但一九六一年一月，我還是自信滿滿地出發前往魯斯登堡中學（Rustenburg Hoërskool）。那天，全家送我到離農場一個小時車程外的學校。之後，一年裡有九個月，我將住在那個附有學校旅舍（也就是美國人所說的宿舍）的校園裡。

全家人陪我到主校舍外的附屬建物——那個臨時建物看起來破舊危險，若在今天，大概就要用石綿之類的警告措施給隔離起來了——建物裡擠滿了二十多間標準六人房的宿舍，此外還有風紀學姐住在兩間一模一樣的寢室，或者說宿舍。而負責管理宿舍的男舍監則和家人住在長廊尾端的公寓式房子裡。找到我的床位後，家人就該離開了。我們家可說是個知識優越感的家庭，所以我能踏入住宿學校，可說是驕傲時刻，因此對於離別，沒人窸窣落淚。經過五個嘴對嘴的吻別後，寢室就只剩我一人和行李。我拿出學校規定的制服，這些制服都是我在聖誕節期間當媽媽的小幫手，在那條印有TOD／TED（Transvaal Onderwys Department/ Transvaal Education Department的縮寫，意思是川斯沃省教育部）的淺藍色床單上所縫製出來的：兩件深綠色的**體育服**，或者該說是無袖的連身裙（以及搭配成組的內褲，或者該說燈籠褲）、五件白襯衫，以及一件上教堂要穿的洋裝，也是白色的。

我的寢室大小差不多等同於我家的儲藏室。整個房間被兩個背對背放置的軍綠色雙層鐵櫃從中間一分為二。兩道面對面的牆壁邊，各靠著一張黑色的鐵製床架，床頭貼著牆，床面順著鐵櫃劃分成一格一格。六個女孩就分配在鐵櫃的兩側。我旁邊床位那個還不知名的女孩剛把行李拿出來。她的衣櫥門大剌剌地開著，露出內部空間——一邊是四十五公分左右的吊衣區，另一邊是同樣四十五公分的層架區——實在沒必要讓整個衣櫃公開示眾吧！

我品嘗著生平首次擁有個人專屬的寬敞空間的奢侈滋味，等不及把這個空間貪婪地據為己有，將心愛收藏和私人物品各從其類、隨心所欲地擺在我想放置的地方。我的梳妝盒裡收藏著各式各樣的寶貝，包括我從籬笆倒鉤扯下來那撮如粉撲般柔軟的兔毛；三根有著斑點花紋的珠雞羽毛，這是我從菸樓後方的煤堆旁搶救下來的。那裡的火幾乎終年不滅，所以家裡的工人會在那裡烤野禽；梳妝盒裡還有衛生棉布和固定衛生棉布用的繫繩，這是為了初經而預備的，此外還有用於臉部保養的檸檬收斂水，這是南非荷蘭語的女性雜誌《莎莉》（*Die Sarie*）所提供的偏方。現在，我再也不怕這些珍藏品被垂涎或好奇的兄弟姊妹突襲。

或許，同寢室那些十三歲的女孩，發現有個還沒來初經，胸部也扁平的十一歲孩子置身她們其中時，內心很驚訝，不過，她們面對這情況的應對方式就是以上對下的恩寵態度來對待我這個「小不點」。多年後，我才完全明白當年那些少女室友對我有多愛護，因為數十年後，身為移民家庭的母親，我曾天真地期待我幾個南非語口音甚重的孩子，在邁入美國少年文化的陌生國度時，能像我當年念寄宿學校一樣，受到同儕的擁抱和接納。

開始上課一個月後，是第一次的「旅社週末日」，也就是每學期可以回家兩次的日子。星期五下午，父親到校接我回家，在一小時的車程中，他考我代數，結果發現學校教的難易程度還不到他之前教我的方程式，驕傲到笑得合不攏嘴。調查主題後來轉到拉丁文時，他出其不意地講了一個爛笑話——以當時的標準來看，這笑話很爛——我可以想見，這笑話一定是他中學念拉丁文那幾年保留下來的。他叫我翻譯「apis potand abigone」這幾個拉丁字。為了不讓他失望，我努力地從我貧乏的拉丁詞彙中找答案：apis 這個字是不是跟蜜蜂有關？potand 會不會是 potere（意思是能做某事）這個字的特殊詞性變化？abigone 呢？是不是我還沒學到的拉丁文法中的奪格獨立詞彙？我愈絞盡腦汁，我爸就愈放聲大笑，還劇烈笑到猛咳不停，甚至讓車子偏離車道，有幾秒鐘直接迎向對面來車。握穩方向盤後，他說出答案。「把那句話用這種方式來斷句：A pis pot and a big one（意思是「馬桶和大大」）」。就這樣，我們父女笑到失控，爸爸差點又把車偏離車道。

回到家，燈全開著，餐桌擺設妥當，食物也端上桌。雖然今天是傭人[10]安娜的休假日，但她還是等到我回家，讓我看她剛出生的女娃卡姬莎。我的兄弟姊妹看到我，一開始有點害羞，還像對待客人那樣，客氣地把肉汁和奶油遞給我。不過，等到用餐結束，一切就恢復正常了。弟弟抗議，說去洗澡就聽不到爸爸的收音機報新聞，而我和妹妹拉娜小小吵了一架，因此修補了已淡薄的姊妹感情。隔天一大早，灑入格子窗戶的太陽都還沒曬到我的腳，媽媽就把我叫起來，要我幫忙縫棉絨睡衣的布邊——這小睡衣是為了我那預計六週後出世的小弟弟或小妹妹而準備的——完全沒考慮到我在校住宿時，即使週六早上也無法睡到飽。

星期天晚上從家裡返回宿舍後，我看到幾個女孩因為離開家人而哭泣，不過當大家開始交換從家裡帶來的好東西，她們就不哭了。從和家人團圓的吵吵鬧鬧氣氛中回學校，感覺有點寂寥，不過，能回到一個井然有序的時間和空間，感覺也不錯。在這裡，日常作息被鐘聲劃分成可預期的片段，三餐會在餐廳裡自動出現，讀書時間每棟宿舍都安靜到氣氛詭異。我喜歡在日光燈底下寫功課的感覺，因為不會聞到飛蛾撲進燈籠燭火所散發的刺鼻

10「傭人」這種稱呼，以現在來看，當然有歧視意味，不符合政治正確性（在南非亦然），不過我們就是習慣用這個詞彙來指稱現在所說的「家務助理」。

焦味。

那天晚上，我在一股歸屬感當中沉沉睡去，感覺我的世界已經密縫成完整的一塊，就像包裹寶寶，幫助讓寶寶入睡的裹巾。因此，之後幾天，我很訝異鄉愁仍會忽然湧上，讓我難受得內心擰攪。有時候，這鄉愁其來有自，比如那次，所有住校生，兩兩排成一隊，慢慢走向位於山坡的學校時，一陣暴雨驟下。在尖叫哀號聲中，隊伍潰散，所有人各自奔竄躲雨，就連風紀學姐也不例外。跑步速度一向很慢的我，想當然殿後，後來設法趕上大家後，卻滑了一跤，把膝蓋磨破皮，而且最後一個女孩都衝進學校大門了，我才跟著踉蹌進入，當時，我感到前所未有的孤獨。

一天結束後，被拋在最後的羞恥感逐漸淡去，然而孤寂的感覺仍如銳利冰片，在不經意時刺穿我的心。我確實可以感覺到室友很愛護我，但我也渴望有個能說貼心話的人，比如家鄉的賈蔻芭。我所認識的人當中，就只有她跟我讀同樣的書，而且喜歡討論這些書。我那些室友都不看課外書，只讀教科書，也只喜歡談論即將到來的校際運動賽——因為比賽那天，全校會搭火車到普利托里亞市。賈蔻芭就讀的，正是位於普利托里亞市的南非荷蘭語女子中學（Afrikaanse Hoër Meisieskool），這所學校可說全國最負盛名。雖然普利托里亞市離魯斯登堡市只有一百一十公里左右，但對我和賈蔻芭來說卻像冥王星那麼遙遠，因為我們兩人的家庭都沒有那種經濟能力負擔這種非必要的長途交通費，而且，賈蔻芭可以回家的週末和我可以回家的時間剛好錯開。

躺在寢室床上，我清醒地聽著鄰床室友的微微鼾聲，開始想像賈蔻芭在她的寢室，洗著享受的熱水澡——即使她也住在標準的六人房，但她學校的宿舍一定供應足夠的熱水——然後快要入睡時，把書塞進她蓬鬆柔軟的枕頭和被褥之間，並關上床邊桌上專屬於她的檯燈。

最後，我的思緒飄回農場、田地，以及那裡的夜空。我和我那穿著教會執事制服，骨子裡卻是無神論者的爸爸，會在農場的夜空下觀星，尋找剛上升的星座，或者第一顆進入地球軌道的人造衛星史普尼克一號。這個人造衛星執行任務那二十一天，對我們來說宛如作夢般令人目眩神迷，我和爸爸會在它以目中無人的姿態，每隔一小時十三分鐘繞行地球一圈時，努力尋找它的位置，直到它落入地平線的下方。

我還想到每次媽媽提出最後警告，要所有人進屋後，屋裡鬧哄哄的景象：爸爸會對占據沙發的五歲卡瑞歐和七歲的克拉塞搔癢，把他們弄下沙發，這樣他就能奪回他的座位，聽七點鐘的收音機新聞，還有在廚房的媽媽會威脅，再沒人去開燈，去擺設餐桌，她就要揍人。我總會嫉妒妹妹拉娜老是能受到媽媽稱讚，因為她不只會主動開燈，也會擦洗玻璃圓球狀的燈罩。晚餐後，爸爸會重新坐回沙發上，把菸蒂往收音機旁那張小桌上的菸灰缸裡捻熄——裡面的菸蒂多到滿出來了——然後又點一根菸，才開始看報紙。我也想到有一次我拿針，要從弟弟克拉塞那樹皮般的腳底挑出小刺時，不小心刺到裡面的嫩肉，痛得他哇哇大叫。還有，每次媽媽坐進那張藤椅，我們小孩子就會各耍手段，設法搶到藤椅旁的位置，因為那裡放了一張被我們取名為暖暖的編織毯。還有，媽媽拿著英文故事書，把內容翻譯成南非語，唸給我們小孩子聽時，她時而埋頭在書本後方，時而又探頭出現的模樣。

打電話回家解思鄉之苦，並非辦法，因為公用電話在大廳堂裡，只有緊急情況才能使用。而回想家人的面孔，只讓我更思念他們，所以，我不去想他們的模樣，而是以一片大雪紛飛的荒蕪野地來代替——類似安徒生童話故事《冰雪女王》中，小女孩吉爾達為了救青梅竹馬而穿越的荒原。男孩凱，被冰雪女王抹去記憶，冰凍了心，唯有吉爾達的熱淚所構成的暖河才能讓冰塊溶解，把他被凍困在冰塊中的心拯救出來，並且恢復記憶。成功解救了凱，他們便乘著快如閃電的駿馬飛奔回家，可是，吉爾達可以為我掬熱淚，讓我飛奔回家嗎？

在《輓歌：寫給我的妻子艾瑞絲》一書中，約翰．貝禮寫道：「當時，我的心思被其他事情占據，沒去想到我們之間那宛如兩條平行線的關係，可是，那感覺就像活在童話故事裡——作者筆觸陰險，不一定有幸福快樂結局的那種童話故事——在故事裡，年輕人愛上一個美麗少女，少女也愛年輕人，但她總是消失在未知的神秘世界裡，而且完全不透露關於那個世界的任何事情。」

我在研究失智症的過程中，讀到貝禮的回憶錄裡引用了這段他對自己與妻子艾瑞絲．梅鐸的婚姻關係，感到苦惱的觀察。若不看該段話的上下脈絡，我還以為這段話指的是阿茲海默症開始侵擾這對夫妻的生活，然而，我很驚訝發現，這段話竟然是在描述他們早年的婚姻生活。貝禮坦承，在結婚數年後，他開始抗拒妻子的要求——她堅持，她必須把他排除在她的某些生活層面外。在〈童話故事〉那一章，貝禮提到一件軼事，從這事就可看出他早年就意識到他們這樣的關係充滿挑戰。他第一次看出端倪，是某次他和梅鐸出去跳舞，兩人步入舞池時。那天，舞池裡滿滿都是貝禮的朋友和熟人，但幾乎沒人跳舞，大家都提高音量說話，試圖壓過音樂聲。貝禮跟大家介紹他的女伴後，梅鐸立刻就和新朋友打成一片，一旁的貝禮心裡有點不是滋味，便邀她共舞，想要支開那些朋友。兩人隨著音樂擺動，「但（兩人）身體的各個部位似乎毫無關聯。」梅鐸拋下貝禮，任他一個人「怯怯地……跳舞，」而她自己則「笨拙地……旋轉手臂，做出芭蕾的阿拉伯姿[11]。」幾秒鐘後，她不小心撞上一對正在跳舞的男女，男子對她微笑，然後甩開舞伴，將梅鐸擁入懷裡成跳舞姿勢。「她整個人融化在他的胸膛。」貝禮寫道：「他們兩人合而為一，翩然起舞，無懈可擊。」

梅鐸還有很多令人更難以忍受的「走掉」行徑，包括多次出軌，這些貝禮都吞忍下來了，但最後他決定自己也要進行類似的「脫離」，也就是要發展出類似於妻子艾瑞絲的心理狀態——對配偶「深鎖封閉」自己。然而，他面對妻子時的「孤隱」態度，並不包括肉體或精神上的出軌。經過數年的探索後，他聲稱他已經從婚姻中的封閉狀態找到樂趣，「有點像是一個人散步，知道等到明天或者不用到明天，可以再次和某人共享生命，或者同樣地，再次面對孤寂」。

對貝禮的某些讀者或評論家來說，貝禮公然接受妻子梅鐸要求擁有極度隱私權，其實只顯得他虛偽沒用。他們還認為，他在她還活著時，就透過回憶錄來透露她心智衰弱的種種隱私細節，不啻是背叛，即便這樣的揭露已經傷不了嚴重退化的妻子。比如他在書中提到的一件事，就讓眾人很反感：他描述他進廁所，幫助排便完的她「擦屁股，然後用力刷洗她的手和染褐了的指甲，」她排便後想清理，卻弄髒了自己。評論家卡蘿・沙勒（Carol Sarler）說，這種「貶損、削弱、矮化並侮辱」梅鐸的行徑是一種幸災樂禍的心態，一個因身邊女人「過度有成就」而長年相形見絀的男人的報復心理。但也有評論者認為，貝禮毫不留情地公開揭露梅鐸不堪的一面，這種現象，其實也出現在其他以逝者為主角的回憶錄或傳記文章中。

就跟貝禮一樣，我自曝隱私，也是為了揭露失智症的難堪真實面，因此，我同意一些人的看法：貝禮一方面說出令人震驚的妻子隱私，但另一方面又對她無微不至地長年照顧，其實他是要「證明在如此緊密，不容一絲喘息的親密關係中，愛依然可以綻放，也透過該書，證明出書本身就是勇敢之舉，告訴世人，他很勇敢地面對失智症所帶給他的驚恐和矛盾心理」。

我有三個弟弟，最小的漢尼－波須夫出生於一九六一年五月十六日，那天，正是大弟克拉塞的八歲生日。當時住校的我得等到一個月後的週末才能回家，所以全靠我爸一個人忙進忙出。他開車把我媽送到魯斯登堡市的接生所後就回家了（接生所正巧在我學校附近），沒留下來照顧我媽，因為在六〇年代大家都是這樣。因此，我小弟呱呱墜地時，他正

---

11 阿拉伯姿（Arabesque），單腳站立，另一腳往後抬，一手往前平伸，另一手往後平伸。

在家裡照顧其他孩子。隔天去看我媽之前，他先到我的學校，徵求男舍監的同意後，帶我一起去看我媽和小寶寶。幫小寶寶取漢尼—波須夫這個冗長難念的名字，是為了跟我父親做區別——我爸叫做波須夫。寶寶在我的臂彎裡動來動去，臉部肌肉也扭來扭去，彷彿要練習怎麼笑、怎麼哭、怎麼做出驚訝的表情。媽媽在接生所待了三天，不過我只去看過她一次，第三天爸爸就去接她和寶寶回家。

大約一個星期後，有天放學後，在學校規定的休息時間，我躺在床上，練習拉丁文的語尾變化時，從敞開的窗簾發現那棵樹——一棵我有時會躲到那裡念書的樹——開始變成秋天的橘褐色。在微風吹拂下，窗簾忽進忽出，我瞇起眼，辨識出窗簾布上印的字體是川斯沃省教育部，而窗簾布的摺層在我瞇皺眼睛的餘光下，變成了開普敦白色海灘邊緣的沙丘。遠方的大地邊緣，四歲的我，依偎在父親的臂彎裡。我的嘴唇喃喃說著，Berrinkies，Berrinkies。

上課鐘響起，我毫無起身之舉。位置靠窗的室友佩姬過來推了我一下。「念書時間到了。」她這一開口，讓我爸爸、農場和沙丘瞬間消失。我沒生氣，只是沮喪無力。我知道，如果下定決心，我是可以起身的，甚至走到書桌，跟雷娜道早——她是學姊，我跟她共用一個書桌——接下來整個小時閱讀老師交代要念的《小瑪嘉》[12]的其中一章。但我內心有某種東西就是執拗不屈，讓我不想起身，只呆呆盯著佩姬鼻子側邊，彷彿正在看穿她的身體。

佩姬試了幾次，我仍毫無回應，卻因著她的哄誘，想起了在家裡，媽媽有時會好言要我念故事給弟弟們聽。通常我會拒絕，因為我看自己的書有趣多了。現在，我覺得自己真壞，竟然不聽媽媽的話，沒對弟弟們好一點。真希望這會兒在我身邊，輕聲細語好言相勸的人是媽媽，不是佩姬。要是她在這裡，我一定會立刻起身，跟她說對不起，以前我太過自私了。現在，我是不是也很自私？還離家跑來這裡？躺在床上那個女孩是誰？怎麼會呼吸淺薄，舌頭厚重到開不了口？她怎麼會這麼不乖？

佩姬無計可施，改叫雷娜時，我真怕雷娜會立刻看出我是故意的。幸好，她雖然是學姊，也無法看穿我帶罪的靈魂，所以，我繼續發怔沉默，即使男舍監過來查看，即使校護從主校舍被叫過來，我仍沉默不語。校護抓著我的手肘，輕輕地扶我坐起來，我的淚水開始滑落臉頰。她扶著我走到主校舍的保健室，要我躺在硬梆梆的床褥上。我的眼睛盯著校護散落在護士帽四周的灰色頭髮所形成的一圈光暈上，心臟在胸口雜亂跳動著。她量了我的體溫，又把聽診器貼近肋骨。即使有器具幫忙，她也偵測不出我的心正在欺騙，我的靈

12 作者註：《小瑪嘉》（*De Kleine Maja*）為學校的南非荷蘭語課程的讀物。

魂注定要下地獄，反而去廚房幫我拿了一碗熱湯，還打電話給我爸媽。

那個早上，我就坐在保健室床邊的椅子上等父母，身上穿的仍是前一天放學後脫下制服所換上的衣服。書包在我的腳邊，裡面除了書本，還有雷娜幫我塞進去的牙刷和毛巾。不謝謝她，實在說不過去呀。她離開後，我一直聽著停車場是否傳來家裡那輛威利斯貨卡的轟隆引擎聲。我試著從書包拿起那本荷蘭語的童書《小瑪嘉》來讀，我想大聲唸出句子，試試看能否說話：安靜的保健室裡，只有我沙啞的聲音，但不管怎樣，聲音還在。昨晚我應該更努力一些的。想到自己那麼不乖，我就有深深的罪惡感。爸媽一定會很失望。

當三個人頭的影子慢慢靠近，我緊張得無法呼吸。校護往旁邊跨一步，我看見他們了。更高興的是，他們還帶了剛出生的小寶寶來。我沒奔向他們，但仰起臉討吻。他們問我感覺如何時，我還不敢直視他們的眼睛，只是隨口回答「很好」。校護離開後，爸媽問我更多問題。我看著他們的臉，清楚地一一回答。我告訴他們，我不知道為什麼，反正他們來之前我就是無法說話。他們兩人交換了一個心知肚明的眼神，然後我媽把漢尼－波須夫遞給我抱，讓我一路抱著他上車。我知道他們原諒我了。回家途中，以及這突如其來的四天假期，都沒人談起我的不乖行徑。

透過這件事，我還知道一個跟文字有關的驚人事實：如果無法說話，你的外在自我就會消失，你的內裡會變成農場上的詭異洞穴，穴內成排的岩石構造散落著動物屍骸。發現無法說話後，你會更不敢開口，唯恐一開口，你那糾結混亂的自我會從嘴裡爆出來，就像鼓腹毒蛇的母蛇被子彈打中後，肚子裡的三十八條小蛇迸出來，只能等著被剁成碎片，永遠無法復原成閃亮蠕動的小生命。

許多年後，我才知道解離症這種精神障礙。根據美國精神醫學學會所出版的《精神疾病診斷與統計手冊》第四冊裡對人格解體的描述，我才發現，之前我始終以為是我自願演出的失語戲碼所呈現的發怔狀態，其實跟人格解體的症狀相似得嚇人。直到我自己的孩子到了我當初念住宿學校的年紀，我才明白，一個少女把外語童書《小瑪嘉》放入書包時所表現出的挫敗消沉表情，會讓父母把她擺放在心中的可怕軌道上。當時，父母臉上被我解讀為原諒的表情，或許該說是擔心懼怕。現在回想起來，我想，他們應該在懷疑他們為了保障我的將來而要我儲備的知識，會不會夾帶著毀滅的種子。

艾瑞絲．梅鐸對隱私的注重，可說是惡名遠播。她幾乎不接受跟她作品無關的任何訪問，就算有，訪問過程也防衛心重重。她這種不願分享私人生活的個人原則，不僅適用於媒體記者，任何人想靠近她，都必須尊重她對於隱私的絕對要求，這是她跟任何人建立任何關係的必要條件。遇見貝禮之後，梅鐸一開始就很清楚告訴他，他也得遵守這個原則，毫無例外。即使跟他在一起，她也打算繼續當以前那種在精神上完全自給自足的人，深鎖封閉她的某些生活，就連他都不得侵入。但她這種貝禮口中的「孤立」需求並沒阻止她對他的愛，最後，他甚至認為，她與其他男女的外遇是稍縱即逝的激情，相較之下，她對他的愛是為一種更持久、更豐富、也更完整的愛。他們的婚姻，以委婉的說法，可說是一種非慣俗的關係。貝禮是極少數能接受她這種要求的人，不過，其實對他來說，他不是輕而易舉就能接受。貝禮寫了他跟妻子梅鐸的婚姻生活三部曲，在第一部《輓歌：寫給我的妻子艾瑞絲》中，他描述自己在面對她的外遇情人時，是如何克服不自在的感受。「早年，」他寫道：「我始終認為流露嫉妒情緒是粗俗的，也不是我這種人會做的事，但每次我感到嫉妒，她一定知道。知道後，她會展現出她只跟我在一起時的那個自我，藉此安撫我。很快地，我也會感受到那個她，截然不同於她跟別人在一起時的她。」

眾所周知梅鐸是一個極度注重隱私的人，因此，她把日記和手稿交給貝禮，同意由他來出版，此舉顯然跟她過往的行為大相逕庭。難道，她知道自己的名氣讓她根本無法對媒體大眾隱瞞自己生病一事？難道，失智症改變了她的自我認知，或者侵蝕了她的自信，讓她開始對貝禮百般依賴，而無反抗餘地？但不管怎樣，貝禮終究在一九八八年七月將《輓歌：寫給我的妻子艾瑞絲》的其中一章刊登在《紐約客》雜誌，而全書也在幾個月之後正式出版，外人也才得以在一九九九年二月她去世之前，一窺梅鐸從未曝光的「真實面貌」。

梅鐸去世後，遺體解剖也證實了她生前罹患阿茲海默症，此消息一出，倫敦大學學院（University College London）暨英國醫學研究委員會認知與腦科學中心（Medical Research Council's Cognition and Brain Sciences Unit）的神經科學家彼得．加勒德博士（Dr. Peter Garrard）對她產生興趣，認為她是很理想的研究對象：她死後留下大量的資料跟她的精神生活有關，這些資料能否提供她認知退化的線索，證明她生前已經失智，即使沒接受過失智症評估測驗，獲得臨床上的證實。這類評估測驗包括簡短智能測驗（ＭＭＳＥ），這是一份問卷，讓研究人員和醫療專家可以藉此問卷篩選出失智症患者。由於梅鐸不打字，只用手寫，加上手稿很少修改，也很少准許出版商更動她的文字，因此，加勒德博士認為，她的手稿「提供了獨一無二的好機會，讓科學家可以探討阿茲海默症早期階段對自發性書寫的影響」。加勒德博士假設，從她書寫的內容可以看出她的認知已經默默地產生了退化，要是能證明這項假設為真，那麼其他小說家的作品、書信集、日記或近年來的部落格文章，都能用來診斷失智症，而且能成為極有價值的資料，以加勒德博士的話來說，這些資料讓科學家可以了解「這種賦予物體和文字意義，極為龐大且結構化的訊息網絡」是如何崩解的。

加勒德博士和他的團隊分析了三本橫跨梅鐸不同生涯階段的小說：第一本出版的小說《網之下》(1954)、巔峰時期的小說《大海，大海》(1978)，以及她的最後一本小說《傑克森的兩難》(1995)，這本小說寫完後，她就出現認知退化的症狀。加勒德博士和研究團隊比較了這三本小說的文法、敘述結構、詞彙範圍、字彙的詞性和時態（比如名詞、動詞、連接詞、代名詞等），以及尚未用過的詞彙出現的頻率。

加勒德博士的研究發現，在《大海，大海》出版後將近二十年的時間裡，梅鐸的語言創造力出現顯著的衰退。他還發現，在《傑克森的兩難》中，梅鐸所使用的詞性和時態數量遽降，使用新詞彙的頻率和詞彙的廣度也大幅減少。不過，最引人注目的是，在她的寫作生涯晚期，作品的敘述結構和文法和初期時幾乎沒兩樣，而這也證實了早期對阿茲海默症患者的語言能力進行研究的結果：「雖然患者的言語內容變得無意義，但他們所製造出來的句子，依然文法正確，結構嚴謹。」

根據這些研究發現，我們或許可以說梅鐸失智後對貝禮說的句子「索斯坦普京聽普京？普京索斯坦？」仍具有文法結構，足以讓人在句子中加入標點符號、找出句中的符碼，並以發音類似的字去取代原本無法解讀的字句。

因此，若仍苛求失智症的句子必須具有邏輯意義，就是否認失智症的一項殘酷事實：這個疾病會日益摧毀一個人的自我，而這個自我，正是過去那個人之所以能夠去愛，能夠表達愛的主要源頭。失智症會慢慢侵蝕腦袋，侵入顳葉和額葉。在健康的腦子裡，這兩個區域正是以理性去詮釋並複製語言的部位。此外，失智症還會蠶食韋尼克區（Wernicke's area，又稱語言感覺區），這一區負責將語言的聲音及文字的書寫型態賦予意義。另外，波羅克區（Broca's area）也會受到影響，在這一區，文字以系統化的方式布署成某一種語言的文法，文字語言才能產生意義。失智症這疾病愈強，人就愈弱，它日益壯大，人就日益萎縮。因此，如果梅鐸問「我們何時要走？」回答方式應該是「我們已經離開了，遲早會抵達。」

在診斷出罹患初期失智症的十個月後，我辭掉了猶他州立大學性別研究中心副主任的職位，正式退休，時值二〇一一年八月。之前，我從沒想過退休一事，起碼在未來兩年內不可能，然而，記憶的問題迫使我主動離開，免得將來哪一天，同事緊張地把我拉到一邊，討論我的嚴重失態或者怪異行徑——而我竟完全沒意識到我的行為舉止，已讓自己或中心難堪。

我每天都怕自己犯下嚴重錯誤，尤其我最後兩年在性別研究中心的主要職務，就是針對你可以想見的任何行政事務擬定正式文件。雖然該中心已有自己的行政程序和課程政策，但跟我們中心有關的認證機構近年來也開始要求，所有的政策和程序都要根據特定的標準規則加以書面化。由於我是中心裡能參透政策奧秘的人，所以得設法讓中心遵守這些新要求。通常，由我草擬各種政策，包括相關法律定義、命令和排除事項，然後交由特別委員會來審核許可。我的職涯最後兩年的這份工作內容，清清楚楚地證明了我的記憶退化得有多嚴重。

為了寫出這些書面文件，我必須多方參考各種既有的大學政策，這樣的工作內容向來是我的強項，從攻讀博士寫論文，到企業的備忘錄，以及我一輩子都在做的提案報告。我始終很享受那種將資訊彙整成一份邏輯分明，流暢有條理的資料的過程，任何主題都行。然而，這個新計畫卻讓我有一種不幸的感覺，彷彿茫然迷失在法律措辭的黑森林裡。

因記憶退化而困在茫然狀態中的我，很快地構思出新的工作方式：當手邊的工作讓我想到一個問題時，我就先把問題手寫在工作表單上，而不是立刻去看參考資料的螢幕，這樣一來，我就不會在稍後看參考資料時，忘了剛剛想到的問題。反之亦然：當找到答案，我就立刻寫下來，然後才回到正在擬的草稿上。這方法雖麻煩，但在我寫這本書時也派上用場。不過，這樣一來，速度會拖得很慢，很慢，所以生平第一次，為了讓工作達成預定進度，我把自己該負的責任委託給其他工作負擔已經很重的同事。最後，好不容易準時寫出像樣的政策報告，而且同事沒做太大修改就直接認可通過，我整個人虛脫，自尊心也被摧殘得四分五裂。

神經學的評量證實了我的確面臨認知能力與記憶的喪失。雖然從測驗分數來看，我在詞彙和口語理解能力方面，相對上依然運作良好，但工作記憶就有很大改善空間。不過，寫作這種可以不斷回到起始點的活動，讓我可以在下筆前投注許多時間來準備，因此即使記憶短期喪失，或者出現心智混亂狀況，也不會讓同事起疑，懷疑我是否有能力承擔撰寫政策草稿的責任。腦部研究證實失智症確實會發生這種現象：「失智症會讓腦部的語意系統變得混亂中斷，但出現的症狀非常細微，細微到幾乎沒有人會因此懷疑對方的智力下降。」艾瑞絲・梅鐸在巔峰時期寫出《大海，大海》，二十年後創作能力走到低谷，寫出《傑克森的兩難》，在這二十年間，她的心智已經逐漸退化，據說有時「她會面臨腸枯思竭的狀況，那種狀況之前很少見，但現在變得很嚴重。」我只能說，這種毫無靈感的情況，就跟我經歷到的一樣，其實是失智症的初期症狀。

我童年時的玩伴賈蔻芭一家人和我家非常熟稔，所以我們念中學時雖然分屬不同學校，仍會利用學校放假時聚個一、兩次。儘管學校不同，所在的世界也不相同了，但我倆依然有話可說。我們也會爭論這些事：誰的拉丁語老師比較好，是她的霍茲豪森老師或者我的杜森老師？誰在學校讀了最多本書？誰的學校餐廳比較好吃？雖然，我站在自己的立場，竭盡所能地替自己的學校激烈辯護，但其實內心早就認定在各方面她都贏了。而我的父母，在和她的父母就類似主題交換過意見後——可以想見，他們交換意見的方式比較有禮貌，畢竟成人朋友之間都是用委婉的方式溝通——也有相同的結論，所以，後來我就轉學去她的學校，南非荷蘭語女子中學，或者大家暱稱的荷語女中（Affies）。跟我原本念的魯斯登堡中學不同的是，這是一所專收女生的學校，而且想當然耳只有白人才能就讀。

在這所學校，我和賈蔻芭及另一個女孩珊妮住同寢室。一切果然如賈蔻芭所描述的：食物比我原來的學校可口，而且黑人服務生還穿著白色的狩獵裝，戴上長及肘部的白手套——在當時的殖民地時期，咸認這樣的穿著是必要的。而且，很丟臉的是，我發現這學校教拉丁文的霍茲豪森老師真的比我原本學校的杜森老師好上非常多，所以，第一次的拉丁文考試，我考得爛透了，根本比不上賈蔻芭，直到那個期末，才勉強追上始終是班上前幾名的她。

這間學校比之前那間競爭更激烈，不過那時我已經把父母對我的驕傲和期望加以內化，認為我確實有顆好腦袋，此外，我是真的喜歡探索新事物，甚至喜歡當時南非教育制度所強調的學習方式：默背。我自己發明了一種學習法，就是撕下筆記本上的條紋紙，摺成四長條狀，像扇子一樣。這樣一來，前後加起來就有八個欄位可以用來寫東西。兩條成一組，共有左右兩組，我可以把問題、詞彙或者公式的一部分寫在左邊那一組欄位，答案或詞彙的定義寫在右邊那組欄位。如果再把紙張上下對摺，讓左側或右側的欄位朝上，這樣一來，我就能利用空檔給自己小考。正式考試前一晚，如果覺得很緊張，我就會在就寢的鈴聲響起，燈都熄滅後，躲在被子底下，用手電筒複習代數方程式、骨頭的解剖名稱，或者拉丁文六種不規則動詞的各種時態，或者吟誦

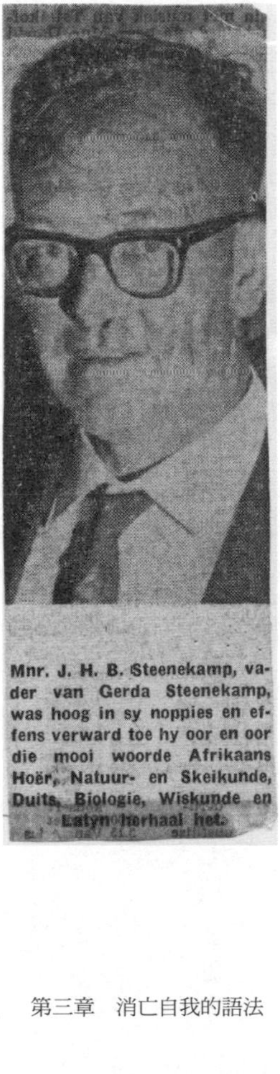
Mnr. J. H. B. Steenekamp, vader van Gerda Steenekamp, was hoog in sy noppies en effens verward toe hy oor en oor die mooi woorde Afrikaans Hoër, Natuur- en Skeikunde, Duits, Biologie, Wiskunde en Latyn herhaal het.

《川斯沃人報》刊登了我爸的照片，並這麼寫道：「荷妲·史汀坎佩同學的父親J·H·史汀坎佩先生開心不已，喃喃重複著女兒考了頂級分的七個學科，興奮到頭髮散亂，表情陶陶然。這七科是南非荷蘭語、英語、自然科學、德文、生物、數學和拉丁文。」

能讓我安定下來的祈禱文。

大學入學考試結果出爐後——這是政府舉辦的考試，用來評估學生是否符合大學的入學資格——我的科學老師坦承，其實她很擔心我能否達到她加諸在我身上的七重夢想，也就是七科全拿高分。最後，我設法拿了最高獎項回家鄉榮耀父母：在全國考試中，我是我們省分唯二名七科成績都頂級的學生。通常只要六科及格，就能高中畢業。我的名字和照片被刊登在報紙上，《川斯沃人報》（*Die Transvaler*）甚至刊登了我爸的照片，照片說明還寫著：「七科頂級分考生的父親就長這模樣！」

在社交方面，也一切光明。有了賈蔻芭、室友珊妮，以及其他新朋友的陪伴，我幾乎不想家了，不過，我這種優異頂尖的學業表現也造成一些困擾，尤其數學課給我好大壓力。威斯老師是個好老師，但有濃厚的德文口音，而且亟欲把日耳曼人那套嚴謹人格型塑法強加在我們不羈的南非靈魂上。除了用尺體罰，她還有一套羞辱法，就算想稱讚我們，也會把那隱而不彰的稱讚包裝成羞辱。她會從最低分開始唸分數，然後會停頓一下，製造緊張效果，接著說出她慣有的臺詞：「En die ghres is deughr」，也就是，「剩下的，都算及格。」

有一次，上威斯老師的課——我還記得是上二次方程式開方——我忽然覺得好疲憊。為了恢復精神，我讓自己放鬆一下，眼神變得渙散，瞬間，教室裡的一切都變迷你了。站在黑板前的威斯老師，變得像我弟弟克拉塞一樣高，她指著方程式的手小到我得靠望遠鏡才能看得清。教室裡的聲音也變得微弱，就像大家睡著後，爸爸播放收音機的音量。我感覺自己飄得遠遠，讓人觸摸不著，可是，我很怕威斯老師的尺一杖打下，所以強迫自己回到現實。

那晚回寢室後，我試著複製數學課的奇異經驗。一試就成。起了念頭後，我就**把眼皮放鬆，讓眼神渙散**，Ecce![13]賈蔻芭的床縮小了，變得像淋浴間地板上防滑的小木板，上面躺著賈蔻芭，她的體積就像我爸開始教書後的聖誕節送我的洋娃娃——其實我心裡想要的是顯微鏡。宿舍裡好安靜，只聽到樓下女舍監對廚工咆哮的聲音。我這個私人玩偶劇場裡的各種聲音，就像去看電影時，中途溜出去上廁所回來後，在門外等著接待員帶你重新入場時，聽到裡面傳出來的舊式電影放映機的聲音。若想要回到真實，我只要甩甩頭，讓眼睛自然地望出去，什麼都不多想，就成了。我知道任何時間只要我想要，就能讓世界變得不一樣，這感覺彷彿聖經裡所說的，穿起神所賜的全副軍裝，雖然那時我傾向接受父親的無

13 拉丁文，意思是「看！」，引人注意的說法。

神論觀點。

親愛的，我要離開一陣子，希望我不在時，你會很好

雖然後來我不再讓自己進入那種眼神放鬆的狀態，但有時「離開」的情況會毫無預警地冒出來，比如和丈夫彼得一起做晚餐，正在削酪梨的時候；跟朋友見面喝咖啡時；下樓洗衣服時（卻轉而整理起珠寶，遵從美容時尚雜誌《紅皮書》（*Redbook*）的建議，將珠寶依據功能、金屬種類以及顏色加以分類，放置在冰塊盒中）；在孫子敲門後走去大門幫他開門。（我這個孫子眼睛大大的，長得跟我小弟漢尼—波須夫很像，老是喜歡一股腦兒地使勁衝到我的大腿上，而我將他四歲的小身軀抱到胸口這舉動，瞬間成了召喚愛的唯一語意。）

我不想**離開**。

就像艾瑞絲．梅鐸和約翰．貝禮，我和彼得也是在大學校園相識，而且我們同樣會讓世人知道，在失智症所造成的「不容一絲喘息的親密關係中」，愛依然可以綻放。雖然我們兩對夫妻的相似性也僅止於此。

彼得和我是在普利托里亞大學那間可容納兩百個大一新生一起上課的物理講堂上相戀的，當時我十七歲，彼得十九歲。從那天起，我對他的愛讓我活在美妙的真實當下。在之後的年年月月裡，我倆從第一刻就感受到的一體感覺延伸成迄今為止四十九年的親密關係，而後四十五年更是處於悠遠的婚姻關係中。**離開**這種事，我從未想過，或者說，彼得和我一起離開了，因著「兩顆深情之心的神聖」而悠悠飄浮著。

救贖向來處處皆有，**時時**皆可得，現在也是如此，近如車窗外那個拾起一片大如早餐盤的楓葉的不知名女孩，或者如院子裡秋天落葉在地上鋪成的金黃色地毯。我們會把這些落葉耙聚成堆，堆成落葉巢，然後孫子們——肯伊、艾莉雅、丹堤——會一頭栽進去，就像我們的孩子瑪莉莎和紐頓小時候那樣，也像我和彼得小時候那樣，還有先祖們也是這樣，世世代代都這麼玩，直到太陽西落，火紅太陽成了一個小黑點，直到樹木重新思考樹葉的意義，最後認為翠綠是為了讓所有的養分能輸送到樹幹和樹根，這樣一來樹木才能捱過冬季。樹葉行光合作用的特權因為凋零飄落而撤銷（但同時類胡蘿蔔素的金、橘和黃色調才得以顯露出來——夏天時，驚爆開來的葉綠素讓這些色調隱藏起來），樹木發送化學的離別信給每片葉子，信上寫著「離開」，而每片葉子的回覆都附著凹凸不平的細胞鈍剪，將葉子從枝莖上剪開，剪到葉和莖之間只剩幾縷木質部若有似無地相連，然後一陣微風吹來，金色的葉子成了滑翔翼，隨風翻滾一小圈，接著，猶如還沒完全從失戀傷痛中復原的戀人，被風一吹，就墜了地。

「小荷妲，妳要去哪裡？。」爸爸問我。

「我要去玩沙子。」

第四章

這是你不管用的大腦

家族中流傳一則軼事：冬季的某一天，開普敦下著傾盆大雨，爸媽要我去隔壁的咖啡館買一條麵包。「請給我一條全麥麵包。」據說我這樣告訴老闆。爸爸站在店家門口，眉開眼笑，很驕傲我這麼小就會買麵包，當時，他手上的襁褓裡包的還是我的大妹拉娜呢。而媽媽則在一旁以脣形打暗號，要我說出我們在家裡練習過的話。她把雨傘指向櫃臺，意思是我該伸長手臂，把錢遞出去。咖啡館的阿姨和我爸媽交換了個同謀者般的微笑，然後把我買的麵包和找的錢遞給我。年紀小到還走不穩的我搖搖晃晃地朝父母走去，交出硬幣，但那條沒有切過，依舊溫熱，裸賣沒包裝的麵包仍被我緊緊偎在肚子上。爸爸以國家地理頻道節目旁白那種教育性的口吻告訴溼答答的咖啡館客人，我還要等九個星期才滿兩歲。

從這則軼事的本質來看，我爸媽當然很可能記錯了細節，比如把夏天的雷陣雨記成冬天的傾盆大雨，若是這樣，那麼這件事應該是發生在我滿兩歲生日的九週**之後**，或者，說不定那天根本沒下雨，只是我在海邊玩了一整天後，頭髮濕淋淋，身上還有海草氣味，也或許，這趟短途出遊只有我爸帶我去，我媽和剛出生的妹妹都在家。不管真實情況如何，這則家族軼事的敘述動機，顯然是因為我爸媽想要讓後代子孫都知道，家裡這個長女天資聰穎。

對我來說，這則軼事和其他類似的故事被反覆述說的版本，比我實際經歷到的記憶更熟悉，而且這些版本在我個性形成的那幾年，構成了我的「自我」核心。漸長後，我寬容地接受聰慧是我的自我認同核心，或者對某人來說是美貌、運動本領或音樂能力。要是因意外或傷害，或者如聖經裡所言的蟲蛀鏽蝕，摧毀了上天給予的天賦，那麼你會是誰，或者會是什麼呢？你還有什麼東西可以用來告訴別人，「我是誰？」

然而，如佛洛伊德所言，童年早期的印象，尤其是語言發展之前，是不可能抹滅的。我們的「成熟」意識或許會透過理性來消除它們，但我們的潛意識仍會緊緊依附著童年早期的印象，就像佛洛伊德學說中的原型母親，潛意識必然會有陽具嫉羨情結。因此，當我聽到我的腦部因微小血管的疾病而阻塞，記憶力因此受損，我的第一個念頭就是拿出我熟悉的備用武器，也就是我那照理說很優秀的大腦——或者現在僅存的大腦功能——來搞懂我的頭殼裡到底發生什麼事。我開始全神貫注，盡可能去了解人類的腦部。

給我自己的附言：要記住，但丁所寫的《神曲》中，詩人維吉爾帶領但丁遊遍了九層地獄，但他自己並沒因此擁有天堂。

給讀者的附言：如果你一心想跟隨我，那麼就先看看我們的理想最後的下場：留在這帝國的所有神祇都離開了，最後沒有聖殿也沒有祭壇。你援助的城市陷入火海，讓我們衝到戰場當中，死去！

引自維吉爾的追記：被擊敗的人唯一有的希望，就是不要有希望。

我開始複習進修高中的生物課程。其實，事後來看，說「複習進修」顯得我太過自大，太輕描淡寫，因為其實我的記憶力已經退化到得認真學習才能記住大腦的各種事物，從松果體到四疊體，即便我可以清楚記得六十五年前去買麵包的事情。此外，還有對我來說全新的神經科學領域。一九六〇年代我在念中學時，這個大腦研究的分支學科才剛興起。科學經常是因為某些細微的事物而屹立不搖或衰微不興，因此還請讀者忍耐一下，讓我花點篇幅說明這些腦部的科學知識，因為透過這些，我才能了解我那漫亂的心智狀態。

脊髓和大腦構成人類主要的神經系統，脊髓跟大腦合作，把訊息以電訊號的方式傳遞到全身各處。脊髓會告訴身體，大腦想要什麼，也會告訴大腦，身體有何感覺。以演化論的詞彙來說，我們可以把脊髓想成一種原始腦，原始腦最先出現在蠕蟲身上。接著演化出更複雜的有機組織，脊髓變得愈來愈長，愈來愈厚，最後得有外殼來保護才行，所以演化出脊柱，也就是脊椎骨所構成的通道。所有的脊椎動物都有脊髓，從無下顎的魚類到鳥類和哺乳類。複雜性愈高的動物，就需要更多的神經系統部件，才能把訊息傳遞到更大更特殊化的身體各處，由此所演化出的腦部就配置在脊髓的最上方，慢慢形成愈來愈複雜的頭腦。等到人猿演化成智人，腦部已經增加到重量是脊髓的四十倍左右。換句話說，脊髓的重量約只有二十九克，而腦部的重量有一千三百克左右。

當代的人類腦部包含三個主要構造，以演化的先後順序來說，分別是腦幹、小腦和大腦。為了幫助大家想像這個複雜的器官是如何附加在脊髓之上，我們用模型黏土來模仿腦部的演化過程：首先，把一團紅色黏土放在掌心，揉成一條繩狀物，當作脊柱，然後，做出一個綠色的球狀物，黏在脊柱上方當作腦幹，接著把橘色的黏土捏成桃子形狀，這就是小腦，小腦以某種角度突出於腦幹上，最後，把一大團黃色黏土捏成蕈菇傘狀，而且體積要大到足以像個安全帽蓋在腦幹和小腦上，這團黃色的蕈菇傘狀物就是大腦。此外，大腦還有最晚演化的部分——一層薄薄的細胞，稱為新皮質。捏一塊體積約梅子的紫色黏土，將它擀成非常薄的圓餅狀，就像西點的派皮，最後讓它的面積是已被黃色蕈菇傘狀蓋住的小腦上層的兩倍大。現在，把紫色黏土放在大腦上，並且捏皺，以便能像戴浴帽一樣緊緊地扣住大腦。

瞧！這就是腦部。可以視為腦部的模型。

現在，我們來展現從地球到月球的一大步，直接從幼稚園跳到基礎解剖學。

人腦最老的腦幹結構，首先出現在公元四億五千萬年前的脊椎動物祖先中，位於小腦和喉頭之間，就在我們吞嚥處的正後方——可以想成是脊髓進入大腦之前所延伸的神經系統。從演化源頭的角度來看，腦幹也可稱為爬蟲類腦。美國天文學家兼科幻作家卡爾．薩根（Carl Sagan）說：「在我們每一個人的頭顱深處，有一個像鱷魚腦的東西。」他這麼說可不是開玩笑。而且，可別小看我們的「鱷魚腦」，因為這是脊髓（蠕蟲腦）和小腦（哺乳類腦）和大腦（智人腦）之間的連結。爬蟲類腦控制心臟、肺臟和其他重大器官，讓我們面對立即的危險時可以直覺地迅速反應，並且掌控我們的呼吸、睡眠和循環系統。第二老的腦部構造，小腦或哺乳類腦，包覆著腦幹。（還記得黃色蕈菇傘狀物嗎？）大約在恐龍出現的公元兩億年前，哺乳類最先演化出小腦，小腦協調動作、平衡和知覺運動／感覺運動等的學習。舉個例子，小腦會把內耳所接收到的知覺跟肌肉加以連結，以正確控制人的位置或動作。憂鬱症伴隨的動作遲緩可以證明小腦的缺陷會導致功能不健全，而且這種不健全可以從動作中觀察到。

人腦最晚演化的部位是大腦或大腦皮質，這部位最先出現在公元前兩百五十萬年前，也就是人屬（Genus Homo）演化出來的時間。大腦皮質（皮質〔cortex〕源自拉丁文，意思是「帽」，就是我們腦部模型中的紫色浴帽！）與更高階的腦部功能有關，比如複雜的思考、感知和行動。新皮質是大腦的最外層，當醫生剖開病人的頭顱來進行手術或解剖，第一眼見到的就是新皮質。新皮質只出現在哺乳動物中，包含六層的神經元結構（也就是腦細胞），這個構造占據了大腦相當大的位置。新皮質的厚度不一，從兩公釐到四公釐不等，不過，它並非只有單一層，而是一層疊一層，呈皺褶狀，所以它的表面積遠比頭顱的表面積還大，也因此腦部才能裝載數百萬的神經元，而體積又能跟身體大小相稱。起碼，我們目前還沒演化成科幻小說中的生物——有圓形的巨大頭顱和萎縮的身體四肢。相反地，拜皮質層的皺褶之賜，我們得以從頸子無力，頭晃個不停的嬰兒，成長到脖子有足夠力量支撐控制頭顱的成人，甚至，我們的智人腦部還能以前所未有的水準來執行智識功能。

愈是近期演化出來的哺乳類動物，腦部看起來就愈皺，所以，在演化史上我們人類這批晚到者的新皮質就非常多，而且新皮質上有許多的裂縫和溝槽，大腦的球體表面上還長著許多的圓形突出物，類似花椰菜上的小花。

皮質上有神經元和稱為神經膠質的支撐細胞。神經元是一種容易興奮的細胞，會透過電子和化學訊號來處理並傳遞訊息。典型的神經元包含細胞體、樹突和軸突。樹突是一種突出於細胞體的薄狀結構，通常可延伸數百微米（一微米等於一百萬分之一公尺），而且分枝之後再分枝，最後構成一個複雜的樹突樹狀圖。而軸突是從細胞體延伸而出的線狀物，負責將衝動（impulse）導出細胞，以人類來說，軸突可以延伸到一公尺長。

在活腦中，皮質神經元看起來是灰色，因此，皮質表面或內部所聚集的灰色神經元就稱為灰質。而皮質底部的腦部組織看起來是白色，因為它主要包含了受髓鞘保護的軸突，因此這種神經元就被稱為白質。灰質所包含的軸突沒有髓鞘保護，出現在白質的內部深處。我的失智症最根部的損害就是在額葉的白質。

靈長類，尤其人類可以把更多腦部物質放入顱內，這種能力讓人類得以演化出新皮質的全新功能區域，比如更高階的認知技能，如工作記憶、口語和語言。工作記憶這套系統就是指在執行推理和理解之類的任務時，心理要同時記住資訊。要執行這些功能，工作記憶必須積極操縱資訊，不能只是儲存資訊。

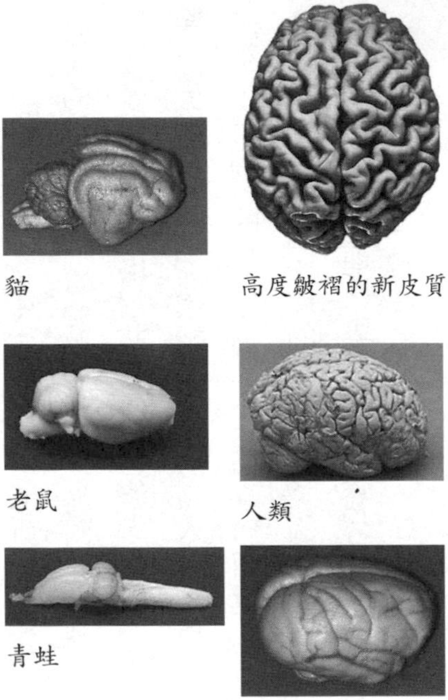

各種生物的腦部表面。請注意，青蛙的腦部完全沒有大腦皮質。

我為何提起這些？因為我的失智症就是在工作記憶上搗亂。我的工作記憶上的缺陷造成我的生活諸多禍害，讓我無法好好過日子，有時就連打個電話這麼簡單的事都辦不到。

（本人打電話的典型過程：一、找電話號碼（我已經記不住任何電話號碼，只偶爾記住自己的）；電話號碼是寫在紙本電話簿上，還是記在電子郵件的聯絡人名單裡？二、如果是在電子郵件裡，就打開電子郵件，去找聯絡人名單。三、忘了怎麼開電子郵件，然後轉個頭就開始處理起還沒回覆的電話留言。四、終於又想起原本是要打電話（有時會想起，有時則忘得徹底）。五、找出電話號碼，拿起電話，聽到有人留言的嗶聲。六、聽取留言，針對比較要緊的來電，立刻回電。七、開始擦拭放電話

典型的神經元

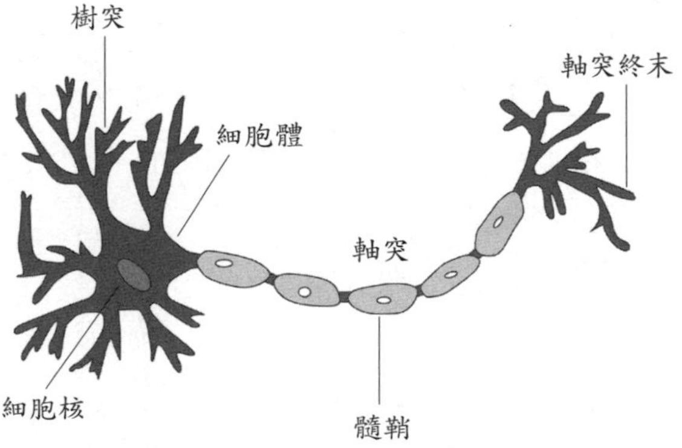

機的檯子。八、該死！我最開始是想打電話給誰呀？）

灰質與白質受到破壞可能導致嚴重的生理損害。各種腦傷的根本原因之一是腦子全部或部分接收到的氧氣濃度降低。缺氧的時間拉長——可能因為撞擊創傷、中毒、中風、氧氣不足、一氧化碳中毒——即便病人活過來了，也可能因此留下後遺症，變得極為衰弱。缺氧會讓神經元無法執行細胞分裂，這樣一來就無法製造出新的神經元來取代受損的神經元。血管性失智就是微小血管阻塞導致缺氧所造成的。

一九九〇年之前，神經科學領域的至理名言之一就是：「汝一誕生，神經元即停止生長。」然而，科學家發現神經新生（neurogenesis）的現象後，這個名言就被打破了。所謂神經新生是指成人的腦部有能力製造出全新的腦細胞。根據目前科學界對腦部的了解，每個人一生當中會長出數百萬個新的神經元，「即使老了或罹癌垂死之際」，也仍有新生的神經元。但我們也要知道，每天新長出來的神經其實存活不了多久，所以神經新生是有其侷限。新長出來的神經元要能融入正常運作的腦部，除了必須旁邊的神經膠質細胞給予支持，以及來自血液的養分，還得跟其他神經元相互連結才行——這個條件，更加重要。沒跟其他神經元相互連結，新生的神經元就會凋零死亡。

青春期時，腦部會長出數百萬的新神經元，神經元之間也會產生新連結。這些新生的神經元，主要來自於性荷爾蒙的驅動，每一個新生的神經元都是為了幫助少男少女進入成人世界。數量最多的新生神經元是出現在額葉，額葉的主要功能是監督後腦。換言之，青春期間，在額葉激增的神經元的主要目的是為了發展所謂的執行功能，或者說是發展出「社交判斷、衡量各種選擇性、規劃未來，以及控制行為」的能力。

從生物學的角度來看，神經元的生長涉及分子重新安排，如此一來神經元之間才能形成長達數公里的神經連結。脫離青春期之後，腦部的神經元連結就永遠達不到青春期時的連結速度和規模。從孩童到成人階段的過渡期，非常仰賴我們在青春期之前的孩童階段所儲存且跟控制有關的技能。要是孩童錯失了發展的重要高峰期——這是發展語言技能、建立社會聯繫或者學習基本社交技能的階段——額葉所新生的神經元也無法矯正這些缺陷。長大成人後，我們只能充分利用我們在孩童和青春期時所建立的神經連結來執行功能。到了二十五歲，一切就差不多定型。

新的研究證實了許多父母憑直覺就知道的事：青少年的腦袋運作方式跟成熟大人截然不同，他們的前額葉皮質（Prefrontal cortex）——正是執行功能的所在區域，包括衝動控制也由此處管控——還未成熟，仍處於不斷劇烈變動的狀態。（所以，從神經學的角度來說，以既有的法律體系來審判青少年實在沒什麼道理。）

而對成年人來說，腦部發展所衍伸的這個意涵令人既驚又懼：成年後，受損的神經系統無法恢復到原本的樣子，也就是說，無法正常地達成多數的實際功能，因為我們的腦部已經無法像以前快速且廣泛地重新建構腦部的物質。不過，也不至於喪失所有的再生能力：研究發現，在成人身上，神經新生最活躍的部位是海馬迴，它位於內側顳葉，負責把之前所經驗到的事件地點及刺激，跟新的事件地點及刺激作區別，而且適當地將新的經驗儲存起來並編製索引。在成人身上，海馬迴是神經新生最活躍的腦部區域，因此有些科學家認為，海馬迴每天所製造的數千個新細胞可以用來修復我和其他患者在腦部執行功能方面快速退化的能力，不過，尚無研究顯示此種觀點是否可行，以及是如何可行。被譽為認知神經科學之父的麥可・葛詹尼加（Michael Gazzaniga）最近接受電臺訪問時就提到，或許大腦可塑性這樣的概念被「過度販賣了」。

失智症觀察日誌

二〇一三年六月三十日

鄰居鮑勃自從二〇一一年夏天中風後，又有幾次小中風——其中幾次中風的程度小到他妻子黛安都沒發覺，但核磁共振卻顯示得清清楚楚——從此，他的失智症就一步一步惡化。上個星期他上演了一齣「發瘋」戲碼。那天我站在門外的郵箱旁，他激動地對我揮手，然後告訴我，他對「她」非常生氣，同時指著正躲在大門後方往外偷窺的黛安。這時，黛安說話了。她說，鮑勃已經對她吼了一個多小時，他很生氣，因為他以為今天沒送報。其實，是她看完報紙，把報紙放進紙類回收箱裡了。可是就算她去把報紙

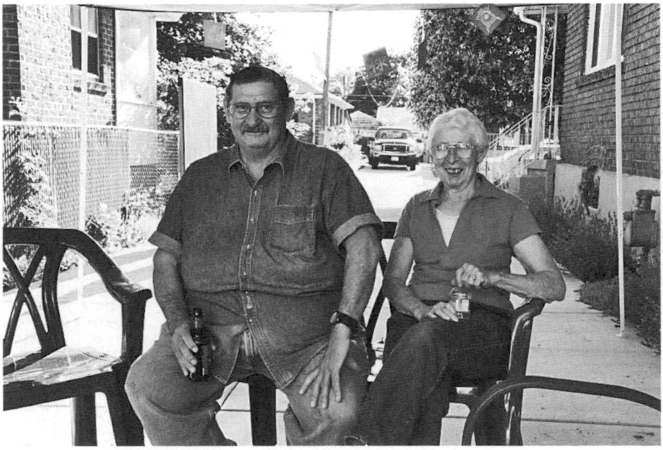

住在對街的鄰居鮑勃·龐德和妻子黛安。這張照片是我丈夫彼得在二〇〇九年七月二十七日所拍攝，那天我們邀請了朋友和鄰居來我家辦夏日派對。兩年後，鮑勃中風，引發失智症。

拿回來，他還是不滿意，硬要她打電話跟報社申訴。我建議黛安進屋，假裝要打電話給報社，但實際上是打給他的醫生。

黛安進屋後，鮑勃冷靜了一些，還願意讓我抱抱他。我可以感覺到，他被我抱在懷裡時，整個人放鬆下來。我要他坐下，叫他給我看看幾天前他被鄰居瑪莉的狗咬到的傷口。他把褲腳往上拉，指著繃帶給我看，接著，又想起剛剛生氣的事，把報紙的事再說一遍。其中我能理解的唯一句子是那句讓人印象深刻的話：「真希望那女人死掉。」他繼續拉高音調詛咒她，我只好轉移他的注意力，把他帶進我家，要他給彼得看看他被狗咬到的傷口。黛安出現時帶著他的「情緒藥」，醫生吩咐給他吃兩倍的量。鮑勃不吃，後來在大家合力哄誘下，他終於心不甘情不願地吞下去，然後一覺睡到隔天早上。

儘管我的父親帶著雄心壯志來務農，和我母親可說胼手胝足，認真打拚，但在一九六〇年代末期，終究還是「離農」了——套句南非人的話。我一九六一年念中學時，父親波須夫也到外地當上班族，留下母親蘇珊娜平日週間一個人忙農事。不過，從七〇年代起，情

況開始好轉。等到我父母準備賣掉農場時，家裡只剩媽媽和最小的兩個孩子持續住在農場。史汀坎佩家族的所有人，都把回農場視為伊甸園般的天堂時光，不過真正讓大家最懷念的是那裡的自然美景及全家團聚的感覺。即使後來大家各奔東西，但遠在更早之前，在我和爸爸於一九六一年離開農場，進入同一所中學之前——我去念書，他去那裡當數學老師——我們一家子就培養了深厚的感情。我和父親雖然進了同一所中學，但父女並沒因此成天黏在一起：因為那時我住宿舍，而他每天花兩個半小時通勤於城鎮和農場之間，所以父女幾乎沒有交集。後來父親換工作，去當工程師，我也轉校了，加上幾個弟妹開始念中學，全家就更難湊在一塊。離開農場五年，熬過脫離土地的焦慮後，大家都很開心能把具體的農場拋到一邊。然而，象徵意義的農場可不同，這樣的農場擺脫了物質性的指涉後，反而變成了「家」，長存於我們的回憶中。

賣掉農場後，我父親迅速換了幾個工作，生涯也一路往上爬。老師不算是他第一份真正的工作，工程師才是，當工程師後那十年，我母親和弟妹跟著他從一個小鎮搬到另一個小鎮。終於，在一九七三年，他找到一個能跟他的工程師學位相稱，而且讓他有動力一直做下去的工作：南非標準檢驗局的冷凍工程師。因此全家——這時家裡人口只剩下父母和兩個最小的弟妹——就搬到普利托里亞市，我父親上班地點附近，住在一間很不錯的房子裡。

剩下的其他孩子，已經往世界各地去尋找自己的史汀坎佩宅——我們的姓氏史汀坎佩（Steenkamp）意思是石砌堡壘。七〇年代末，拉娜和我各自結婚，也都懷了第一個寶寶。在安哥拉邊界服役的克拉塞也退伍了。（在軍中那兩年，這小子竟然有辦法把他的辮子藏在無邊帽或鋼盔裡，以躲過軍中的髮型規定。）卡瑞歐的頭髮則遵守規定，不過他沒去當兵，而是服替代役，去普利托里亞市中央監獄當獄卒——中央監獄是南非政治犯的「死亡工廠」。那時，家裡最小的兩個孩子都在念中學，漢尼—波須夫十五歲，特兒夏十三歲。

我父母的家庭生活變得安定許多，然而時間還是帶來了新的挑戰。一九六九年我大學畢業時，我母親開始飽受病痛之苦——疼痛、發癢、憂鬱——但醫生以「身心失調」打發過去。那個年代比現在更會以這種委婉說法，來暗指這全是病人自己腦袋的問題。痛苦了四年後，終於有醫生診斷出她得的是霍奇金氏淋巴瘤，我們反而鬆了一口氣，而她也開始癌症治療。

一九七七年二月二十三日，拉娜的二十六歲生日那一天，我媽一早被兩名警員的敲門聲吵醒。他們說，我父親出差返家途中，在飛機上心臟病發過世。警員要來帶她去停屍間認屍。克拉塞現身時，兩位信使仍在，他們把我弟拉到一旁，小聲地說，最好他能陪我母親一起去。他們說，人在飛機上死亡時，身體裡的空氣受到擠壓，但下了飛機後，擠壓的空氣會膨脹，讓人脹得跟 vetkoek 一樣——這是一種南非甜點，麵糰做成的球狀蛋糕放入熱油鍋裡炸，炸之後會膨脹。在軍隊服役時見過各種恐怖景象的克拉塞說，他去就好，不要讓我媽受折磨，但她拒絕了。「爸爸的屍體也是爸爸的一部分，」我媽說：「我跟那副身軀生活了將近三十年。」大兒子看得出這事無法商量，便開車載她去停屍間。事後，她不曾後悔做了這個決定。

在她守寡的前幾個禮拜，很多人前去關心她，但我除外。那時我住在離娘家一個小時的車程外，和其他家人站在父親的墳前時，正懷著八個月身孕。我爸葬禮過後的三個星期，大女兒瑪莉莎誕生，她是我爸的第一個孫子。生產後還待在醫院時，我看著剛出生的女兒，忽然豁然開朗。我爸死了，他沒機會見到瑪莉莎，而她也永遠沒機會認識她的波須夫歐爸。然而，她那張小臉蛋看起來有一種古老味道：有我爸那像是困惑的深鎖眉頭，氣急敗壞的模樣，以及他思索這個神奇世界的仁慈表情。

彼得和我把瑪莉莎從醫院帶回家，幫她準備好一間嬰兒房，裡面有農場風景圖案的窗簾，還擺了一張農家庭院連同一頭紅牛的圖片（後來我才知道這種風格的圖片稱為美國純樸風），之後的日子，我一方面壓抑喪父之慟，一方面沉迷在我製造的奇蹟中。有好幾個星期，我沉浸在新手媽媽的自我世界裡，不理會外界的種種，而弟弟們正各自苦惱著怎麼在成人世界中找到自己的方向。這時，懷孕五個月的拉娜成了唯一前去拯救母親的人。那天特兒夏半夜打電話給她，說母親在浴室昏倒，頭撞到洗手槽的邊緣，血流個不停。當母親深陷憂鬱，經歷放射線治療和化療的副作用，完全無法盡到母親之責時，也是拉娜帶弟弟波須夫去買衣服。

總之，家裡每個人都設法熬過了後續幾年的苦日子。而同樣住在普利托里亞市，離娘家頗近的拉娜，成了母親的主要照顧者，事實上，不管離多遠，「心胸寬大如西瓜」的她，也持續擔負起照顧母親的角色。而我對於當媽媽這事稍微駕輕就熟後，也略盡棉薄之力，

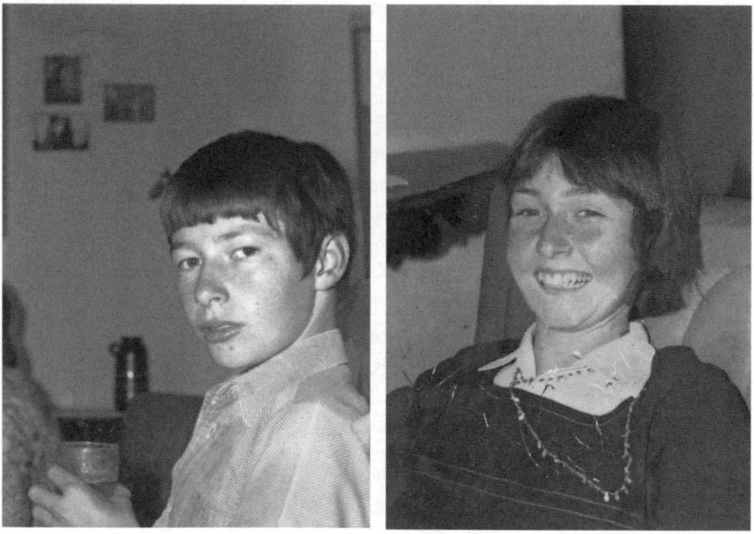

一九七六年聖誕節，漢尼—波須夫十四歲，特兒夏十二歲。兩個月之後，我父親過世。

趁著彼得上班，從早上八點到下午五點，將一堆嬰兒用品搬到母親家，育嬰兼陪母親，或者要她來我住的肯普頓公園鎮（Kempton Park），在我家住個一星期。她來我家住的期間，我們會趁著瑪莉莎午睡時一起做瑜珈。拉娜和我都懷第二胎時，母親的癌症病情終於改善許多。弟弟們也開始往前走，上學的上學，找工作的找工作，結婚的結婚，努力尋找自己的立足點。而我的生活重心則是幻想我的孩子很快就能發展出屬於他們的自我。我甚至把這種幻想變成一種職業，只不過是無薪的職業。

世上從來沒有任何東西像我兩個寶寶頭顱內的東西，那麼逗我開心——套句狄更斯的話，這東西「剛從上帝那兒出爐」。彼得工作上步步高升，所以我辭掉工作，當全職的家庭主婦，專心觀察孩子的發展。我讀遍手邊所有跟兒童認知、情感和道德發展有關的書，包括發展心理學家尚．皮亞傑那些以他自己的孩子為研究對象的認知發展研究；義大利教育家瑪麗亞．蒙特梭利的教育方法：讓孩子在準備妥善的環境中自主獨立地學習；美國心理學家勞倫斯．柯爾伯格利用皮亞傑的說故事技巧去研究兒童的道德發展；美國兒科醫生斯波克要父母放心，他保證父母的直覺經常勝過醫生，而且他認為孩子有正常固定作息很重要，只要作息沒變得僵化。還有，他對兒童自我發展的看法偷渡了佛洛伊德的觀點。

不過，我學到最多的，是從我自己的孩子和他們的玩伴身上。白天如果有時間，我會迅速記下孩子一整天的活動重點——白天若沒時間，就晚上寫——就像生物學家珍．古德記錄她的猩猩。這些紀錄橫跨七年，從一九七九年到一九八五年，寫在那本長寬各八點五公分和十公分的「主婦日誌」裡——這本冊子是我常去買繃帶、寶寶止痛藥和氣喘藥的「北公園藥局」在年初送的贈品。以下，就是我在WUI狀態（writing-under-the-influence，微醺之下所寫的）的兒童心智發展研究成果：

一九七九年一月二十八日：（瑪莉莎一歲九個月，說自己是喳喳。）瑪莉莎要商店裡的東西。

媽媽：「可是取付寶[14]關門了啊。」

瑪莉莎：「喳喳爹地新車坐坐。買鑰匙。打開取付寶。」

一九八一年八月十日：（紐頓一歲九個月。兩個孩子出生後，爸爸彼得負責跟他們說英語，我負責南非荷蘭語。自從他們開口說第一個字後，就按照這個規則來。）紐頓學過南非語的kas（衣櫥）、bed（床）和stoel（椅子），那天晚上，我和瑪莉莎在跟爹地炫耀弟弟學了新單字，彼得決定考一考他。

彼得：「這是什麼？」他輪流指著衣櫥、床和椅子。

紐頓（用英語）回答：「衣櫥」、「床」和「椅子」。

當年我的父母編了小荷妲在麵包店的故事說給我聽，我現在也自己編了一個「很棒，對吧？」的故事。我編的故事比較「好」，是因為我把它們白紙黑字寫下來嗎？

我是很高興我有筆記本可以記下孩子們的事，但在孩子成長那幾年，真正重要的，當然不是我寫下來的資料，而是透過書寫，喚起儲存在我長期記憶的愛：有個爹地能看見孩子想要打鬧的需求；能惡作劇；能編出舒摸喬和粉克威利的床邊故事；會設法弄到南非第一批開賣的家用電腦。這臺必須用錄音機當硬碟的蘋果一號電腦[15]後來被我那近三歲的女兒瑪莉莎拿來玩電腦遊戲「青蛙過河」。我也記得歐嬤、姑姑和堂兄弟姊妹誰的家第一次舉辦外宿，誰成了玩伴，誰成了每週末或者平時的外宿夥伴。家裡的廚房有個櫃子放了各種美勞用具，任何時候我們可以都在那裡玩美勞，做數學或自然科學。屋裡幾乎每個房間的架子上都擺滿了書；海盜珠寶箱裡的樂高寶藏多到滿出來；庭院的蜘蛛絲上有露水，土裡有

14 取付寶（Pick-and-Pay），南非第二大的連鎖超市。
15 早期的電腦沒有內建硬碟，必須外接錄音機，把程式從錄音帶載入電腦。

蚯蚓，葉子上脈紋清晰可見，夜晚有「新月／懷裡抱著滿月」[16]。

唐吉訶德女士說：當了父母，就有第二次機會重新當孩子。

失智症觀察日誌

二〇一三年十一月十五日

鄰居黛安的眼睛動手術，從醫院回家後每天要點兩次抗生素眼藥水，但她無法自己點，所以打電話給我，要我接下來一週每天早晚過去幫她。她坐在廚房的椅子上，仰起頭，她那罹患失智症的丈夫鮑勃看到後，很好奇發生了什麼事，所以站在黛安的椅子後方，距離近到身側都碰到了我。黛安的身體定住不動時，他伸長手臂拍拍她的頭和肩膀，還喃喃說些我聽不懂的話，但我看得出他的身體語言和臉部表情滿是關愛，雖然黛安以諷刺的口吻說，他以為她是他媽媽。

在法國亞爾薩斯地區出土的新石器時代昂西桑頭顱（Neolithic Ensisheim Skull）大約出現在一萬年前，這顆頭顱上有兩個洞，這是顱骨穿孔術（trepanation，或稱環鋸術）所留下的痕跡，兩個洞的穿孔時間相隔數年。從考古可以證明，顱骨穿孔術可說是最古老的手術。治療者或巫醫在患者的頭顱上鑽個洞或磨出一個洞，以治療偏頭痛或癲癇之類的疾病。一直到十四至十六世紀文藝復興時代，仍有這種顱骨穿孔術，只不過鑽洞器具有所不同。不同時代的鑽洞器反應出當時的技術材料，從石頭、鐵到鑽石不等。而這種手術在今日就是開顱術（craniotomy）。神經外科醫生有時會利用這種手術來掌握腦部的構造，以便放入監視器，或者在顱內出血時打開頭顱，減輕顱內的壓力。由於現代的骨頭切割工具非常精準，所以外科醫生在切割出一圈「活板門」時，可以把傷害降到最低，而且可以在手術後盡速把頭骨蓋回去。

期刊《考古學》（*Archelogy*）曾發表過一篇報告，報告指出，新石器時代那顆昂西桑頭

---

16 出自英國童謠〈斯彭斯歌謠〉（The Ballad of Sir Patrick Spens）。

顱雖然使用的工具很粗糙，但「長寬約六點六公分和六公分的前方傷口，可說完全癒合。第二個洞則是半癒合，或許是因為太大了（長寬約九點六和九點一公分）。這個歷時甚久，手術過後重新生長的骨頭癒合痕跡……證明了這個手術非常成功」。此外，很多地方都發現這種單一頭顱上有多個顱骨穿孔術所鑽的洞，從祕魯到歐洲到中國。一個頭顱多個洞，而且每個洞的骨頭再生的時間都不同，證實了新石器時代的病人即使在間隔數月到數十年不等的時間接受多次手術，也能存活下來。

新石器時代還沒發明冶金術，因此顱骨穿孔術的洞是利用燧石磨利後所做成的手術刀，將頭顱切割成圓形或正方形。當時的「外科醫生」切了骨頭後，會把骨頭磨得更深，直到穿透硬膜——也就是覆蓋腦部的一層堅硬纖維膜。當時的技術有可能讓頭骨切開後碎裂，無法在術後重新蓋回去。而且這些手術是在沒有麻醉，也沒有消毒的無菌環境下進行，使用的又是現在看來非常原始的工具，所以祖先能讓接受這種神經外科手術的病人存活率超過百分之五十，堪稱奇蹟。

那麼，昂西桑頭顱的病人是如何忍受兩次顱骨穿孔術的疼痛？其中一個解釋是，二十世紀的神經科學家發現，顱骨和腦部組織並沒有能感受到疼痛的神經纖維。可是，頭皮、頭部肌肉和頭部表層的血管還是有疼痛感受器啊。所以，當今在進行開顱術時，還是會在劃開頭皮之前，起碼幫病人局部麻醉──「感覺刺刺的……有點像被蜜蜂叮到」──從這一點上來看，和古代的顱骨穿孔術相比，現代的醫療似乎顯得位居下風。醫院的網站所揭露的醫療資訊也提到，劃開頭皮時，「當肌膚被切開，會有皮膚拉扯的感覺」。《英國神經外科期刊》（*British Journal of Neurosurgery*）中的一篇報告提到，進行開顱術時鑽入頭骨的「巨大聲音和震動」會讓病人經歷到感音神經性聽力受損（sensorineural hearing loss）。不過，令人驚訝的是，通常病人對這種手術的承受力很好，即便多數人在術後長達四星期的時間仍得靠麻醉型的止痛藥來控制疼痛，過了這段期間，之後數月，或有時長達數年，則是靠一般藥房就能買到的止痛成藥和消炎藥來緩解。

無論如何，從祖先接受顱骨穿孔術的耐受力，以及當代開顱術病人的承受力來看，可以證明人類的心智有辦法克服身體產生的某些極度疼痛感。十九世紀英國地質學家查理斯．萊爾爵士（Sir Charles Lyell）談到，動物和人類的心智隨著地球歷史的開展，出現演化性的成長，在這段文字中，他清楚地闡明了上述概念。

> 或許可以說，若把地球的連續地質年代套用在生命中，我們會發現，生命的演化絕對沒有**物質化**的傾向──反而出現感受、直覺、幾乎有能力推理的高等哺乳類智慧，以及最

後，人類本身的推理判斷力得以更加改善——這些都讓我們看見，**心智愈來愈凌駕於物質之上**。〔我要特別強調最後這句〕

心智和物質在今天已成為神經科學的主軸，這一個學科可說是對心智的研究，然而，它的發展歷史不過五十年左右，前十年，「對於腦部—行為的關係甚至沒有統一的理論。事實上，一九六〇年代之前，神經心理學方面的從業人員可說少之又少。」

一九八三年，漢尼—波須夫和特兒夏雙雙考完大學入學考試——這是由政府舉辦的全國考試——考試結果出爐，波須夫上了醫學院，而特兒夏進了人力資源系。這時，我五十九歲的母親已經守寡六年，看著家裡最小的兩個孩子都念大學了，她心想自己自由了，便賣掉房子，只留下值得保存東西，然後帶著每天會用到的日常用品，上路旅行。她渴望一個比史汀坎佩宅更有異國情調的地方。

母親蘇珊娜一路往南，到南非白人源起的好望角。她悠閒地南行，沿途經過朋友或熟人的居住地，就停下來造訪。跟開普敦的親友重聚之後——我們全家搬到農場之前，就是住在開普敦——她轉而往東北，到斯泰倫博斯市（Stellenbosch），她就是在那裡念大學時遇到我父親。接著，又掉頭往南，朝海洋而去。循著濱海的花園大道（Garden Route）前往克尼斯納荒野區（Knysna Wilderness）時，她沿路探查散布在大陸邊緣的景點：賞鯨小鎮赫爾馬努斯（Hermanus）有獨特的報鯨人，會在第一時間吹號角，通報大家海灣有鯨魚出沒，甚至交配或生小鯨魚，這是南方人才享有的權利；而非洲大陸最南端的厄加勒斯角（Cape Agulhas），最讓遊客難以抗拒的是找出左邊大西洋和右邊印度洋交會點的隆起漩渦處。她在充滿鄉村風情的布雷達斯多普鎮（Bredasdorp）過夜，這個位於布道椅山（Preekstoel Hill）山腳下的小鎮，坐落在麥浪起伏的麥田中。她流連在莫塞爾貝鎮（Mosselbaai）的港口，那裡有中石器時代先人所定居的洞穴，洞穴位於面海的峭壁上，先人以洞穴為根據地，以各種漁獲維生，包括帶殼類海鮮，而這些海鮮所富含的 omega-3 脂肪酸正是當代人的碩大腦部得以發展的重要養分。後來，她還停駐在一個如詩如畫名為喬治三世的小鎮——這鎮名源自滑鐵盧戰役時代的英國「瘋王」喬治三世——該鎮以前是伐木工人的聚居地，坐落於肥沃的谷地中，離海岸的距離，以南非語來說是 hanetreetjie，也就是一隻公雞跨步的距離，所以非常近。這個堪稱為世外桃源的小鎮四周是奧特尼夸山脈（Outeniqua），還有原生森林、水勢湍急的河流，翠綠的農田，以及西開普省那長寬約一百公里和兩百公里的海岸地帶才見得到的植物種類歐石楠，南非人把這片長有罕見植物的荒野稱為 fynbos，而這片海岸地帶也構成了開普半島植物區界（Cape Floral Kingdom），可說是地球上生物六大界[17]最多元的地區。

蘇珊娜四處走走看看不過幾天，就找到了她的「個人花園，而且這花園還附有美麗草地、噴泉、河流和懷有鹿寶寶的淡棕色鹿」。所以，她買下那裡的房子，把家具從川斯沃省運過來，然後搬進新家。

腦部的四個主要區域被稱為葉（lobe），每個葉都以覆蓋在其上的頭骨位置來命名，因此這四個隆起的腦回（gyri）就被稱為額葉（frontal lobe）、頂葉（parietal lobe）、枕葉（occipital lobe）和顳葉（temporal lobe）。後三個，也就是頂葉、枕葉和顳葉都跟訊息輸入大腦有關，而額葉則是負責所有訊息的輸出，這些輸出會以有計畫的自發性行動來表現。根據核磁共振檢查的結果，（到目前為止）我被偵測到的受損部位全部在額葉。

顳葉的輸入角色主要是在聽力。這部分的功能多半來自於對聽力損傷者所進行的研究。顳葉的左半部和右半部都有一個面積約美元五角硬幣大小的區域，這區域叫做聽覺皮質區，負責聽力。此外，顳葉也掌管知覺和記憶。

因疾病或外傷，或者多半是中風所造成的顳葉損傷，經常導致所謂的韋尼克失語症（Wernicke's aphasia）。罹患韋尼克失語症的病人無法了解別人的話語，也無法閱讀。若傷到的是右半側的顳葉，則會無法辨認欣賞音樂和其他聲音。

枕葉最重要的輸入角色是跟視覺有關。當枕葉無法正常運作，患者就會出現視覺失調，比如無法分辨顏色或者無法辨認物體，更嚴重的話會導致失明。右側枕葉若損傷，左側視野會看不見，反之亦然，左側枕葉損傷會影響右側視野。

頂葉的輸入角色主要跟觸覺有關，負責接收、分析並組合來自身體的感覺訊息。頂葉將視覺、聽覺和觸覺整合在一起，讓外在世界變得具有意義。左側的頂葉是字母整合成字句，字句整合成思緒的所在，而右側頂葉則讓人得以了解空間，包括辨別臉孔、形狀，察覺身體狀態和身體缺陷，以及辨識方向。

頂葉受傷會讓人比較無法去辨認出來自對側身體的觸覺。右側頂葉損傷的人，無法透過觸摸辨識出他所熟悉的物品。左側受傷的人，會無法知道字句的意思，也無法做算術。

目前我的醫生認為我的頂葉和負責輸入的其他兩葉之所以喪失功能，主要是因為額葉的輸出功能失靈，而不是輸入功能出問題。

17 生物六大界為：真細菌、古細菌、原生生物、植物、菌物、動物。

之所以要詳細說明我的日常缺陷跟腦部構造的關係，是因為這樣可以讓我的失智症有不同的詮釋觀點，就是也公正客觀的科學方法來看我的失智症。我的記憶無法正常運作，是因為我的一群腦細胞死掉了。所以，我變得沒那麼可靠，無法善盡操持家務的責任，並不是我的錯。現在，我知道我在日常生活中失敗的原因，它們就像核磁共振影像上的白點，那麼清晰可見。但同時影像上那團巨大的黑影也讓我驚奇且欣慰，因為那代表我的新皮質仍有很大一部分是正常健全的。那團黑影裡的完整細胞構造，讓我可以鑑賞新知識，並享受它帶來的樂趣——這種樂趣會持續下去，讓人開心，即便引發樂趣的事物已經消失。

一九八三年，我母親在喬治鎮買了新房子，定居下來。她的仲介介紹了一個年輕人給她當房客，鄰居則推薦了一個婦人，可以每週去幫她打掃兩次，另外有個jong——這是南非語的「小夥子」之意，也是對所有年齡層的男性黑人的輕蔑用語，相當於「小子」——可以幫她照料花園。有了大家的幫忙，蘇珊娜很快就把新家安頓妥當：從農場老家運來的紅木桌子，搭配六張皮條編織椅[18]占據了飯廳的大部分空間，深色的木製櫥櫃裡展示了皇家道爾頓品牌的高級瓷器，這些瓷器上的玫瑰圖案，中間是奶黃色，邊緣鑲著一圈古銅金的花瓣紋路。訂製的架子上擺滿了她的書和美術用品。桌子上有個展示櫃，裡面都是她從各地撿來的寶物——在開普敦海邊撿來的漂流木、鴕鳥蛋殼、一把孔雀羽毛——她會把這些東西變成充滿她個人特色的花藝作品。不過，凡事有先後順序。這會兒正值春天，外頭有還未細探的花園和招手的鄰居呢。

每週四早上，「小園丁」會去我媽家幫忙。這個實際上已經中年的「小夥子」其實已有一份洗車的工作，但他很感激能在洗車工作結束後去我媽家當園丁。他和我媽這個老太太——她一直提供他這份工作，直到她去世——兩人以奇怪卻和諧的方式來整理庭院：修剪過度茂盛的灌木，把前一季剪下來，花莖纏在一起的花朵加以整理，打掃那個即將變成草坪的小石子區域。蘇珊娜會告訴他，哪些要丟掉，哪些要留著，甚至親自動手把要丟的花園殘骸物堆到手推車上。

園丁在下午三、四點離開後，我媽會進屋，在涼爽的客廳裡休息，慵懶地坐在她那張已顯汙損的粉紅搖椅上，通常一坐下就開始打盹。那天，一陣敲門聲把她從小寐中驚醒。門口出現一個男人，手上拿著無邊帽，說想進去喝杯咖啡吃個麵包。這種狀況不算罕見，

18 作者註：皮條編織椅，指的是坐墊用條狀的生皮所編織成格子狀的椅子。我移民到美國時，我母親把這六張的其中一張送給我，後來又把其他幾張陸續送給我的弟妹。

尤其在這種鄉下地方。當時喬治鎮的富裕郊區還不流行築起嵌著尖鐵的圍牆和鐵絲網。我媽要男人等一下，然後轉身進廚房，將水壺裝水準備煮咖啡，並把昨天買的那條麵包切出厚度約兩、三公分的兩片。可是，她甚至還沒走過客廳，腦袋就爆出一陣閃電轟鳴。她的腦中出現耀眼燦亮的色彩，像霓虹燈一眨一眨地，忽暗忽滅地閃爍不停，還有類似薰衣草的婆婆納屬植物，朝夜空發射藍色瓶狀的火箭，以及類似金盞菊的異果菊歡喜地發散出一圈圈如木星光環的黃色花瓣。

這時，蘇珊娜的房客在幾公里外的商業區上班，他的腦部也經歷閃電雷暴：一開始是眼睛後方閃過白色和灰色影子，接著這些影子變成開普敦城堡圍牆上那些Z字型的城垛。他知道這是怎麼一回事。不到一個小時，他的慢性偏頭痛就會發作，到時他會趴在馬桶上嘔吐好幾個小時。所以，他告訴上司，他必須開車回家休息。

回到家後，他停好車，奔向屋子，發現大門是開的，地上的長長血跡把他引向我母親昏倒的地方。他把她送到醫院，偏頭痛發作的他，一邊開車一邊往車窗外嘔吐。到了醫院後，他在急診室旁的廁所吐了好幾個小時，這時有人把史汀坎佩太太推進小隔間，一群護士和醫生圍在她旁邊，同時有人打電話給她的女兒。我母親之前就把拉娜的電話留給房客，以備不時之需。

幾個手足放下手邊的事，一起開著一輛車百里迢迢去喬治鎮，有的則是搭飛機，但我沒去。不是因為我太忙，而是我心想已經有三個弟妹上路，我暫時就免跑這一趟。因此，當我說出他們去到醫院時所發生的事，並非是我親眼目睹，不過，我想多少可以抓住重點，就像其他的家族故事。

在醫院，大家知道母親沒被強暴，都鬆了一口氣。弟妹們圍在母親的床邊，她正面仰躺著，但似乎見不到他們。醫生說，此時她頂多只能看到靜電畫面前有模糊影子晃動，不過這種現象會逐漸改善。我媽一如往常表現出堅毅個性，加上她顯然認得出在場的兒女，所以後來他們就回我媽家睡覺，不過當然是先抹除我媽遭受苦難的痕跡——也就是擦掉客廳那灘她倒下時所流出的血泊。其實別處也有。母親從飯廳拖著受傷的身軀，所以他們得擦拭飯廳那道長長的酒紅色血漬，還有廚房地磚上的血泊和汙跡。那男人說要更多咖啡和麵包後，趁著我媽轉身進廚房，用斧頭劈向她的頭皮，劃開她的顱骨，斧刃滑入她的腦部硬膜，進入枕葉的灰質和白質區，就在此時，她倒了下來。然後他拿了她的收音機，不管她的死活，揚長而去。

一個星期後，蘇珊娜出院，我從普利托里亞市飛去陪她，同行的還有她的四個孫子：兩個是我的，另外兩個是拉娜的龍鳳胎，總共兩男兩女，年紀三至六歲。我在想什麼啊，拖著小孩去煩老人家？但結果證明我的直覺是對的：此刻我母親最需要的，是被開心嬉鬧的年輕生命圍繞。不過，當她的孫子在爭執誰可以第二次躺上那張可調整角度的沙發躺椅，而且愈吵愈大聲，甚至開始動手時，她也會乾脆從椅子上起身，去房間小寐。但到了吃飯時間，她反而能陶醉在孫子的吵吵鬧鬧中，而且當他們愈吵愈兇，不只動口還動手時，她還會欣然跟他們講道理，教育他們。早上是她精神最好的時候，她通常會哄誘孫子跟她一起畫圖。小朋友畫累了，我會載他們出去開車兜風，但最主要是帶他們在大自然裡散步，收集寶貝，比如裂開後捲曲如黑斑羚的角的種子莢；伸舌舔了之後會像珠寶一樣發亮的小石頭；小花、骨頭，羽毛，以及一些「被海水磨蝕後變成奇特美麗」的玻璃片。

我和孩子要回自己的家之前，要我母親保證，她以後會先確認訪客身分才開門。她說，她不會再讓陌生人進屋，但我猜想她很可能還是會照以前的習慣過日子，想到該鎖門時才鎖，只要覺得她的花園在呼喚她，就立刻開門出去，獨自一個人散步良久，去海邊撿拾她無法抗拒的漂浮殘骸物。

在司法面前，仍實施種族隔離政策的政府總是很有效率地讓黑人知道何謂正義，所以這件事很快地塵埃落定：才一年多的時間，就抓到歹徒，判刑十八年定讞。因為他在法庭上承認自己有罪，所以免去絞刑。他坦承，是他用斧頭劈了「老太太」，他很抱歉。都是大麻和烈酒[19]害的，是魔鬼害的。

歹徒遭判刑入獄後，我發現他的命運似乎沒對蘇珊娜造成什麼可見的影響。有一次我硬要她說說她的感覺——那次是我從約翰尼斯堡的家打電話問她——她說，她幾乎沒再想起他或遭到攻擊的事。她說，想到某人因為對**她**做了什麼而身陷囹圄，她就覺得很怪。與其談那件事，她更有興趣聊她的視力變好了，或者聊她的素描和繪畫，以及她的閱讀和冥想心得。

雖然外表開朗，但從一些細微處，我發現以前的蘇珊娜和後來的蘇珊娜確實不一樣了，比如，她說等我和孩子回家後，她就會開始做一些花綵，可是一直都沒做。

* * *

在我媽搬到喬治鎮，而我和彼得也移民到美國後沒多久，她要我「教她寫作」。我們商量出一個方式，就是由她寫她小時候的事，我來修改，提供意見。就這樣，我們母女開始

---

19 作者註：大麻（dagga），南非產。烈酒（witblits），未經發酵，無色，極烈。

了一段如同事般的珍貴溝通模式，雖然那時我還沒出書。在我母親的故事中，她用小時候的名字蘇珊娜來稱呼自己（長大後就變成蘇珊）。我喜歡她小時候的這個名字，透過它，我們母女之間的世代鴻溝獲得了填補。

身為新的移民者，我有時會很在意名字，因為在美國，我的名字成了很大的障礙。我總覺得，美國跟使用多語的國家很不一樣，美國人對於唸我的名字，似乎連試都不願意試。當然，後來在美國交了好友，我就知道不完全如此。不過，聽不到彼得以外的其他人正確唸出我的名字，總讓我覺得自己好像是隱形人。這種感覺影響到我的自我意識。連帶地，我也開始明白，小時候家裡那些農工和傭人被迫取了「白人」名字——因為白人無法唸出他們原本的名字——那種感覺一定很難受。這種沒名字的感覺也讓我想起一些老人家，他們的同輩都去世了，已經沒人稱呼他們的名字。真沒想到，沒有名字會影響一個人的自我意識。

因著這些體悟和反省，我向母親提出建議，「寫作課」時我就直接稱呼她蘇珊娜，她聽了好高興，所以我們就這麼做。從此之後，我就經常把我母親想成蘇珊娜，不過，面對面時我仍用媽來稱呼她。她搬到喬治鎮，腦部受傷後，失智症變得更加明顯，而我也發現，在我們母女密集的遠距溝通下，母女感情愈來愈親密，她愛上了我稱呼她蘇珊娜的感覺。

後來我發現她已經搞不清楚我是誰，所以我決定克制住歸還她名字的衝動，繼續用蘇珊娜來稱呼她。也基於此，我後來都直接叫她蘇珊娜，正如現在提筆寫到她時也這麼稱呼，除非必須釐清我倆的關係時。我想用這種方式來對蘇珊娜這輩子所累積的自我致敬。這輩子，她除了是某人的蘇珊娜——朋友的、園丁的、學者的、哲學家的、藝術家的、作家的……各種角色的蘇珊娜——她也是自己的蘇珊娜。

蘇珊娜腦部受傷後十年，陸續住過幾間房子或養老院，最後回到普利托里亞市，在拉娜的協助下住進養生村的獨棟房屋裡。除了仍有視力的問題，她並沒有其他的腦傷跡象，雖然偶爾會有奇怪的行為舉止，但我們都歸咎於她本來就是個怪人，加上年紀也一大把了。七十歲時，她仍能到處旅行，所以一九九五年夏天，她決定到美國鹽湖城找我。

那天我依照蘇珊娜抵達的時間去接機，但在行李轉盤區的乘客群中，完全不見她的人影。我請服務臺廣播，還教廣播員該怎麼正確唸出她名字的發音——很多人都無法正確唸出史汀坎佩這個姓。廣播了幾次後，仍沒見到她的人。分分秒秒過去，我愈來愈不安，最後決定去航空公司的櫃臺詢問，但他們不給我任何資訊，就連她是否登上飛機都不願意告訴我，最後我說明她的年紀，以及她所搭乘的距離，櫃臺的女地勤才告訴我，蘇珊娜沒有登機，不過她的名字的確在班機的乘客名單上。我擔心死了，想用公共電話打給拉娜，不料那支電話不能撥國際電話。我回家後聯絡了拉娜，才知道我媽的確按照行程離開家，前往機場了。當時，從她轉機的城市出發的下一班飛機已經抵達，於是我又奔回機場，這次，終於見到搭著手扶梯來到出境區的旅客當中，有她那一眼就讓人看到的滿頭白髮。

我迎接時的開心只持續了幾秒鐘，鬆了一口氣的心情旋即轉為憤怒。我似乎把她當成沒遵守夜歸時間的青少年，劈頭質問她：「妳跑去哪裡了？」

蘇珊娜以若無其事的口吻說，她逛免稅店，逛到沒搭上飛機，那種回答語氣反而顯得我這氣生得莫名其妙。

「妳怎麼不打電話告訴我？」

「我不知道怎麼打啊。不過我知道，就算搭下一班飛機，妳也會來接我。」

順利接到人之後沒多久，麻煩又出現了。我們回家後，蘇珊娜似乎真的定不下來。她一個人外出散步時——她堅持她可以單獨行動——經常不知自己身在何處，得去敲鄰居的門問路。有一次，她外出時忽然很想上廁所，但她的所在位置離家還有好幾個街廓，所以她去敲了別人的門借廁所。幸運的是，我住的城市到處都有正在傳教或者從外國傳教回來的摩門傳教士，所以，蘇珊娜的南非腔調才沒讓她吃閉門羹，若在美國其他大城市，別人肯定直接拒絕她。我想，她與生俱來的魅力和毫無防衛的表情或許也有幫助——她愈老，這種表情就愈明顯。

蘇珊娜四處遊蕩，最後總是喜劇收場，證明了蘇珊娜所信為真：這是個美好的世界。甚至遭到斧頭攻擊後，她依然堅持這種信念。就算我想阻止她四處遊走，她也不見得會聽，畢竟她的父親在將近一百歲且全盲的狀況下，仍每天走上一點六公里到菜園。這種基因，怎麼阻止得了啊？在家裡，她的創作欲望無止盡——彷彿要趕著在期限之前完成似地——所以整個客廳成了她的工作室，連我那張足足有單人床大的專屬書桌也被她占走。她要回國之前，完成的繪畫和素描已經多到除了所有家人一人一幅，就連來訪的朋友也見者有份。她送我的那一幅是五十公分見方的風景畫，畫面的重心是前景一棵顫晃的樹。現在這幅畫仍讓我書房的一面牆壁活潑不已，尤其當我發現這棵樹會讓我想起以前全家去窮鄉僻壤喀拉哈里找外公外婆時，我真的好高興。

蘇珊娜一會兒全神貫注地素描，一會兒又熱情地投入繪畫中，中間的空檔，她還寫下童年的回憶，而這些文字，後來就變成她的回憶錄。在我家住了一段時間，準備回家時，她已經寫完一本長三十五公分、寬二十一點五公分的筆記簿，裡面滿滿都是她的記憶和思緒。有一次，她還使用我的電腦，寫了一則篇幅近似短篇小說的文章，寫完讓我看。這篇文章現在已經列印出來裝訂成冊，流傳在家族中，篇名是〈最美之所在：冥想〉（Die

Mooiste Plekke: 'n Meditasie）。就像她在書中寫的，她之所以會寫出這些記憶，要歸功於她習慣用鉛筆在紙上迅速地畫出抽象素描，然後加強這些素描的某線條來刺激想像力。「我的手不由自主地移動，自動創作出圖案，這些圖案完整地訴說了我的人生。」她寫道：「提筆寫到一半時，畫中的故事會具體現身。」

我從小到大經常聽到母親說她的故事，在我說要「教她寫作」之後，也讀過幾篇她靈感一來所寫下的文章，但我從沒見過像她這樣思緒和情感源源躍於紙上的創作。在我看來，她非常清楚自己的故事架構——這點讓人驚歎——所以她利用鉛筆素描，把它當成策畫工具，來整理她的敘說內容：透過素描，她具體地畫出她的四個自我，而且四個分別有其名。在第一個和第三個之間的轉換過程中，她訴說了每個自我的故事，也說明了每個自我之間的轉換。第一個是蘇珊娜，那個從小在橘河（Grootrivier）河岸長大的小女孩，父母住在河流北邊一個名為卡伕斯瓦特（Kafferswart）的聚落。「上學的日子，我父親會一大清早叫醒我和佩耶特，然後拿麵包和咖啡給我們當早餐。」她寫道：

冬天，在仍蒙著一層霧的陰暗天色中，我們走到小船，那兒已經有叔叔和堂兄弟姊妹在等著。叔叔艾爾溫負責划船，載我們渡河。河的另一邊，有校車把我們載到將近十五公里外的卡洛斯鎮，學校就在那個鎮上。一九三四年，洪水摧毀了沿岸的一切，包括蘇珊娜親手種下的玉米和豆子。而他們位於河岸的農舍也沒了。洪水以迅雷不及掩耳之勢挾走了一切，連船隻也不能倖免。接下來的日子，在下一季來臨之前，也沒學校可以上，不過，還是有北岸紅沙丘旁的新沙洲可以讓我們小孩子探險。

蘇珊娜無憂無慮的嬉耍時光在八歲去念寄宿學校之後就畫下句點。九歲時，她聽到父親提起她出生的故事。故事結尾就是「蘇珊娜從母親崔雅的兩腿之間冒出來，差點掉到地上時，被一個婦人及時接住」。生平第一次，蘇珊娜意識到原來自己「是從母親兩腿之間那個丟臉的隱私地帶冒出來的」，就像小羊從母羊私處掉出來。之後許多年，每次媽媽換她的小名，「我的小羊」，她都會覺得很不舒服。

自從知道自己是從那個地方「掉到」地球，蘇珊娜就把這事藏在心底，手稿裡也不再稱呼蘇珊娜為蘇珊娜。她變成了楠珊娜——楠（Non）這個字的發音就是修女（Nun）之意——文字旁邊還畫了一個身形瘦長的女人——修女——跪在素描圖的中央。她開始害怕自己無法符合農村社會裡，荷裔南非人的嚴格要求：小孩子應該要被大人看著，但不該有意見；魔鬼最愛懶惰蟲；白種女孩不能爬樹、不能打赤腳，不能在星期天看小說，月經來時不能洗頭。還有，女孩不上大學。

高中畢業後，楠珊娜在離自家農場約一百一十公里外的烏平通鎮擔任律師助理。想上大學的她，努力存錢一年後，發現靠她微薄的薪水怎樣都存不到大學學費，所以她決定跟銀行借錢，但她的父親必須當保證人。她啟程回家，搭了一個農夫的便車，但對方最遠只能載她到他所住的艾賓村。農夫一家人住的地方離她家還有三十二公里。看來她也只能等著有人——任何人都行——剛好要去更窮鄉僻壤的喀拉哈里。那個晚上她住在農家，隔天還幫農家女主人洗衣服、燙衣服。她一邊做，一邊眺望地平線，看是否出現車輛接近的塵沙飛揚景象。

終於，塵沙揚起，但車輛是來自另一個方向，也是她家農場的方向。那輛車開得很慢，她心想，應該是騎馬才會那麼慢。還是驢拉車？她從容地晃向來車，放慢腳步，以平衡胸臆那股輕飄躍動的希望。獸拉運貨車愈來愈靠近，她就愈來愈難以置信。可是，對，是真的——上面坐的竟然是她兩個正值青少年的弟弟佩耶特和柯尼爾。

那年乾旱，所以他們得去遠方提水給牲畜喝，一星期走得比一星期遠。那天他們一大早就出發，但還不確定要去兩個水源處的哪一個取水，走到交叉路時，他們決定讓驢子自己選。就這樣，驢子選了前往艾賓村的路。

回到家，不用楠珊娜開口說自己被拯救的過程跟聖經裡巴蘭（Balaam）的故事多所雷同，其他家人就已經掛在嘴上了。這家人可說是靠聖經在過日子。這絕對是個好預兆。所以，她大膽開口跟父親提起貸款一事，沒想到他開始把焦點放在聖經警告信徒不要碰高利貸。總之，他拒絕當她的保證人。

回鎮上的途中，她和偶遇的鄰居共乘，一路顛簸到骨頭都要散了，這時，楠珊娜明白，她不再是楠珊娜了，從此她改叫珊娜一世，或者「珊娜必出頭！」回到烏平通鎮，她向雇主求助，這個雇主雖然是個精明的猶太人，但在求學的過程中沒有受到聖經的影響，所以，他欣然答應當她的保證人。大學開學時，珊娜一世就穿著家裡幫她做的獸皮鞋，前往斯泰倫博斯大學。

珊娜一世就讀社工系的期間，她變成荷珊娜。寫到這一段時，我媽以鉛筆素描出一個女人的頭部，女人頭部旁邊有一隻鳥，鳥的頭上頂著一顆石頭。而女人的頭髮被從後而來的強風吹得散亂，其中幾綹脫離了梳子狀的髮束，飄到臉龐前。女人的下巴底下有另一個一模一樣的下巴，脖子旁邊有另一個一模一樣的脖子，說明了第二個人正同步地移向第一個人。

「天使和人讚美歡唱。」蘇珊娜在筆記簿中寫道：「但誰是天使？誰是人？荷珊娜啊！

荷珊娜！從此之後海闊天空。能海闊天空，是因為我們走到了預期的終點後，歷史仍然持續著。」

八月，樹葉變色之際，我們在她離開鹽湖城，回南非之前，幫她慶祝七十歲生日。她正要前往的終點，是人生獨立自主的最後五年：一九九六年二月，她的智力出現戲劇性的崩壞，預告了她極為明顯的失智症。

唐吉訶德女士說：永恆啊，我忍受著永恆。／由此而進，希望俱燼。

額葉位於在腦部前方，就在前額的後方，擔負起非常重要的輸出功能，它會把跟目的性行動有關的計畫、開創和控制行為輸送到身體和腦部其他區域。藉由和腦幹及脊髓相連，額葉才能控制身體的自主動作。額葉跟腦部裡的所有部位存在著複雜的連結關係，透過這些連結，額葉才能控制注意力和專注度、抽象思考和複雜思考，以及決策、心智變通、更高等級的判斷和推理，以及情緒反應。而我腦部最主要的損傷正是在額葉區域。

額葉無法正常運作時，受損額葉的對側身體會出現衰弱甚至完全痲痺的狀況。額葉受傷經常導致注意力渙散、無法集中精神、思考變得僵化、簡化或「具體」，沒有能力事先計畫或想到下一步，判斷力薄弱，出現不恰當的情緒性行為。

我很害怕現在的我無法專心，行為常出錯，在在顯示我具有這些症狀。以前，大家都知道我是個很能專注的人，比如我攻讀博士學位時，家裡沒多餘空間讓我專心念書，只能將就於家裡最大的表面積——也就是餐桌。那幾年，兒子紐頓正好念小學，然後念國中，非常外向的他，幾乎每天都會帶朋友回家，所以廚房經常處於混亂吵雜的狀態，而我還是有辦法在那樣的環境下專注念書。但現在，我的專注力似乎有很大的缺陷，連專心泡一杯茶或咖啡都有困難，就連換衣服、去浴室刷牙，都會經常失神，腦袋空白，被其他事物吸引而分心，忘了原先要做的事，跟別人交談時也會恍神。

類似的退化狀況也發生在「算術」及「文字的理解」上。二〇一〇年，我做了第一次的神經心理學評估，那時我的神經心理學家潔尼絲・彭帕（Janiece Pompa）在我的評量結果上寫道：「雖然桑德斯博士……有數學系的學位……（她）無法記住算術問題的每個數字，因此也無法解題。」二〇一二年我又做了一次，這次彭帕博士寫道：「桑德斯博士所做的評量結果，成績非常好，但她卻表示日常生活上在記憶力和口語表達方面有嚴重的問題——我們在訪談和測驗過程中也觀察到這些問題。」

關於「控制所有目的性行動」這方面的能力，在我二〇一二年的評量中，彭帕博士記錄了我跟她談話時所抱怨的狀況：我在做決定時，身體會有奇怪的反應。她如此寫道：「走路時，桑德斯博士的雙腿會不經意地交叉，讓她差點絆倒。」我發現這樣的踉蹌可能發生在這種情況下，比如走向後門時，同時在想要不要到外面車庫（其實我一開始要去的地方是車庫），或者改變心意，決定去拿廚房流理臺上的槌子，把它放回三公尺外左右的車庫裡，以便物歸原位。在這種時候，我的下肢似乎會跟從我的思緒，變得猶豫不決，「兩隻腳……纏在一起」，好像雙腳同時要走向兩個不同的方向。當這種猶豫不決的笨拙狀況出現時，不管後來我腦袋裡想要走哪條路，腳跟腦之間的失靈總會讓我失去平衡，尤其動作如果涉及到手，就會把東西從桌面或檯子掃下來，因為我的手還來不及等我的意識下令指揮，就自己伸了出去。

波羅克區的左額葉若受損——這一區是負責製造輸出的語言，如說話和寫作——可能會導致語言失調，無法和別人溝通，稱為波羅克失語症（Broca's aphasia）。這類患者可能完全無法說話或溝通，或者費盡力氣後只能說出幾個簡單的字。以我的情況來說，我在說話時，原本滔滔不絕講了很久的主題會忽然從腦袋中消失，這時我話說到一半就會頓住，腦中一片空白，另外，也必須花很長時間來找尋適當的詞彙或定義，以表達我要說的事物——我的失智觀察日誌裡有很多則紀錄提到這種狀況——然而，怪的是，我的書寫卻幾乎不成問題，雖然書寫速度比之前慢了許多。

我的核磁共振影像顯示我的顳葉沒有任何受損，但我的聽覺輸入和聽覺輸出之間卻出現斷裂。顳葉所接收到的聽覺輸入基本上沒太大問題（只要戴上助聽器，我的聽力就非常好），而聽覺輸出則是由處理聽覺訊息的額葉來負責。二○一二年二月七日所記錄的一則失智觀察日誌就可說明這種斷裂狀況：「我在收音機聽到臨床實驗（clinical trial）這個詞，但想不起這詞彙的意思，當時想到的是法庭審判（forensic trial），類似CSI調查員在法庭上作證。（我只記得CSI，但這個縮寫的原意我也想不起來，上網搜尋後才知道是犯罪現場調查〔Criminal Scene Investigation〕）。我的腦袋花了比交談或寫作所需更久的時間，才終於想起臨床實驗的意思是醫藥實驗的雙盲或單盲研究。」

同樣地，照理說我的枕葉沒有損傷，但有時視覺就是會出現問題。我把這種狀況歸咎於我損傷的額葉無法處理眼睛傳送過去的訊息。二○一○年彭帕博士對我做的評量結果，就能證實我的揣測。「結果顯示，在擷取視覺記憶的訊息上，患者反應良好，但視覺訊息的辨識上，卻低於正常值。」所以我猜想，視覺不好的主要原因就是「額葉搞的鬼」。

失智觀察日誌

二〇一三年七月二十五日

午餐之後我把沙拉碗往旁邊擺，忽然覺得它看起來是橢圓形而非原本的圓形。我把它轉個方向，看起來還是橢圓。這種感覺好像我跟自己解離了，彷彿看著沙拉碗的人不是我。後來我去睡午覺，起來後再看沙拉碗，它又是圓的了。

在我失智症的初期，最讓我大感不解的是，一方面日常生活中類似上述經驗的挫敗感讓我變得行動遲緩，壓力重重，但另一方面，我的腦袋又運作良好到足以讓我寫作。這種不一致性或許可以從彭帕博士的說明獲得解答。她認為，我難以執行日常工作，但神經心理測驗的分數卻高於平均值，這種差異可能是因為「患者優異的智性能力讓她得以勝任辦公室環境下的任務。」這段二〇一二年的說明還包括：「因為後者的環境是有條理的，且由測試者所控制的，但在日常生活中，必須花心思去注意、去牢記並且整理很多細節。」

二〇一三年我們全家去南非度假的那段經驗，充分證實了彭帕博士對我的測驗分數的剖析是有道理的。當時家人都注意到了，我似乎精神散漫，常常要把失神的自己拉回來，要不就是在尋找隨身物品，其中兩次還忘了很重要的東西，一次是忘了我那不可或缺的藥品，另一次是把我的皮包忘在商場的洗手間（在我之後進馬桶間的小姐發現了，立刻和服務人員追上來，把皮包還給我），此外，還會經常打翻我的酒或咖啡，同時卻能侃侃而談，而且說話內容清晰，別人幾乎都聽得懂。怎麼會這樣？就因為我的記憶力實在不行，又笨手笨腳，所以當我和家人及弟妹的家人在海邊團聚盡歡時，只能由我的弟妹、彼得和我的孩子及他們的配偶，甚至我的孫子來負責讓三十個人吃飽喝足，玩得開心。但回到家我就別無選擇了，經常得花非常多的心力做家務，而回南非度假時，我可以把很多心力放在集中精神，讓腦袋靈光。

唐吉訶德女士獻上一段話來敬家人：

家庭——織布工、牧場主人、捲線工
以及共謀者、打水者、推銷員、乘著空氣泡泡的人……
撫慰者、鞭打者……這些全都是

兄弟、姊妹，全都具有這樣的角色
你說得出的其他角色，也都具備了。

＊　＊　＊

彼得和我想移居國外的念頭，遠從我母親被斧頭攻擊就種下了。大女兒瑪莉莎在一九七七年誕生時，我們開始認真考慮這個可能性，尤其南非仍有種族隔離政策，我們不免懷疑南非會是扶養她的好地方嗎？移民到他國是明智之舉嗎？真的成嗎？兩年半後，紐頓出生，這些問題更急迫了。南非政府和「共產黨」叛軍長久以來永無止盡的戰爭——政府認為威脅不只來自北部邊界，也來自內部：包括奧利佛・坦博（Oliver Tambo）、史帝夫・比科（Steve Biko）、德斯蒙德・杜圖（Desmond Tutu），以及納爾遜・曼德拉（Nelson Mandela）等人竟然呼籲種族平等這種荒謬的想法——讓紐頓勢必得服役上戰場。

我們設法保持警覺，留意移民的可能性，不過當時我們剛在約翰尼斯堡的郊區公園鎮北（Parktown North）買新房子，那裡的居家生活非常舒適。彼得開了一人電腦顧問公司，家裡的多功能玄關／客廳就是他的辦公室。紐頓是個胖嘟嘟的學步娃，而念幼稚園的瑪莉莎長得瘦瘦高高。他們姊弟會在有圍牆阻擋的美麗花園裡玩耍。而我仍是「專職」母親，甚至已經在朋友和熟人之間贏得小人國專家的稱號，因為我很會把朋友們認為富教育性的東西變成小人國般的模型，讓孩子從中學習，不過，其實我只是把科學融入藝術中。我用這種方式來和自己的孩子一起學習，所以有時也把朋友、鄰居或熟人的孩子一起找來玩。有一次，我和六個小學生大手筆地布置了太陽系，把太空旅行的過程融入模型中，還把他們的作品送去參加比賽，並在天文臺展出。我很驕傲地說，最後「我們」贏得了多數獎項。

雖然我們的家安全舒適得像個繭，還有廣大的朋友圈，但其實日子並非那麼愜意。因種族隔離政策造成的社會紛亂愈來愈擴大，甚至波及白人的生活。尤其三件事更讓移民一事從抽象的可能性變成具體的必然選擇。第一件是種族隔離法通過。幫我們家一週打掃兩次的清潔婦蘿絲．莫尼西對家務很拿手，她平時住在我們後院的傭人小屋，那間小屋就在後門外一條小徑的另一頭，裡面除了有水泥地板的小臥房，還有一套衛浴。蘿絲的女兒瑪麗亞十九歲，在火車車程得耗上一整天的地方念師範學校，學校放假時她來探望母親，通常會跟母親一起睡在那間小屋，但種族隔離法通過後，這就變成非法了，因為她的通行證——政府核發給黑人，規定只能在某些地區活動的證明——不適用於約翰尼斯堡。

就跟那時自詡為文明的白種郊區居民一樣，我和彼得也反對種族隔離政策，所以我們很歡迎瑪麗亞，也會在警察上門盤查時，幫蘿絲通風報信，好讓瑪麗亞有時間躲在蘿絲的床底下，或者躲進我們的屋子裡。然而，真正讓我們的生活陷入混亂的，不是警察上門盤查，而是瑪麗亞想去看看高牆院子和鐵柵門以外的生活是什麼樣——而她那樣的渴望，在我看來很自然很合理，但蘿絲極表反對。有天下午，瑪麗亞還是溜出去冒險。離我家不過一個街廓外，她就落入某個膽大妄為的警察的陷阱。對方要看她的通行證，等到她拿出來，警察發現她非法逗留，就立刻沒收，此舉讓瑪麗亞身上沒有合法的身分證明，代表沒有行動自由，因此，連可以合法居住的地方都不能回去了。那個年經警察說，要把通行證拿回去可以，跟他上床。

沒有了通行證的瑪麗亞回家後，餘悸猶存，哭個不停，而她母親蘿絲似乎只想到教訓她。瑪麗亞求我開車載她去把通行證要回來，蘿絲也同意或許這樣做才能真正解決問題。就這樣，我負責開車，蘿絲坐在副駕駛座，瑪麗亞和我兩個孩子在後座，我們開著車在住家附近繞，尋找那個警察。幾分鐘後瑪麗亞就看到他。他那模樣，年輕得像連高中都還沒畢業。仗著比他大上十來歲，我大膽地率先下車，同時想著該用什麼適當的理由告訴他，他那樣做太荒謬了。蘿絲也下車。我還來不及利用我「白種夫人」的權勢，蘿絲就逼向年輕人，劈頭就冒出一大串的南非方言梭托語（Sotho），話語中的謾罵氣勢，就連我這個只懂零星幾個梭托語單字的人，都能清楚感受到。

蘿絲顯然是仗著我在場，才敢連珠炮似地臭罵，還激動地比劃著手勢。年輕人帶著恐懼的眼神看看我，變得畏怯唯諾，主動從內側口袋拿出一大疊通行證給蘿絲。確定了瑪麗亞的通行證也在裡面後，她把剩下的通行證扣留下來。她要去教會發還通行證，並公布年輕人的名字，好讓大家去告訴他母親，她兒子做了這種事。非得讓這當兒子的羞愧得無地自容，蘿絲才能一解心頭之恨。剩餘的憤怒，就向女兒瑪麗亞發洩：從此之後她不能離開蘿絲的視線，當蘿絲必須到鐵柵門外打掃時，她得鎖在房間。

第二件讓人煩擾的事也跟警察有關，只是這次執法人員沒像扣留通行證那個那麼容易受威嚇，因為這次是兩個白人。有一天，我帶著瑪莉莎和紐頓到類似商店街的購物商場採買，由於這裡向來很難停車，所以當我發現在我要購物那一區的餐廳旁邊有個車位，我覺得好幸運，即便車位離我要去的商店還有一段距離。我手忙腳亂帶著孩子下車，沒去特別注意停在我車子旁邊那輛車，直到五歲的瑪莉莎指著那輛警車，說：「為什麼那個人的臉上有血？」

看清狀況後，我的心往下沉。那輛警車裡塞滿了黑人囚犯，顯然是準備押解到監獄。瑪莉莎所指的人，坐在車窗邊——車窗雖開著，但裝有鐵窗——臉上有一條還沒全乾的血跡，那道血，顯然是從他眉毛上方的一個小傷口流出來的，不過看起來不是太嚴重。但我注意到，他喘著氣，似乎呼吸困難。警用廂型車兩邊的車窗都只開了小縫，縫隙大約只有一本聖經的厚度。如果天氣涼爽，而且車內只有一個人，這種通風縫隙或許還可以，但那天氣溫罕見地高，更糟的是，那輛警用廂型車裡塞進十幾個人，看起來就像福斯商務車的廣告中，車裡擠進一個又一個小丑。那些囚犯的臉扭曲著，似乎拚命想要吸到微薄的空氣，掙扎的過程還把坐在窗邊的人往車門擠過去。

我不曉得該怎麼辦。**水？**我抓著孩子的手，決定走向連鎖超市買水。就在我正要跨越停車場時，發現兩個員警正在餐廳篷子底下的蔭涼處用完餐。我壓根沒想到跟兩個警察面衝突的後果——那時我們已經覺得南非變成一個警察國家了——就帶著孩子，大步走向他們，指責他們不該把囚犯留在悶熱不通風的車子裡，而他們兩個自己坐在蔭涼處用餐。

其中一個員警立即用南非荷蘭語嚴厲指責我不知感恩，說他和他同事是冒著生命危險在保護「我們這些白人」，免得我們躺在床上被這些黑人囚犯闖入謀殺。接著以諷刺的口吻說，他真希望**他**有時間帶著孩子來逛街呢。在這過程中，另一個警察蹲下來，以一個好叔叔的好奇口吻問我的孩子，叫什麼名字，然後在筆記本上快速寫下他們的名字。還問他們住哪裡？爹地做什麼工作？

我一發現，立刻把孩子拽到身邊，然後帶著他們快速走回車子。然而，質問他們的那個警察繼續跟過來。等我找到車鑰匙，那人已經站在我的車子前方，還故意抄下我的車牌。我無法想像他會拿這些資料做什麼，但腦中已經浮現可怕畫面：三更半夜來敲門，逮捕蘿絲和瑪麗亞，甚至彼得和我。

第三件事更讓我不安。那次，我和彼得去妹妹拉娜家，參加她和丈夫巴茲舉辦的派對。一、兩天之後，一個客人告訴巴茲，安全警察去找他。應該是他被人舉報，在派對上說了什麼威脅國家的不愛國言論。由於那人和巴茲都任職於原子能源委員會的鈾濃縮部門——我大學畢業後也在該委員會任職過——所以不難想像安全警察會打電話找他。真正讓我們難以置信的是，那天參加派對的都是**相交甚久的朋友**，沒想到會有人舉報他。

有鑑於此，離開南非這件事，出現了我們以前從未感受過的急迫性。就在這些事件發生後不久，彼得到美國鹽湖城拜訪客戶——這家當時稱為斯佩瑞（Sperry）的公司，沒多久就成了現在著名的資訊科技公司優利（Unisys）。對彼得和每年數千名來此地度假的遊客來說，這個城市簡直像魔術般不可思議：山巒白雪皚皚、居民親切友善，而且幾乎沒有犯罪事件。當時彼得半開玩笑半認真地問美國團隊的主管，斯佩瑞有沒有差事可以給他。沒想到那人信以為真，沒多久之後，該公司就幫我們夫妻出了機票錢，要我們過去看看那裡的住宅郊區、學校和房價。而我去了那裡，也愛上了這個堪稱為摩門教的錫安山。彼得當然接受這份工作。剩下的，就是獲得工作簽證。一、兩個月後，聽說簽證發下來了，不過當時我們很天真，不知道美國移民體系的官僚作風，也不知道他們發給彼得的工作簽證種類無法讓我們達成許多人心目中的神聖目標——綠卡。所以，搬去美國兩年後，我們成了非法移民。據說，要花上八年的時間才有機會拿綠卡，除了個人要很努力，還得耗費很多的法律程序，我們才有資格把手放在心臟上，宣誓效忠美利堅合眾國的國旗。

所以，我們最後能成為美國公民，可說是一場荒謬的喜劇：要不是彼得在南非接受了白種人才能念的高等教育，他就不會成為電腦界炙手可熱的人才，讓他的公司願意花好幾千美元來幫他請移民律師，希望能留住像他這樣的技術人才。

彼得和我決定移民美國的同時，我母親也計畫搬離普利托里亞市，遷居到當時她甚至還沒決定的某個地方。當我們告訴蘇珊娜，我們即將住在鹽湖城，她很替我們高興。然而，我從她那雙眼睛，除了看到原本就有的空洞眼神——自從被人闖入家裡，用斧頭砍傷後，我們就經常見到她眼神空洞——我還見到其他東西，似乎是一種深沉的哀傷，關於我們這一走，跟她之間就相距萬里了。

小荷妲，妳要去哪裡？

我要去玩沙子。

在我的記憶中，爸爸在家裡始終維持邏輯理性的形象，而我母親則有著預言家和女巫的想像力及聰慧。移民到美國滿七年時，我在想，如果父親在世，不知他會怎麼看待我們離開出生的國家。但我希望當年基於社會政治和環境等理由而離開農村前往都市的他，應該知道我的離去，全是為了家人著想。至於我母親——現在，我的孩子也大了，還生了下一代——我猜想，她一定能能以智慧和寬容的心，看出我當年離開史汀坎佩農場那片正在成形的谷地，飛越上萬里，是有道理的。

然而，在喬治鎮，並非一切順利。雖然蘇珊娜身體上的傷逐漸康復，而且在電話裡也口口聲聲說自己沒事，但我發現她以前那種誰都擋不住的冒險動力愈來愈淡了。從她的一段話——「兩個生物性極為相似的身體之間所流動的能量，其中一個辛苦地生了另一個，而另一個則在對方心裡埋入了輕薄如羊膜的祝福」——我感受得到，或者該說我能預測到，我遠遷到美國，已經讓她事先感到一種存在的孤寂。除此之外，我想我母親也有另一種哀傷，一種更尋常的淒涼感吧：沒有摯愛的親人在身旁，只能自己熬著過日子了。

終於，最後一次告別——最擰心的就是我們離開那天在機場的景象——經過三十小時的飛行，我們終於抵達美國，但瑪莉莎的腳因為長時間坐飛機而水腫，脹到鞋子穿不下，所以她可說是光著腳丫踏上美國國土的。我們先在鹽湖城一間附有廚房的公寓式旅館住了一個星期，才搬進我們位於博納維爾湖湖畔的新房子——這座湖從史前時代就存在。我們安頓好之後，蘇珊娜也再次離開喬治鎮，出發到外地。雖然她很努力地轉念，把負面的事物變成正面，但她所處環境那些不合理的社會政治狀況，怎樣都無法轉變。召喚「兩個生物性極為相似的身體之間所流動的能量」——這次是指她和她自己的母親——她決定去馬利代爾鎮（Marydale）的卡魯村找她的父母。我的外公外婆從喀拉哈里的農場退休後，就搬到這個村落。外婆崔雅已經八十出頭，而外公卡瑞歐九十高齡了。外公目盲，外婆腿瘸。

他們以前總說她是 ouderwets，意思是早慧成熟。

雖然卡瑞歐和崔雅老是固執地保證，他們生活可以自理，比如卡瑞歐會用指尖摸著圍欄，去照顧菜園，而坐在輪椅上的崔雅會盯著去幫他們打掃煮飯的**黑**女人，但蘇珊娜仍覺得該是回家照顧他們的時候。

安排好一切，如願回到她小時候那片土地後，蘇珊娜便叫我弟卡瑞歐（他跟外公同名）幫她把家當北送六百公里去給她，因為他有一輛小拖板車。她那些承載著回憶的世俗家當超出了小拖板車的負重，使得拖板塌陷到幾乎要碰到柏油路面，而車頭燈像喝醉酒般，往天空亂射，但他還是開著車，搖搖晃晃，牛步似地駛向那個遙見不著「但明知危險」的地方。相反地，蘇珊娜已經習慣不要相信眼睛所見，所以，她遵從北極星那永恆的呼喚，回到她的命運之地，即使，從她位於南半球的制高點來看，那盞指引明燈被地殼和地幔所遮掩，變得晦暗了。

妳把心輪流給出去——媽媽的小羊兒
從此之後海闊天空
荷珊娜啊，荷珊娜。

第五章 瘋狂與愛（一）

愛是第四種瘋狂。

——柏拉圖，《斐德若篇》

實為瘋狂的東西，卻也是意識與潛意識之間的高潮。

——英國歷史學家富勒（J. F. C. Fuller）《黑色藝術》（*The Black Arts*）

第一次見到瘋子，是我將近五歲時。那時我們家從開普敦搬到川斯沃省，跟我爸的父母一起住在農場的「老房子」裡。才搬去那裡一、兩天，我就跟威勒門直接面對面。那天，住在附近走路可及的堂兄弟姊妹來找我們玩，其中年紀最大的漢瑞克和我決定去外面探險。

我們走向菸田，走向 werf，也就是農舍四周那片塵土飛揚的區域，最後走到高高的樒桲樹叢。想要繞過這區樹叢，得先取一條小徑，穿越一棵巨樹底部那一大片長度約二點五公分，銳利如羽毛管，南非荷蘭語叫 pendoring，尖刺成V形的荊棘叢。這種兩尖端分岔的荊棘稱為 dorings，類似南非大羚羊頭上那筆直銳利的角。漢瑞克和我小心翼翼地踮起腳尖，繞過那討厭的荊棘，毫髮無傷地跑向一排榅桲樹。繞過一條樹籬小徑後，我愣住，因為眼前赫然出現了一個幾乎蝕刻在我靈魂的景象：一個男人，突起的眼睛紅通通，糾纏的亂髮張牙舞爪如獅鬃，打著赤膊，胸前斜掛著一條以小動物的獸皮捆紮而成的繩帶，繩帶橫過肩膀處，繫著一條粗麻布做的披風，披風上的裝飾物有幾綹獸毛、羽毛、葉子和殘骨。接著，我聞到了氣味：除了菸草汁混合著汗水的苦臭味，還有一層濃濃的動物腐敗氣味。圍繞著他的那群狗狂吠不停，他偶爾會用手上的棍子打牠們。後來狗兒加快腳步離去，那個瘋子也快步跟上。

他們一離開，我的雙腿恢復知覺，立刻拔腿就跑。漢瑞克快速跟了上來，一把抓住我的手，以震耳欲聾的音量警告我：「小心荊棘！」然後以足以揚起灰塵的滑行姿態剎住腳步，我因為被他抓住而失去平衡，踉蹌倒地。男人從後面追上我們後，停下腳步，直盯著我，接著放聲大笑，嘴巴張得之大，我甚至看到了他的舌根，以及缺牙的牙縫。

這次漢瑞克沒有停下來扶我。我死命追他，但只能從他的背影看見他遠遠地拐入了歐嬤家的前院側邊，跟瘋子與狗拉開一大段距離。

到了院子，我們發現那人沒跟上來，而且，彷彿從沒注意到我們似地，他逕自走向後門（事後我才知道，他每天都會在那裡討食物吃）。於是，我們放慢腳步，沿著歐嬤種植的紅花低矮灌木叢的外緣慢慢走。然後，漢瑞克給我看矮樹枝底下的秘密基地，他說，如果你調皮搗蛋，爸媽要找你算帳時，那裡就是最好的藏身處。我們鑽進去時，身側和背部被斷裂枝椏的尖銳尾端刺得縮縮躲躲。

呼吸稍微平穩後，我問漢瑞克，那個人是誰。漢瑞克說，他叫威勒門[20]。事後我才知道這不是真正的名字，而是南非荷蘭語的野人之意。漢瑞克喘著氣，繼續說，他是sangoma，意謂巫師，他的脖子上戴著一條繩子，繩子上繫的那個袋子裡面裝著骨頭。漢瑞克說，他只要拿袋內的骨頭丟黑人，那個黑人就會生病或者死掉。

「骨頭？」我問。

「那些骨頭是從他殺死的人身上拿出來的」漢瑞克一雙天空藍的眼睛圓睜，大膽地繼續往下說：「他丟掉骨頭後，會讓那些狗去啃骨頭。然後，他必須殺更多人，這樣才能補滿袋子裡的骨頭。」

漢瑞克一定從我的臉上見到驚恐表情，因為他接下來要我放心。他保證，那個人的巫術不會用在白人身上。接著，他才把特地留到最後要說的話告訴我：威勒門的每隻狗都叫Voertsek，這個字是南非荷蘭語的命令用語，通常用在驅趕狗的時候。

我們躲藏的秘密基地裡，忽然溜出蛇，爬上了漢瑞克的腳。我這位堂哥尖叫著跑掉。

我也尖叫，情急之下往荊棘叢跑了過去，硬生生踩在荊棘上。我一邊哭，一邊跳回「大房子」的後階梯。

漢瑞克的媽媽田恩伯母要幫我取出刺，結果我的回應是哀哀叫，意思是「不要靠近我」。

後來爸爸從田裡回來，他就由不得我說「不」了。他命令我不要亂動，不然就叫人把我壓住。爸爸把細針刺入嫩肉時，我大聲叫了出來，但爸爸沒因此手下留情，反而開玩笑地說，大草原的胡狼竟沒跟著我叫，真是奇蹟。

我很快地忘了拔出刺的疼痛，但腦海旋即浮出一個念頭熊熊燃燒著：我很確定，漢瑞克說錯了。威勒門的魔法巫術遠比我的白種人膚色更厲害。

* * *

20 作者註：漢瑞克最近告訴我，其實那個人的名字叫皮耶特門（Pietman），但不知為何，這幾十年來我總認為他叫威勒門（Willeman）。

無論是疾病或受傷造成的腦損傷，都有一個特徵，就是技能會出現無預期的保留或喪失。二〇一三年某期的《紐約客》雜誌裡，撰述人大衛・歐文（David Owen）提到腦傷患者的各種奇聞軼事。他寫道，「有個天賦異稟的結構工程師」腦傷之後無法執行其原本的專業，因為他「喪失了記住新事物的能力」，然而，他卻保留了「驚人」的數學技能及下棋的能力。這位前工程師如果下棋下到一半暫時離開，他不會記得自己的棋子是白棋或黑棋，回到棋桌前，必須從對手的位置來推論自己的棋子顏色。神奇的是，之後他只要看著棋盤，「就可以回溯之前的棋局，然後從暫停處繼續下棋」。而且用這種方式「幾乎能打遍天下無敵手」。

今天，大家普遍了解，特定的心智錯亂必然跟腦傷的區域有關係。然而，在二十年前，神經科學界可說沒有這種概念。當時之所以沒把「腦部組織的區域變化，跟認知與行為的改變」結合來看待，主要是因為文化上的盲點。二十世紀前半葉的行為主義，最主流的觀念就是：把人類（及其他動物）的行為以制約這個概念來解釋，沒有考慮到思想或情感面。行為主義讓學界相信，心理層面的失序要透過改變行為來加以治療，而不對人類的心智進行深入探索。

在行為主義的支配下，大腦被視為一種黑盒子，一種「**大宗行動**的器官（也就是說，是整體的大腦決定了大腦的表現），而且具**等能性**（equipotentiality，腦部的任何部分都可以執行某些任務，也就是腦部區域並未分殊化）。在當代神經學興起之前，主要的文化—概念觀點認為，心智和肉體這兩種運作過程是互不重疊的範疇，就像兩種「完全不重疊的天主教教誨權」（non-overlapping magisteria）——套句哈佛大學教授史蒂芬・傑伊・古爾德（Steven Jay Gould）對信仰與科學的看法——或者說是兩種無法相互參照解釋的知識領域。但事實上，上述這種觀點，應該被推翻才對。

* * *

我第二次見到瘋子，是在南非的最後一年，那時紐頓才四歲，上幼稚園，而七歲的瑪莉莎念小學二年級。就跟那地區的多數白種父母，彼得和我也都開車接送孩子上下學。到了接送時間，父母會聚集在一起聊天——絕大多數是母親——等著放學鐘聲響。而那些還不到上幼稚園的年紀，平常待在家裡或者我們沿途去私立幼兒園接到的孩子，則聚在旁邊的樹底下玩耍。另外一群人，則是代替媽媽來接孩子的保母——因為媽媽去美髮，或者去看醫生來不及趕過來，或者在上班，當然在那年代職業婦女很少見。這些保母會自己聚在一起聊天，氣氛通常比白種太太們更大聲，更歡樂。由於黑人通行令的規定，那些保母的孩子或孫子未獲准跟她們一起住在雇主家，所以她們只能將孩子送到黑人居住的村鎮或「故鄉」，給奶奶、阿姨扶養，並在那裡念次等學校。

有一天，一個我從沒見到的白人婦女出現在樹下，旁邊有個穿著粉紅色女傭圍裙，包著粉紅頭巾的黑人保母陪著她——頭巾也是制服的一部分。那個保母推著嬰兒車，裡面坐了一個白人寶寶。照理說這寶寶的兩名照顧者分屬不同的聊天群體，但她們並沒各自加入自己膚色的團體，而是從頭到尾都站在一起。寶寶看起來剛出生沒多久，所以我決定走過去恭喜那個白人媽媽生了寶寶。跟保母點頭打過招呼後，我問那個媽媽，「妳的寶寶多大了？」

「什麼寶寶？」她回答，還移開視線，望向圍牆邊那個拿著枝條前後甩動的學步娃。

保母把嬰兒車往我的方向推過來，好讓我能看到裡面。「是個男寶寶，夫人。」她說：「才出生兩個星期。」

那個媽媽沒往寶寶靠近，而站在原地說：「那不是我的寶寶。」她說話時雖然加強了語氣，但眼神依舊空洞。保母伸手去拍拍雇主的肩膀，白種女人再次把目光移到圍牆邊那個學步娃上。保母接著把注意力轉回我身上，並自我介紹說她叫雷吉娜，還解釋她們是來接婦人的女兒愛蒂放學，接著跟我分享寶寶的飲食和睡覺模式，最後還報告他姊姊的調皮事。「我抱起他，準備用奶瓶餵他，結果愛蒂小姐竟然用蠟筆丟我。她不喜歡我的大腿上坐著別的小孩。」

白種婦人又插話。「那不是我的寶寶。」她說得很堅定。「是別人的寶寶，只是看起來像他。」

就在這時，一年級的學生走出校園了，在一陣喧亂中，雷吉娜和我揮手互道再見。從此之後，我們經常聊天，但那個白人媽媽沒再跟我說過話。雖然我還是經常跟她打招呼，但她總是眼神空洞地看著遊戲場。每次有風捲起紙張，或者有鳥飛過她的視線內，她就會跳起來。我問過雷吉娜，白種婦人這怪異行徑是怎麼一回事，但雷吉娜沒主動解釋——如果，她有辦法解釋的話。

學期慢慢接近尾聲，我習慣了幾乎每天都要找雷吉娜聊天。每次我在抱怨移民去美國前的打包等事情好累人，她總是說：「唉呀，太太好可憐哪。」而她則會告訴我，寶寶慢慢長大，愈來愈可愛了——「今天早上他對我和他的姊姊笑欸。」——此外還會告訴我，她自己的孩子和孫子在家鄉農場的事。她說，她十七歲的兒子波比正準備考師範學校，他想當老師。另一個已婚的兒子約書亞最近丟了在工廠的差事，現在非法住在她的房間，不過太太不介意——說到這裡，她看了雇主一眼——因為他很小心，整天躲著盤查通行證的警察，只在晚上外出。

學期結束，我難過地跟雷吉娜說再見，她似乎也很傷感。她說，她真希望有天能去美國找我玩。我告訴她，我們會很榮幸有她來家裡作客，不過，我們雙方都知道，這趟旅程不可能成行。我們一握手，淚就撲簌直流。我用手背抹抹臉頰，她用頭巾的一角擦拭。我們各自去牽自己正在等的小一女學生後，她望向雇主、寶寶和寶寶的姊姊——她正對著弟弟的臉頰，咕嚕咕嚕逗他——然後看著我的雙眼，說出最後這句話：「對不起，太太，我想我會很久都無法見到妳，因為，我得把這兩個孩子養大。」

雷吉娜所照顧的白種太太，患有精神疾病，在我認識她們的過程中，我完全沒想到心神喪失這種事會在我的家族中占據這麼大的角色。我的孩子還小時，我媽因霍奇金氏淋巴瘤而生病，但沒人想像得到日後，她最大的健康問題會是心神喪失。當時我是個新手媽媽，除了要應付專業上的知識，還忙著育嬰家務等現實雜務，毫無意識到我和彼得及孩子會在自己家人身上看到心神喪失是怎麼一回事。而現在，確診失智症的我，回頭去看我母親的失智症時，比以前帶著更多的個人關注。

我母親蘇珊娜在一九九六年精神崩潰，後來設法恢復到一定程度後，她開始積極且勇敢地面對她那當時還沒有診斷出的退化狀況。跟我一樣，她是透過書寫來面對。她在養老院重新安頓妥當後，就開始寫日記。「生病的時候，我藉由散步來運動。」她在日記中寫道：「我睡了整個下午，因為沒有靈感，也沒動力做其他事。」「我的病決定了一切，成了我生活中最顯著鮮明的事。壓垮我的，就是這個嗎？」

蘇珊娜日記的第二十七則，也是最後一則，是唯一有標題的一篇：「Die Ware Jakob」，字面意思是「真正的雅各」，在南非荷蘭語中，這種說法的意思是「真實、真相」。她寫這則日記的用意，是為了取代她回憶錄中的許多錯誤開場語——她提過，她正在寫回憶錄——也就是要透過白紙黑字來「平反」她的人生。寫最後一篇日記時，她原本寫在電腦中的文字全都不見了，在等著救回檔案的過程中，她手寫了「真正開頭」，這段開頭，是她死後，我在她的房間內找到的。但她寫到一半就打住，之後沒再寫任何東西——就我們所知——除了她自己的名字。

最後一篇跟其他幾篇在幾個方面不一樣。在最後一篇中，她會隔行寫，但以前的日記不會空一行，而且，最後一篇的日記，占據了四分之一的日記本。從那振筆疾書的字跡來看，她下筆時似乎很激動，字與字之間的空間和垂直的筆畫讓我想起許多年前我在大學的考試。而且，內容也很反常。這一篇幾乎全在談她的病。

開始讀我母親的日記，一種恐懼填塞在我的胸臆，這種恐懼源於當時我完全沒想到她承受了那麼多我所不了解的深沉迷惘和痛苦。雖然如此，我還是帶著一股衝動地讀下去，那種衝動類似於約翰．貝禮熱切地談論妻子因失智症而出現的種種丟臉舉動。我想知道我母親的失智症狀況，不管多麼糟糕。那時，我不知道我也將面臨類似的命運，也沒預期我會跟貝禮一樣，認為我可以把親人的折磨苦難攤在陽光下。繼我母親之後，我也加入了失智症這個沒人會羨慕的社團，而這讓我跟貝禮一樣，開始相信把我母親和我的失智症攤在陽光下，讓陽光照進那個孤寂可怕的地方，或許可以幫助其他活在失智症中的人，或許是患者本人，或者是所愛的人。

真正的雅各

一九九七年四月二十八日

去年從二月到十月底的那場病，以及那場病有關的一切——那一切清楚證明了我真的生過那場病——永遠不會離開我了。就算我否認它，或者證實它的存在，或者放手不管隨便它……它都會像個背後幽靈，如影隨形……當我發現我得在養老院度過餘生，那種可怕的痛苦感覺和驚嚇，讓我的心變得脆弱，不堪一擊。日子，永遠不會更好了。

病發的前一晚，我在畫畫，靈感爆發，澎湃激昂。我畫的是自然景象，類似天堂，有美麗的花草樹木、鳥禽蟲獸，還有蜥蜴和蛇。

我很晚才上床，夜裡，我見到了天堂景象。不過，這會兒我才第一次想到，說不定是我作夢，殘夢延續到午夜之後的隔天，成了我在描繪的畫面，不過一開始我真的以為是我看到幻象，產生的幻覺！我一想到我有可能是作夢，心裡就好受多了，畢竟幻覺聽起來比做夢更變態……現在，誰都說服不了我，說那不是夢！

現在，經別人一提，我才明白我完全記不住所有事情發生的順序。我從醫院回家了，但我不知道自己是否在家裡。我只知道我被關到專給病人待的房間，因為我尿在地上，惹了麻煩。我尿濕自己，是因為我要讓體溫降下來啊。我之前在小瑪麗醫院就這麼做過，只不過那時尿沒那麼多。回到病人房，我又開始糊塗了。或者，這真的是在家裡發生的？

雖然我可以回家，但悲傷已經深埋，而且被我連結到愈來愈多事情上了。有一種可怕的念頭出現：說不定我沒像他們說的，病得那麼重，說不定我完全不需要承受這樣搬來搬去的不安。我想知道為何我在家時生病糊塗，但在這裡就恢復健康？

我想，我一定是真的病了，因為我竟變得事事依賴別人，別人叫我做什麼，我就乖乖做什麼。

回顧二〇一一年五月四日的失智觀察日誌

妳的孫子肯伊已經大到得放棄外出式的嬰兒推車，睡覺時要穿的包腳連身衣也太小了，所以，妳開始找睡袋，不是印有迪士尼卡通人物，布料光滑到會溜開，只適用於小孩，睡在地板或日式床墊時的那一種。妳要找的，是比較正式稱頭的睡袋，上面沒有廣告圖案，而且不會滑來滑去的那一種。像唐吉訶德大戰風車，妳為了搞定這新奇的玩意兒，決定去宜家家居一趟。出發前，妳上網研究了地圖，彼得還拿紙和鉛筆幫妳畫出重點。妳是唐吉訶德女士，出發去探索。

妳克服了I－15號州際公路的匝道入口，順利上了高速公路。睜大眼睛，妳看著出口的號碼飛逝而過。宜家家居離兒子紐頓和媳婦雪洛的家只有幾個出口。下個週末，他們夫妻就會帶妳的兩個孫子去買睡覺的連身裝：一歲的艾莉雅穿著從頭到腳的連身裝，在嬰兒床裡，臉蛋紅通通。四歲的肯伊會舒服地裹著妳今天買下的東西，或許類似當年替女兒瑪莉莎所縫製的小毯子——妳記得當年還是拿白報紙去量她的體型才縫製的呢。

該死，沒看清楚路標！妳把視線定睛在馬路，小心翼翼開著車，忽然發現自己忘了要注意的出口號碼。在駕駛座上的妳，開始找那張寫下來的路線圖，找到後把紙放在方向盤的上方，快速瞄一眼後，像念經文那樣不斷複誦號碼。對！再三個出口就到了。**這地方只有三個出口，先生：瘋狂和死亡**。至於我和我家，我們必定購物。妳永遠不會知道自己是真的走錯了出口，或者是碰上道路施工，繞路之後來到了一片田野，上面有馬兒、羊群和一綑綑做為牲畜冬糧的灰色乾草。馬兒一跛一跛地走離那些更年輕的同伴，來到你的車邊後停步。牠簡直就是妳的羅希納德（Rocinante）啊，就像唐吉訶德那匹名叫羅希納德的老馬。妳和馬四眼相對，你們兩個都在思索回家的路。

妳記得那年冬天，有一群鯨魚被困在楚科奇村（Chukchi）外海的白令海峽上。那是你們全家旅居北半球後的第一次過新年。三千隻白鯨被三百六十公分厚的冰層團團圍住，牠們只好仍輪流從沒結冰的池子探出頭來呼吸。牠們無法靠近海洋，因為隨著冰層逐漸逼近，海洋離他們愈來愈遠。

村民用無線電通報求救後好幾個星期，破冰船默斯科維號（Moskva）終於清出一條通往海洋的渠道。衰弱憔悴的鯨魚在默斯科維號所開鑿出的大池子裡進食，氣力恢復後，牠們開始嬉鬧，正如一八二〇年代探險家威廉·派瑞（William Parry）所描述的，「發出尖銳的鈴聲，就像敲擊玻璃杯，用玻璃杯發出的聲音編出一首爛曲子。」牠們游泳、進食、發出喀答聲、吼叫聲、啁啾聲，口哨聲和啼囀聲。然而，就像俄羅斯報紙《新聞報》（*Izvestia*）的記者難掩失望所寫的，這些鯨魚不管怎樣，就是不肯沿著新開挖的渠道逃向海洋。最後，有人想到鯨魚對音樂很有反應，於是，船上的留聲機響起。俄羅斯的民族音樂、鼓號樂隊的音樂、節奏漸強的古典音樂依序流瀉在甲板上。結果，激昂的愛國音樂讓鯨魚不知所措，反而是古典音樂奏效了。鯨魚開始跟隨船隻，往大海移動。

妳很愛這個故事，雖然妳始終覺得那些俄羅斯記者根本沒寫到重點，不管是屠格涅夫或契訶夫都一樣。事實上，你絕不會聽到有哪個俄羅斯的記者不會遺漏他們所忽略的重點。到底是哪種音樂說服了鯨魚？貝多芬那結構嚴謹高聳，澎湃激昂的樂曲？莫札特那風趣詼諧、對位複雜的作品？或是華格納那沒有完成的歌劇《崔斯坦》（*Tristan*）中的和弦？

現在，得動愛因斯坦的腦袋了：華格納嗎？他的音樂有一種難以描述的攻擊個性。貝多芬的音樂則太私人，幾乎是赤裸裸。妳忘了巴哈！聆聽、嬉耍、愛、敬畏——閉上你的嘴。

現在，要靠學院派的人物上場了，讓文評家哈洛・卜倫大步走入妳的停滯區域。他說，搔搔唐吉訶德那匹馬羅希納德的眼眶凹陷處，唐吉訶德唯有堅持他的瘋狂意願，繼續當自己，而且繼續跟佛洛伊德的現實原則對抗，他才會是個英雄。

如果做自己，意味著要對抗現實，那麼，妳敬謝不敏。妳，荷楚妲・瑪格達蓮娜・桑德斯（Gertruida Magdalena Saunders），死或活都要腦袋清楚。但真實狀況是，妳連怎麼沿著那有弧度的月球表面——那個月球表面上有五、六個坑疤，而那坑疤正是「左右兩側額葉一些非特異性的白質損傷」——找到回家的路都不知道了。而且妳知道，在真實世界中，不會有破冰船默斯科維號前來幫助妳。

所以，妳打電話給彼得，哭了一下，然後遵循他的聲音，終於回到家。

我的鄰居鮑勃有妻子黛安。

我媽有我的妹妹拉娜和特兒夏。

瑪莉莎學校那個白種婦女有雷吉娜。

威勒門有他的狗。

而我有彼得。

當認識彼得的時間，已經是不認識他的時間的兩倍，我就覺得他好像一輩子都在我的生命裡了。但凡事總有開始的一刻，在那一刻，「我們的靈魂碰觸了，顫抖了，讓人（我）有新的身分認同。」

出乎所有人的意料，連我自己都難以置信，我對科學的熱愛給了我初戀的機會：大學入學考試，我自願應考的科學一科，成績在全國前五十名，這樣優異的成績讓我受邀參加在普利托里亞市舉行，長達一週的青年科學研討會。

這群同樣有著科學熱忱的年輕人，男女的比例是十比一，我置身其中，發現這跟以前在女校的感覺截然不同。集三千寵愛於一身。尤其這群人多半是書呆子，相較之下，我那稍顯遲緩的社交技巧忽然變得非常足夠——或者，某個男孩就是這麼認為的（我就稱呼他麥爾坎）。在社交方面，他的能力比我超前光年之距，而且年紀也較大，比十五歲的我大三歲——他雖然已通過大學入學考試，但決定在中學多留一年進修某些科目。

我是在某次演講之後的分組討論中遇到麥爾坎，那時我們這一組被叫去看一隻來自納米比亞的有毒紅蜘蛛。大家為了能近距離看到蜘蛛，相互推擠，我忽然發現旁邊站了一個男孩——就是麥爾坎——他稱讚我那天穿的紅裙子很好看，證明自己確實能言善道。那週還沒結束，我和麥爾坎就在幾次淺淺的交集中編織出浪漫的愛情網。如果牽手和約定研討會結束後繼續魚雁往返，稱得上是浪漫愛情的話。

聖誕節假期，麥爾坎來農場拜訪我家人。他先坐火車到馬里卡納鎮（Marikana），然後換車到我家，在大人的嚴密監視下作客一星期。他睡在我三個弟弟的房間裡，而我跟兩個妹妹擠一間。雖然旁邊隨時都有弟妹爭著引起他的注意，讓我有時惱怒有時高興，但我們還是有片刻的私人時間，其中一次還獻上了我的初吻。

麥爾坎後來邀請我去他家，以便在一場鄉村俱樂部的舞會中當他的舞伴。雖然我曾去過一些同學家——他們家的社交圈層級多半比我家高——但去了麥爾坎家，我才發現，他家已經有錢到把財富視為理所當然，所以不需要任何虛飾炫耀。比如家具，雖然造型優美，給房子增添一種安適久居的感覺，但卻散發出堅固耐用的實用性，而且有寵物狗的氣味。造訪他家，我有自己的房間，早上起床時還會有穿著喜氣花朵圖案制服，戴著褶邊帽子的傭人送咖啡到我的床上。這個家似乎非常注重隱私，因為我發現廁所是獨立一間，不僅沒跟浴室在一起，而且要進入廁所之前的小通道還有一扇門。（想到麥爾坎去我家時竟然跟我家八口人共用那間衛浴相連的廁所，我一方面覺得丟臉，另一方面也敬佩他的適應力。）在他家的用餐時間又給我另一種全新體驗：餐桌上的每個盤子都有一套銀製餐具，早餐是完整的全餐，而晚餐時麥爾坎和他的父親還會穿著正式服裝，起碼會換上全新襯衫，據說還會經常穿上休閒款的西裝或獵裝，而且會主動替女性拉椅子。晚餐是西式三道菜配紅酒，會有穿制服的僕人在一旁侍餐，而且感覺起來這樣的晚餐是司空見慣。相較之下，我家吃飯時吵吵鬧鬧，盤子從早餐用到晚餐都是同一個，裡面裝的是我母親經常從一罐四百三十克的沙丁魚罐頭所變出來的菜。而在麥爾坎家，就連狗都有專屬的茶碗，而且茶碗會放在盤子裡，連同其他東西一起送到狗面前。狗的茶碗裡裝的是家裡每個人杯子裡的牛乳渣，在倒第二輪牛奶之前，先把乳渣挖出來給狗吃。

仁慈的上帝不可能構思出一個比麥爾坎家更適合的環境，來滿足我那種英式復古浪漫的愛情想像。幸好有很多範例，證明不富裕的女主角在「深具質感」的人家裡也能表現良好，所以我只有在剛開始緊張了一下，沒多久就能融入其中，在珍．奧斯汀筆下的鄉村宅邸度週末，享受身處其中及燦爛舞會的每一刻。至於那個衣香鬢影的夜晚，我穿的是母親為我縫製，讓我穿去參加中學畢業舞會的禮服，結果，非常適合呢。

在鄉村俱樂部和麥爾坎共舞的一年後，我發現自己所處的環境變得完全不一樣，那差別就像電影《獨領風騷》（*Clueless*）——這是一九九五年改編自珍·奧斯汀的小說《愛瑪》的現代校園喜劇——和原著《愛瑪》相比，根本是南轅北轍。因為，我回到高中校園，只不過這次是在美國愛荷華州的小鎮。由於大學入學成績優異，我被美國戰地服務團（American Field Service）甄選出來，去美國當交換學生。對於這次的冒險我已經期待一年多，但真正置身在美國高中校園的感覺還是很怪，尤其當時我已經在普利托里亞市大學念了整整一學期，所以置身在國外的高中校園，感覺更怪。不過就年紀來說，我還是比多數的美國高中生年輕。一九六六年七月，我從大學休學，搭上（生平第一次搭的）飛機，前往美國時，才十六歲——快要十七歲。

在南非念大學那一學期，我是有一些社交生活，不過，在我出發前往美國愛荷華州布雷達市（Breda）的漢寧先生家時，沒人因此心碎。我的美國爸爸艾爾·漢寧，身高一百六十二公分，是個專門醫治大型動物的獸醫師。他經常帶我去巡迴看診，我就藉身高之便，充當點滴架，將提供給母牛和小牛的點滴，或者補充水分的瓶子拿高。有時也幫忙拉起牛尾巴，好讓獸醫可以將他戴上手套的手臂深入母牛的陰道，把從冠軍公牛身上取出的精液放進去，讓母牛受孕。還有一次，雙胞胎小馬要出生時，我也去幫忙，將兩隻的前腳尾端套上類似手銬的夾鉗，將夾鉗扣在鐵鍊上，鐵鍊的另一端接上滑輪，藉由滑輪和鐵鍊，將小馬從母馬產道一隻一隻拉出來。至於我的美國母親桃樂西，她大學主修「家政」，是家庭主婦，她讓我想見賢思齊，努力勤儉持家。桃樂西還幫我做非洲 koeksisters，這是一種甜點，把麵糰揉成條狀，編成辮子後放入油鍋裡炸，然後浸入濃稠的糖漿裡。交換學生參加「國際晚餐日」，必須端出一道家鄉料理，我準備的就是這道甜點。我的十四歲美國妹妹喬伊絲念高中二年級，她帶我熟悉學校，教我騎馬。她有個十二歲妹妹貝絲，我會教她數學，分享我對科學的熱愛。這，就是我的寄宿家庭。

除了在漢寧家，我還見到了他家以外的美國。

這次的探險之旅，若有什麼好說嘴的，那就是我開了眼界，看到任何書本都沒能提供的更廣大世界；還有我發現即使在保守的美國鄉村地區，人們也有探險和苦幹的精神，而且注重獨立思考，遠勝於我在荷裔南非人所主導的南非全國基督教會（Christian National South Africa）裡所學到的任何東西。到了美國後，將距離拉遠來看，比之前置身南非時更能看出南非的種族隔離有多嚴重，一旦離開家的保護網，一切就充滿了變數。還有，我發現，要了解美國青少年文化，遠比我念的物理資優課程困難得多。

舉例一：有個名叫無知女的國外女孩，從小生長在南非，讓她對於種族充滿各種偏見，而且對運動沒有任何興趣，加上念的全是女校，完全沒看過美國的青少年電影，因此對於校園裡的運動健將／啦啦隊這種事一無所知。無知女看見美國校園對運動健將那麼瘋狂崇拜，簡直要跌破眼鏡。校園的運動健將幾乎清一色都是男生，女生跟運動有關的企圖心主要是設法成為啦啦隊員。有辦法擠進去的，在女性的社交層級中會自動晉升到最上層，不過她很快就弄懂，跟男性的運動明星相比，在校園中，啦啦隊還是位居第二。校園文化，除了這兩個上層階級，還有校友返校派對、畢業舞會，以及各種校園風雲人物。校園階層中，往下一級是樂團咖，殿後的則是負責製作海報，替校隊打氣的鼓舞社。在還沒資格大聲歡呼「我們的男孩無人能敵！」之前，無知女被封為鼓舞社的榮譽社員，並獲贈鼓舞社的毛衣一件。

舉例二：拜卡洛高中前幾屆那個由美國戰地服務團甄選出來的交換學生之賜——她來自希臘，是個標準的地中海美女，個性外向活潑，一頭黑髮滑溜如瀑，是輕易就可以當上啦啦隊員的那種女孩——現在校園裡的人氣女孩才沒直接排擠無知女，願意給她一些機會，比如邀請她去一、兩次外宿派對，但有異性的派對，從不邀請她去，所以，她都是從別人那兒才輾轉得知有這類派對。根據美國戰地服務團的傳統，交換學生要在寄宿家庭舉辦派對，輪到無知女負責的那一次，那些人氣女孩帶了男孩去。他們一去，發現漢寧爸媽竟然出現，刻意讓大家知道他們在家，然後才退回房間，驚訝到不知所措，也不敢相信雞尾酒和任何東西全都沒有酒精。雖然無知女在美國妹妹喬伊絲的協助下，精挑細選了音樂——她認為那音樂比雞尾酒更棒——可是在沒有酒精的催化下，音樂終究當不成社交潤滑劑。或者，說不定美國孩子根本不跳舞？還是——

有個運動健將接近無知女：妳要不要跳舞？

無知女起身，說：好啊，謝謝。

運動健將說：我去找找看有沒有人願意跟妳跳。

舉例三：無知女英文課的一個男同學邀請她參加校友派對的舞會，這男孩長得不帥，不是任何運動隊員，也非課業頂尖，但為人友善風趣，而且很溫暖，懂得關懷別人。他或她都沒到處張揚他們要約會。那天，納特在演說與修辭學課的課堂上，忽然當眾問她要不要去跳舞，她還沒恢復鎮定，竟聽到他說，他要帶她去，而且臉上還流露出中樂透的欣喜。那幾個人氣女孩事後走向她，喃喃說些認可她的話。

舉例四：讓無知女又驚又喜的是，有個籃球健將邀請她參加下次的舞會。這個男生除了會打球，在班上還以說話風趣著稱。她的受邀，在人氣女孩當中引起議論，她們疑惑（這是她親耳聽到的），他怎麼沒讓她們知道他要邀請她。不過，她們還是祝福這對舞伴。然而，春天舉行的畢業舞會卻像另一個截然不同的羅塞塔石碑[21]，舞伴人選，懸而不解。隨著這個盛大舞會的日子愈來愈接近，她仍沒接受到任何邀請。最後她決定邀請寄宿家庭的美國「堂哥」當舞伴。他和她念不同學校，聽到這個邀請時，那不自在的表情讓她看出他不是很願意。於是，她告訴他，如果之後有其他人來邀請她，他就可以不用參加。沒多久，同校的一個足球隊員打了電話給她，但兩人聊到最後實在沒話講，她無聊到把筆記紙摺成了扇子，這次上面寫的是幾個足球運動員的名字。總之，她帶著罪惡感地拒絕了。（長大後，比較了解「大個子」，她才發現當初拒絕是錯誤的，因為事後證明他是個有趣友善的人，後來成了英文老師，閒暇還寫科幻小說呢。）拒絕之後，她沒想到所有人——除了她的家人——全都知道「大個子」邀她。隔天在學校——

人氣女孩：聽說「大個子」邀妳參加畢業舞會！

無知女嚇了一跳：妳怎麼知道？

人氣女孩：是我叫他邀請妳的啊，我還以為妳會答應咧。

無知女：可惜我拒絕了，其實我已經另有安排。

21 羅塞塔石碑（Rosetta Stone），刻有古埃及法老詔書的石碑，原本內容不詳，但考古學家透過其上的三種語言解讀出失傳千年的埃及象形文字，因此成為研究古埃及歷史的重要里程碑。

人氣女孩：或許他應該邀請的是那個捲髮的啦啦隊員。她剛跟那個最高的足球明星分手。

後來，一通意想不到的電話讓那個心不甘情不願的（前？）堂哥終於不用跟無知女合演一齣戲。這次打電話來的是那個「她真正喜歡的足球明星」，所以，她答應他的邀請。她認為兩人共度了愉快時光，雖然她沒准許他把手伸進她的胸罩。這顯然是個致命錯誤，因為從此之後他沒再打電話給她，也沒跟她說過話。

事後回想，加上二十年後卡洛高中那場同學會，我才知道其實當年那些同學多半是好人，是我自己太沒有安全感，雖然他們是以截然不同的文化語彙來表達自我意識。

值得安慰的是，鎮上的大人都喜歡我──起碼喜歡我這個演講者。當年在愛荷華州的鄉下，交換學生可說是炙手可熱的演講者。即使我們這些交換學生的母語都不是英文，一想到要公開演講就想躲起來，但我們知道，每學年度至少一次的公開演講，是我們要對贊助人負起的義務──我的贊助人是國際扶輪社。當時，我沒意識到，外國人，從外國學生到傳教士，對當地人來說都有一種娛樂價值，我以為大家喜歡我，是因為我很成熟，但現在我相信，除了因為我的英語「好」到讓大家驚豔，真正的原因是我這個來自非洲的白人所傳遞出的異國感──很多人沒想到非洲也有白人──以及我那略顯恭敬正式的舉手投足，被美國人認為是源自二十世紀初開始就落伍的文化。不管原因為何，我就是比我之前那些美國戰地服務團甄選出來的交換學生擁有更多演講邀約，而且，我在愛荷華州的演講比賽中還得到第一名。

就跟十九世紀那些為了爭取女性權益，從一個市政廳講到另一個市政廳的女性演說家，我也找到屬於我的聲音。

一九六七年七月回到普利托里亞市，重拾大學課程的我，成了一個在社交上更有自信的人。外表的改變是，我更注重髮型，衣著也比以前大膽，我從美國帶回來的迷你洋裝——多半是我自己縫製的——比我的南非同儕的衣服來得更短。另外，在聽覺方面的自我表達也變得不同：我說起話來有美國腔。

不管是在宿舍或校園，我總覺得同年級的學生感覺起來都很嫩，所以，除了室友，我幾乎一整個學期都沒有新朋友。一整天下來，多數時候我都置身在陌生人當中。開學之後一、兩個星期，有一天我走進物理學講堂，站在走道上，想找空位坐下來——當時我還沒交到朋友，讓我可以在課堂中尋找他們的身影。在上課前的喃喃交談聲中，我聽到一個熟悉的笑聲。從我旁邊的那區座位，我看見那個有著深色捲髮的男孩。我記得一年前在課堂上見過他，但從未真正交談過，雖然或許曾打過招呼一、兩次。在這間以南非荷蘭語為主的大學，他是少數說英語的人，所以通常跟一小群也說英語的人在一起。在一群仍不熟悉的臉孔中，他就像個老朋友，所以我往上爬一階，到他坐的那一排，然後粗魯地擠過幾個人，在他旁邊坐了下來。

我要從包包裡拿出課本時，化學教科書從我的大腿滑落，掉到地上。我把頭伸到書桌底下，想要撿書，忽然一雙閃亮的棕色眼眸跟我的眼睛對上了。地心引力讓他上下顛倒的臉略顯扭曲，而且變得粉紅，但我想，在那一刻，我那悉心化過妝的臉或許也不是最顯著的臉部特徵。我喃喃地說什麼桌子太小，為我的笨手笨腳道歉，然後大力感謝這個略為熟悉的人——他也正拿著我的書，拿著另一端。他笑笑說：「妳那美國腔是從哪裡學來的？」

他的意思是，他從去年就記得我？我還來不及解釋我的口音，講堂響起一陣鼓掌聲，代表維雷格教授來了。我們伸長了脖子，只見他被一名研究生以附輪子的辦公椅推了進來，那學生轉了一下椅子，教授開始以誇張的姿勢揮舞手臂，像個芭蕾舞伶般，透過手臂讓椅子旋轉的速度變慢或變快，來說明角動量的守恆定律。

下課後，我非常驚訝那個在書桌底下認識的新朋友竟然跟著我走出教室，並自我介紹他叫彼得．桑德斯。那天，我們在校園只一起走了一小段路，但一、兩天後，他又遇到我，並發現我們住在同一個方向，所以他就一路陪我走回宿舍。他說，他跟父母同住的公寓就在街角，穿越鐵軌就到了。沒多久，我們就幾乎每天一起走路回家。我們之間能有這種驚人的發展，很大一部分是緣分：我們都主修科學，所以課程幾乎都在同一時間，連週間下午三個小時的實驗課和數學個別指導時間也都相同。就跟多數主修科學的學生一樣，週五下午學校沒排課，好讓學生有時間準備每週六早上的三小時測驗。這時間我通常待在寢室認真念書——我那美麗的室友追求者眾，所以經常跑出去約會——努力不去想彼得週末會做什麼。至於平日週間，我就完全知道他在幹麼，因為他都跟我在一起。

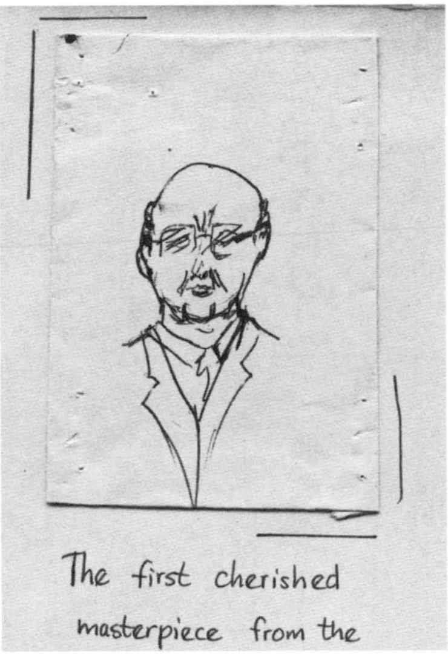

一九六八年，彼得上物理課時，幫維雷格教授畫的畫像。

幾個星期的密切交往，我對彼得的家人和童年有所認識，而他也了解我的背景。他中學念男校，普利托里亞市英語男子中學，這學校會跟英語女子中學辦聯誼會。他的母親是荷裔南非人，父親是英國人。杜得利・桑德斯（Dudley Saunders）先生一輩子都是南非鐵路局的木匠，他所製作的木頭車廂後來還被拿去當著名懸疑電影《東方快車謀殺案》的布景呢。蕾特姬・桑德斯太太一直都是家庭主婦，不過，彼得上大學後，她就在政府的實驗室擔任行政人員，該實驗室的其中一項業務就是測試酒醉駕駛人體內的酒精濃度。彼得的哥哥克里夫是電臺主持人（幾年後他變成南非家喻戶曉的人物），當時已婚，太太蕾雅剛生小孩。

我還知道彼得當時的目標是存錢買車。多年來，他在小朋友的生日派對上變魔術賺錢，從中攢一些當購車基金。而且，早在可以開車的法定年齡十八歲之前，他就已經開了好一段時間，把南非總統官邸附近的寬敞空地作為私人賽車場。他們原本住在那裡，一、兩年前才搬到學校附近的公寓。以前，他們是跟第一任總統小黑・史瓦特[22]的管理員一起合租一棟屋子。因為那個管理員的妻子是彼得母親蕾特姬的表妹，蕾特姬在這個表妹臨終時，答應會幫忙照顧她的兩個小女孩。

彼得和我甚至知道對方孩提時的寵物名字。他的動物園裡有幾隻狗──他還教其中一隻雜耍──而且還從鳥禽課裡帶回一隻烏鴉，牠會在早上啄他的耳朵，叫他起床，此外，還養了一、兩隻雞，一隻會攻擊客人的公鵝，以及一隻小鴕鳥。

學期結束，彼得和我道別時，並沒約定下學年開始之前，要另外找時間見面。我回家和家人相聚片刻後，就返回普利托里亞市，去原子能源委員會（Atomic Energy Board）打工，這是我拿全額獎學金必須盡到的義務。暑假期間我的住處就是在朋友的朋友的公寓裡打地鋪。那間公寓就在我每天要搭的公車站牌附近，離我打工的地方約四十分鐘車程。而且，離大學宿舍也很近，這代表離彼得家很近。雖然我知道暑假他應該在開普敦，但每次見到不遠處的人行道有一頭深色捲髮上下晃動，我就會心跳加速，然而發現那個人每次都不是他，就覺得失望沮喪。

不過，暑假接近尾聲時，我發現有一顆晃動的頭，在我愈靠近時，看起來愈像彼得，最後貼近一看，我真的猜中了。他很高興見到我——我也是——還要我把我住的地方指給他看，並跟我要了地址。隔天晚上他來找我，當時屋裡只有我們兩個，就在我還搞不清楚怎麼一回事時，我倆已經陷入熱吻。道別時，我們知道必須等一個多星期開學後才會見到面，因為我即將回老家幾天。但對於我們未來的關係，我們並沒明確討論過。

不過，開學後，我們的關係確實有了一些新的進展，雖然情況不全是我想像得那樣。有一天，彼得故意以若無其事的口吻，說想邀請我去他家跟他父母喝茶。我一見到他們，

22 小黑・史瓦特（Blackie Swart），南非人對查爾斯・羅伯斯・史瓦特（Charles Robberts Swart）的暱稱。

就立刻喜歡上他們。他們熱情親切，幽默風趣，對我們的大學生活充滿好奇，非常健談，尤其是他母親蕾特姬。他們會聊他們周遭發生的事，不會對時事大發議論，或者高談抽象哲理。最令人驚訝的是，他們很善於用肢體表達感情，經常輕碰彼此，或者交換喜悅或逗趣的眼神。在廚房清理喝茶用具時，我看見杜德利先生還輕吻了蕾特姬的頭頂，低聲說了甜言蜜語。他們，已經結婚三十年了呢。

喝完茶沒多久，他們邀請我去吃晚餐。那次，他父親對我惡作劇，讓我真正融入了那個家庭。趁我沒注意時，杜德利先生把飯後甜點的對切罐頭水蜜桃換成生雞蛋，上面淋上濃稠糖汁，裝在甜點碗裡。我把湯匙插入我碗裡的「水蜜桃」時，蛋黃汩汩流出，成了「糖漿」的一部分。當下，從他們故意輕斥的樣子，我知道他們一家子都知道我被捉弄了。這代表他們事先討論過，決定對我惡作劇，想到這裡，我就覺得好有趣，結果我笑得最大聲。

跟彼得一家人相處的歡樂，更凸顯了這個令人不解的問題：他為什麼從沒正式跟我約會過。這件事讓人好焦慮，我和室友不只一次討論剖析。難道，他有連他父母都不知道的秘密情人？或者他的父母不贊同他和某個女孩交往？或者當年曾在戰場上救他爸一命的好弟兄，在兩家兒女出生時就指腹為婚？或者，他根本是同性戀？

後來，彼得始終不正式跟我約會的可能原因逐漸明朗，雖然這個原因並沒經過他的證實。稍早前，他告訴我，他對國標舞很有興趣，還說他要參加比賽，要花很多時間練習。後來，我從朋友那兒得知，他不只一次被人見到在大學舞會上跟某個女孩跳舞，那個女孩有一頭金色長髮，舞跳得非常好。可是，話說回來，如果我這樣暗中調查他，那他也可以暗中調查我。有個星期一的早上，他就以揶揄口氣對我說，他的一個朋友上週五看見我跟某人跳舞。我一聽，驚嚇畏怵。若說跟我跳舞的是一個又高又帥，而且很寵愛我的人，那就算了，偏偏那天我是被安排相親。對方是一個穿著前一日衣服就直接跑來相親的傢伙，而且為了保護胸前口袋裡的文具，不肯好好跳舞。照理說，彼得對我的社交生活的這番質疑，正好給我機會追問他那個金髮舞伴，但我沒把握這個機會，而他也沒主動提說明。隔天下課後，我們照常散了個長長的步，邊走邊聊得很愉快。

麥可．葛詹尼加指出，當我們沒有足夠線索去解釋某種情況時，我們很少說「真不曉得是怎麼一回事」。相反地，「由於人類有從混亂狀態找出秩序的傾向」，所以我們的腦部會裝入顯著的缺口和鬆散的線索，以便「讓所有事情能融入一樁故事中，並具有脈絡」。葛詹尼加把腦部這種傾向虛構而非接受差異性的運作過程稱為詮釋者。這個詮釋者位於左半邊的腦。相對地，右腦是非常誠實的，「總是選擇過去最常發生的那種情況」，堅持納入那些毫無道理的訊息。

葛詹尼加花了半世紀的時間在研究左右腦的各自功能，他的研究對象是那些必須動手術切斷胼胝體（Corpus callosum），以緩解癲癇症狀的人——胼胝體可說是「連結左腦和右腦的神經元高速公路」。手術過後，這些患者的左腦和右腦無法相互溝通。葛詹尼加就根據這個原理，設計了一套實驗，來確認左右兩腦在編纂說法上的功能。在實驗中，他拿個板子擋在患者的兩眼之間，然後在左右兩眼可以分別看見的視線範圍內放不同的物品或圖畫，讓影像傳遞給左右腦。葛詹尼加解釋：「左右兩邊的腦都會意識到四小幅畫，其中一幅會跟該腦所看到的一大張畫有關。」左腦看到的大張畫是暴風雪，右腦看到的是鳥爪。

> 患者必須選擇最適當的小圖……結果右腦，也就是左手，正確地挑選了一個鏟子來配合暴風雪那張大圖，而由左腦控制的右手也正確地選擇了雞的圖案，來配合鳥爪的大圖。接著我們詢問患者，為什麼他的右手——或者說左腦——會選鏟子。（由於語言的產生位在左腦，所以答案是源於左腦。）但由於（左半部的腦）不知道為什麼右側腦會做它正在做的事，所以就根據它所見到的訊息——也就是雞——捏造一個故事，說右腦選擇鏟子是為了打

掃雞舍。

在葛詹尼加的著作《我們真的有自由意志嗎？：意識、抉擇與背後的大腦科學》中，他認為這個研究就是牽涉到詮釋者功能：「左腦不會說『我不知道』——事實上應該這麼說才對——反而用它所知道的訊息來虛構故事，將這些訊息湊合在一起，得出一個看似有意義的答案。」

回顧二〇一一年十月二十八日的　失智觀察日誌

妳下樓更衣。一套套衣服攤在床上：帶點寶藍色調的黑色牛仔褲、黑鞋、寶藍色配黑色的斑馬紋T恤，寶藍色的耳環——這是當年住在聖凡街的鄰居安送妳的。不過，首先得挑內衣。當妳轉身離開衣櫥時，妳開始想著哪副耳環比較能搭配今天的衣服。於是，妳去珠寶盒中挑選了銀黑色的耳環。把耳環和衣服放在一起時，妳才發現其實妳已經挑了另一副。嗯，這樣啊。不過，妳無意間挑選的第二副耳環跟T恤的斑馬紋多搭呀，顯然妳腦子沒記住已經挑的第一副，不過，這是**有道理**的：妳的記憶被T恤的圖案觸動，勾起了已在檔案庫中儲存好幾年的斑馬趣事：斑驢[23]。這種斑馬的偽裝條紋只出現在前半段的身體。在一張以蛋清印相法（albumen print）所沖洗出來的黑白照片中，一八八〇年代在荷蘭阿姆斯特丹的阿提斯動物園（Artis Magistra），一隻母斑驢孤單地住在裡面，照片中，母斑驢那種挫敗無力的模樣像極了一種非洲野驢（Equus asinus），這種驢子就連學齡前的小朋友都認得，因為卡通裡那隻悲觀的小驢屹耳在思考自己把尾巴甩到哪裡去的時候，就是這種表情。阿提斯動物園裡那隻母斑驢發呆出神的模樣，也像小說《唐吉訶德》裡農夫桑丘那隻沒名字，只以身上灰色斑紋來稱呼，而被叫成盧西（rucio，西班牙語的灰色之意）的驢子。而這隻驢子又讓我聯想到農家庭院的意涵，讓我內心開始想像出一隻銀灰色的四腳動物，身上有個金色光圈，彷彿時鐘在午夜十二點響起時，牠正在樹下做夢，而盈盈的月光在牠身上映照出一圈光亮。母斑驢的身體後半部是紅褐色和白細紋，就像陽光灑入監獄的鐵欄時所映照出的幾何光影線條。

好，從另外的角度來試試，這次是不帶情感地客觀剖析。事實包括，斑驢的皮毛；現代斑馬，以及野驢，這些都源自上帝浪費時間和力氣的無聊之舉。上帝透過擲骰子，來決定斑驢這個愛因斯坦完全不想認識，但達爾文卻偷偷愛戀的動物。透過數萬年的基因複製，這三種生物的母親原本後半身軀也具有的條紋圖案，最後只保留在斑馬身上，在斑驢身上有一半不見了，而在驢子身上則完全消失。一八八三年，愛賭的上帝召喚阿姆斯特丹動物園裡那隻母斑驢回聖潔總部時，等於進行了更全面更徹底的抹除：因為那隻母斑驢是全世界最後一隻斑驢，是地球上唯一僅存的亞種。從那時候起，斑驢（quagga）這個詞就適用於在南非發現的任何斑馬，只是，直到下一世紀，都沒發現半隻。

大學第二年，彼得和我每天在一起的時間更多了，除了化學和數學兩堂必修課，還有每週兩次，一次三小時的實驗課。就連考試的時間也幾乎都一樣，因此可說幾乎白天都在一起。然而，他只邀我去看過一次電影，我請他去宿舍參加過一次舞會，牽手了幾次，快速吻了一、兩次，除此之外，關係幾乎沒有任何進展。

我努力說服自己，彼得和我擁有的是一段很棒的友誼，然而，畢業後，這樣的友誼能

23 斑驢（Equus quagga quagga），或稱擬斑馬。前半身像斑馬，後半身像馬。

持續多久呢？明知道他對我並沒有像我對他那樣，渴望長久在一起，那，每天還這樣跟他耗，值得嗎？後來我決定，不去破壞我們原本就有的關係，但同時學著把情感擴展到更廣的世界，反正我也不是只挑選那種有明星光環的人。有個橄欖球員，就稱他賈克，高中時他跟我的同學在一起，後來我們在大學校園相遇。我沒想過他知道我，不過他似乎真的知道，而且還主動來認我，甚至邀我出去，那次的約會經驗很不錯。所以，又有更多約會。沒多久，我們親吻摟抱。大二下學期結束前，我們變得滿常見面。暑假，我照樣留在普利托里亞市，因為拿了獎學金就要盡義務工作，並住在學校附近的平價民宿。（彼得照樣去開普敦陪祖父母。）留在普利托里亞市，賈克和我更頻繁見面，可是，愈常跟他在一起，我就愈清楚，他不是我想認真託付真心的對象。

要不是那天我忽然發現自己無家可歸，我很可能已經鼓起勇氣跟他分手。基於我迄今仍不明白的某些原因，我的女房東有一天把我的房間給了之前的房客——這房客忽然現身，要求住在原本的房間。那天我下班回家，發現個人物品已經被丟在屋子後方那間更小、更陰暗的房間的床上和地上。仍震驚的我正忙著確認個人物品時，賈克來找我去約會。結果他比我更憤慨，要我把東西全放到他車上，當晚就走人。這樣走掉實在很痛快，只不過走了之後我就沒棲身之所。賈克說，這不成問題，堅持要帶我回家——他跟爸媽一起住——要我先在他家住上一晚。為了逞一時快感，可以狠狠地告訴房東，她去死巴著她的房間吧，我答應了賈克的建議。對於我的不請自來，她母親表現得很冷靜，幫我安排了一間空房，讓我起碼可以安頓一晚。他的家人非常和善，非常慷慨，堅持要我在那裡住下來，不用急著找新住處，還說每天晚上就和他們一起吃晚飯——我還真的照做。後來，在賈克充當司機和保鑣的協助下，我在一週內找到了新住處。

看到橄欖球選手的另一面，我又重新享受跟他在一起的時光。況且，跟這樣的男朋友分手，也未免太沒禮貌。然而，膚淺的我，還是接受了另一段更刺激的感情。在物理實驗室，有個研究所的學生來當助理——姑且稱他約翰——而且他也在原子能源委員會工作，所以每天搭公車上下班的長距離通勤，讓我們得以彼此認識。約翰這人很有趣，很吸引人，我們之間算來電。雖然他告訴過我，他有未婚妻，但他還是邀我喝咖啡，而我也接受。他能言善道，會拉小提琴，他告訴我，有時他會很認真地考慮放棄科學，改當職業音樂家。多才多藝的他確實撩撥我的心弦，但我還是覺得當朋友就好。後來，我們還是會在公開場合見面聊天。

新學年開始，我又搬回宿舍，這段期間我和賈克及約翰的關係仍持續著。或許彼得聽到了我跟其他人交往，或者親眼見到我和他們其中一人在一起，總之，他在很多細微的地方，對我投以更多注意力。我們的雙手和手臂經常碰在一起——我們兩個都修過基礎統計學，知道這種頻繁的碰觸絕不是偶然——他還根據他爸那次的生雞蛋惡作劇，對我做了類似的捉弄。比如有天上課時，他抓起我的手背，在上面畫圖，這當然代表他握住了我的手。我假裝生氣，但其實真正生氣的點是，我氣他長久以來太過輕忽我的感情。後來，我們還是照常一起走路回家。總之，我就不是那種會跟別人下最後通牒的人。

那天晚上宿舍，晚餐過後，我那一樓層的廣播響起：「荷妲．史汀坎佩，請到大門外找。」我沒想到站在那裡的人會是彼得。「對不起，我畫了妳的手。」他說：「我來幫妳洗乾淨。」這時我才注意到他的肩膀上披了一條毛巾，手上拿著一塊肥皂，忍不住笑了出來，乖乖地把手伸出去，讓這隻披著羊皮的狼有機會再次

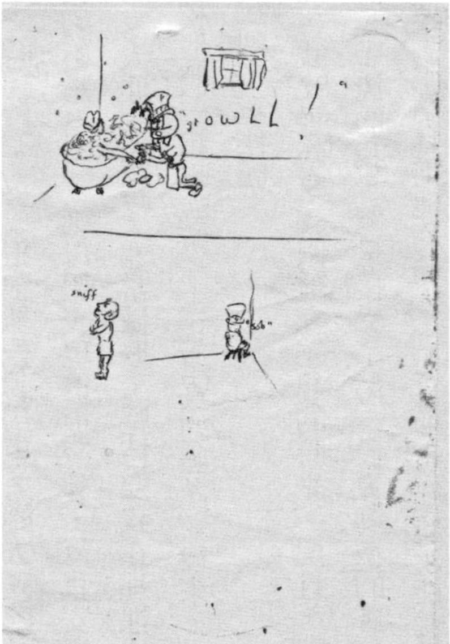

彼得幫我洗完手之後畫的漫畫，一九六八年。

抓住它。

喝過幾次咖啡後，我才知道約翰真的愛上我。而我，起碼對他也是有感覺的，所以，我們彼此都知道對方的情愫，但這段關係始終沒進一步逾越分際，主要是因為他有未婚妻。如果不是她，我或許會放膽去愛。他的外表非常吸引我，而且兩人的心非常契合，所以這股感情漩渦急速旋轉，但漩渦的中心點是那麼不穩定，誰都掌握不了。有一天，他邀請我去他家喝茶，而不是去餐廳喝咖啡。他向我表白，並告訴我，他和他的未婚妻其實關係並不好。我不需要第二杯茶就已經想清楚，我絕不想擔起破壞人家感情的小三罪名。於是，我以最嚴厲的口吻要他在做任何決定時，不要把我扯進去。然後，雙方同意日後不再相見。

（看官們，後來他還是娶了她，十五年後，我們的孩子在約翰尼斯堡還念同一所小學呢。）

差點引火自焚的我，後來為了安全起見，也不再跟

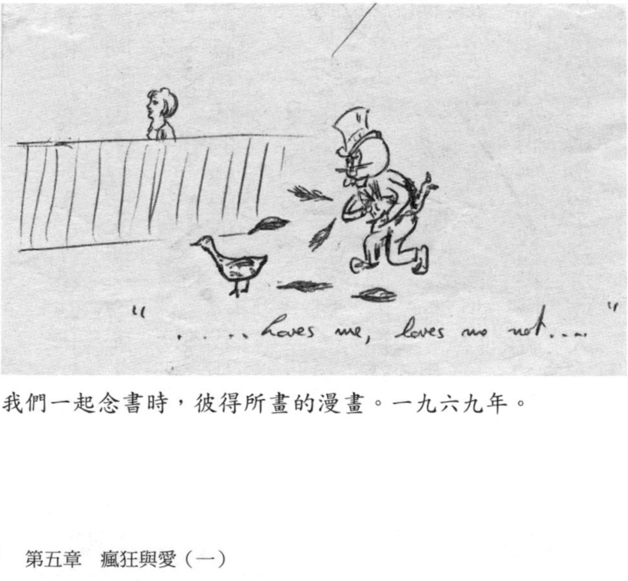

我們一起念書時，彼得所畫的漫畫。一九六九年。

賈克見面。

或許是因為我的良心發現，讓我和彼得之間也產生了變化。每週六早上三小時化學考試的痛苦（考試內容是路易士酸鹼理論，一酸一鹼的溶液之間的電子對的交換，會產生電子的配位共價鍵〔dative electron bond〕），以及隔週的數學考試（數學要考的是羅必達法則〔L'Hôpital's Rule〕，也就是計算0／0或∞／∞這種不該有的數學式的極限值），讓我和彼得不知不覺開始一起念書——在他家的餐桌上。

深夜時分，怎麼會有兩顆頭湊近同一本書，努力探詢某些奇怪新詞彙的意思。那個吻，又是怎麼一回事？還有另一個吻？以及彼此身體的探索？或許，只需要一個解釋就可以說明這些：在我們開始一起念書之前，彼得也對自己的情感做了重要的功課。他不再以跟別人較勁的心態去跳舞，也跟那個金髮舞伴分手——她果然是他的女朋友。（看官們，他也是愛過那個金髮女孩的，但我從沒把她當成對手，相反地，我把她視為志趣相投者。她和彼得分手後四十年，我遇到她，才知道她在南非當醫生，仁心仁術幫助了許多病人。現在，在她結識二十多年的親密伴侶的陪伴下，她正誠實堅毅地面對惡化的健康狀況，並和伴侶一起做出決定，進一步治療她的乳癌。）

彼得和我正式穩定交往時，我快滿十八歲，他十九歲。我們在一起後，我的第一個生日，他送我一雙白色涼鞋當生日禮物——我曾無意間提到想要那雙鞋。沒多久，在沒有特殊節慶或日子要慶祝的情況下，他忽然送我一枚戒指：一顆如豆子大，閃閃發亮的橢圓形橄欖石——顏色是春天草地的柔綠色——嵌在金子裡，下半部鑲著一圈深紅色寶石。這不是訂婚戒，所以我把戒指戴在右手。我們畢業典禮那天，趁著我的父母也來了，我們決定訂婚，而那顆戒指，就是我唯一想要的訂婚戒。我父母和我在他父母家用完晚餐後，彼得把戒指從我的右手換到左手的無名指，象徵性地完成訂婚儀式。

數年後，我終於慢慢弄懂彼得在我們交往初期的一些奇怪行徑。原來，對桑德斯家的男人來說，「穩定交往」等同於一輩子結為連理，所以，他們必須非常非常確定對方是他所要的女孩，才會許下永不食言的承諾。而且，在他們家族中，這樣的例子不可勝數。比如彼得的父母十七歲相識後，雙方就沒再瞧過其他男孩或女孩一眼。彼得的哥哥克里夫和嫂嫂蕾雅是鄰居，認識的時候他十四歲，她十歲，高中時穩定交往，最後結婚。而我們的兒子紐頓也延續這個傳統，所以，就像彼得和我，他在十九歲時和十八歲的雪洛穩定交往後，就攜手迄今。

回顧二〇一三年九月二十七日的　失智觀察日誌

在準備過六十四歲生日的前夕（我的生日就在昨天），我一直在思考「直到死亡將我們分開」這句話。若說我怕死亡，那麼，我怕的其實是沒有足夠的時間去避開那種認不得所愛之人的苦境。我曾和一個朋友聊到我們的母親和祖母，她說：「老女人死不掉。」確實，在我的家族和彼得的家族中，男人似乎都死得比較早，所以我母親和彼得的母親都守寡了幾十年。由於多數時間我只能遠遠地經歷她們的晚年，除了幾次短短停留數天的造訪，所以，我得從其他地方了解真正老去的日常生活樣貌。在我們這條羅伯特街，有兩組鄰居的人生可說是我們多數人認為的理想婚姻或長期伴侶的關係：一起變老。住在我家斜對角的那對老夫妻，兩人都八十多歲了，其中一人罹患各種跟老化有關的嚴重身體疾病，但心智很正常。這對夫妻經常重申對彼此的愛意和感激，有時就連我在場也照做不誤。而在我們正對面的鄰居鮑勃和黛安，雖然稱不上健康奕奕，但我相信，對他們來說，最大的問題是鮑勃的心智和原本的性格被幾次的中風摧殘殆盡。黛安現在將近八十歲了，鮑勃比她小一、兩歲。

鮑勃和黛安是五十年前結婚的，當時鮑勃剛從韓國掃蕩隊回美國——所謂掃蕩隊也就是清除剩下的敵軍——跟同袍到西部旅行，在鹽湖城停留時認識黛安。關於他們的婚姻生活，黛安是這麼告訴我的：兩人關係非常好，在一起經常開玩笑，婚姻中可謂笑聲不斷。他們有兩個兒子，都住在猶他州。小兒子藍迪，現在已經五十多歲，但三十幾歲時因為腦動脈瘤導致智力受損，現在的生活能力大約只有四歲，所以住在附近的教養中心。老大巴比可說是能幫他們解決疑難雜症的家人，尤其是遇到健康危機或者房屋修繕時，不過，他住的地方有點遠，而且在建築工地工作，有做才有錢。

鮑勃第一次大中風後，黛安每天至少要花二十小時在家裡照顧無法說話，認不清白天和黑夜，睡眠模式飄忽不定的丈夫。鮑勃需要時時有人協助他上廁所、洗澡、穿衣、餵食，並給予他安全感。黛安原本在幫人打掃，一週三次，但三年前辭掉這份工作，也因此沒了這份工作帶來的薪水，成為辛苦的專職看護。當過軍人的鮑勃，有美國退伍軍人健康管理局（Veterans Health Administration，該單位隸屬於美國退伍軍人事務部）幫忙醫療照護。美國退伍軍人事務部提供每兩週一個下午的喘息服務，也就是每個月大約有八小時的時間，黛安可以自由外出剪髮、看醫生，但其餘時間，她都待在家裡照顧鮑勃，家裡大門還得上兩道鎖，免得他跑出去亂逛。

每月的第二個星期日，他們的小兒子藍迪會回家。這一天，黛安總是設法叫他和鮑勃到花園裡幫忙，設法讓他們有事可做。藍迪非常勝任除草工作，但說到其他差事，他們父子就得有人分分秒秒看著，可是即使如此，他們都還不一定會乖乖遵守。有一次，我去他們家時，這家人正在外面院子，黛安一臉惱怒地看著這對父子拿著樹剪摧殘玫瑰花叢。「被他們兩個這樣一搞，」她苦笑地對我說：「沒多久就只剩樹枝了。」

我很喜歡黛安，也非常敬佩她。在我心中，她肯定是活出婚姻誓言的最佳範例，除了對家人有愛、犧牲奉獻，而且還能保有幽默感。這種精神，美麗又有尊嚴。

我很肯定，在我的失智症愈來愈惡化時，彼得對我的照顧會愈來愈多，然而，這是我想要的嗎？如果換作他得了失智症，他會希望我這樣犧牲自己來照顧他嗎？我們兩個不是一直認為，心智的死亡有足夠的理由來讓這天——「直到死亡將我們分開」——提早來到嗎？

欲力（Libido）很可能是佛洛伊德所創的詞彙中最為人所誤解的一個——在日常生活中，它會讓人聯想起性驅力，尤其在美國以外的地區。然而，在精神分析的詞彙裡，欲力指的是一種能量，這種能量不僅跟性愛有關，也跟能讓人肯定生命（life-affirming）的心理

活動有關。有時候，欲力必須導入內在自我，我們才能好好地活得像個人，也就是說，我們必須先愛自己，才能去愛別人或愛別的東西。把全部的欲力傾倒在別人身上，不只會造成心理崩潰，也會讓身體機能受損，比如阿茲海默症協會就說：「照顧失智症患者的人若是年長者，有百分之六十的機會比他們所照顧的人更早死，原因在於壓力。」

當年，彼得的寶瓶時代[24]來臨，加上我為了撿書本鑽到桌子底下時，頭上下顛倒跟他的相遇，造就了我們四十八年的關係，其中四十五年還有婚約之締。我們的結合，製造出具體的愛情結晶——我們的孩子——而且我們很自豪這兩個結晶是我們所創造的。而他們給了我們孫子，延續了我們的生命：將近八歲的肯伊，將近五歲的艾莉雅和兩歲的丹堤。他們是我的 memento vivere，這是知名的拉丁文，也就是「提醒我生命的喜悅」。

在沒被孫子迷得團團轉，或者折服於我們孩子那麼懂親子教養之道時，我和彼得仍然熱情地追求各自的知識。他擁有的美國專利高達八十七件，主要跟金融業的電腦加密和身分認證技術有關。過去六年，他有五次獲頒猶他州天才頭銜。退休後，他把時間投注在將

24 寶瓶時代（Aquarian age），意為新紀元、新時代。在占星學中，寶瓶座掌管的是愛、精神和人權。

他的專業延伸運用個人領域上——他建置一個網站，裡面教人存出一桶退休金的秘訣，並客觀地以我和他為例，說明我們是如何達到現在的優渥狀態（好吧，實際一點，應該說是「儉約舒適」）。當年我們可是在三十五歲左右來到完全陌生的國家，從無到有打拚出現在的成果。

這幾年來，我們夫妻大幅減少跳舞的嗜好，因為源於歐洲的國標舞，現在已成了古早年代的奇怪娛樂。就連拉丁舞都演化成拉丁雷鬼動（reggaeton），這是一種融合拉丁音樂和加勒比海音樂，以饒舌和嘻哈的形式來表現的舞蹈，這種拉丁雷鬼動，已經讓古典的拉丁舞被排除在年輕人的世界之外。此外，這類跳舞的俱樂部或夜店很少在晚上十一點以前營業，偏偏我們已經不是十八、十九歲。所以，我們經濟可以負擔的時候，就透過私人的舞蹈課來磨練舞技。當然，免費的跳舞場地也是有的，比如做午餐或吃完晚餐洗碗盤時，在廚房就可迴旋起舞，或者，當一連串適當的音符震動了空氣，隨時隨地都可跳上一曲。

在公開場所，彼得和我的舉止常像熱烈中的情侶，惹得旁人會心一笑，甚至發表看法。幾如前幾天，我們兩個手牽著手，如同往常說說笑笑，走入我們家附近的市郡聯合辦公處，準備找社會福利諮商員。結果服務檯後方的女人對我們說：「我想兩位是來這裡領結婚證書的吧？」當我們亮出婚戒，並告訴她，我們四十年前就領過結婚證書時，連我們自己都覺得不可思議。

我們航行，一年又一天，
航向長有棒棒樹的地方……
手牽手，在沙灘邊緣，
我們在月光下跳舞，
月亮啊
月亮，
我們在月光下跳舞。[25]

25 出自英國童詩〈貓頭鷹和小貓咪〉（The Owl and the Pussycat）

第六章
瘋狂與愛（二）

二〇一五年初，七十八歲的亨利．雷洪斯（Henry Rayhons）——他是愛荷華州的共和黨員，已經擔任九屆的眾議員——因為跟八十歲的妻子性交而被控三級性侵重罪。他和妻子唐娜．盧（Donna Lue）是在教會唱詩班認識，兩人於二〇〇七年結婚，他被控該項罪名時，她因嚴重的阿茲海默症住在安養院。《紐約時報》報導，安養院的員工和雷洪斯的友人都證實他們夫妻「感情很好，深愛對方」。該項指控並沒提出雷洪斯太太有「反抗或者被暴力性侵的跡象」。安養院的員工說：「雷洪斯太太每次看到亨利來，都很開心。」亨利「每天早晚都會來看太太，有時還會在她的床邊念天主教的玫瑰經。」但這起控訴之所以成立，主要是雷洪斯太太前段婚姻的女兒蘇珊．布魯恩斯，以及安養院的醫生約翰．布勞帝。他們兩人認為，嚴重失智症者在心理上是不可能「同意發生性行為」。

自從雷洪斯太太住進安養院後，她的女兒蘇珊．布魯恩斯就一直擔心雷洪斯先生太常干擾她母親的生活作息，比如他會帶她出去跟朋友一起吃午餐，上教堂，或者參加朋友與熟人的葬禮，於是她要求安養院評估雷洪斯太太的心智狀況。在家庭醫師和安養院社工的協同評估下，雷洪斯太太的評量分數是零，因為她「無法記得『襪子』、『床』和『藍色』這些字」。他們的結論是，雷洪斯太太不再有能力進行合意性行為，因此不需要具隱私的單人房。於是，她被移到雙人房。幾天後，她的室友抱怨，有一次雷洪斯先生來訪時，她聽到「性愛的聲音」。蘇珊．布魯恩斯便跟安養院投訴。根據《紐約時報》的報導，「雷洪斯太太被帶到醫院，檢查是否有遭性侵的跡象。幾個月後州政府提出所謂的性侵證物袋，袋中並無被害人受傷或性交的證據」。然而，那時蘇珊．布魯恩斯已經取得母親的監護權，並把母親送到另一間安養院，該安養院有另外的單位專門照顧失智症患者，同時限制雷洪斯先生的探訪權。

雷洪斯太太在二〇一四年八月過世，享年七十八歲。《紐約時報》說：「她的葬禮過後沒多久，丈夫遭逮捕。」

雷洪斯先生的律師，在醫療和精神病學專家的陪同下，質疑評量的有效性——雷洪斯太太因該評量而被剝奪了性愛的權利。他們認為，目前「沒有廣泛使用的方法可以來評估一個人是否有能力擁有合意親密關係。其中一個障礙，在於失智症的症狀起伏不定。患者可能上午時很清醒，但下午又明顯地出現心智受損的跡象」。雷洪斯先生的法律團隊也認為，「肉體的親密對失智症患者有利……可以穩定他們不安的情緒、減輕孤獨感，或許還有助於身體健康」。丹尼爾．瑞恩戈德（Daniel Reingold）——他在紐約市布朗克斯區中的瑞夫戴爾區（Riverdale）的希伯來之家（Hebrew Home）養老院擔任執行長——在一九九五年時，創先制定安養院住民的「性權規定」，他說：「觸摸是我們人類最後失去的愉悅感之一。」老化加上長期居住在安養機構已經讓人「失去獨立性、失去朋友、失去使用身體的能力，我們為何還要減少他們的『身體親密感』？」

這些專家並未質疑植物人無法有合意性行為，然而，失智症患者不一樣，他們經常保有相當程度的意識，即便無法管理錢財，分辨不出時間，或者認不得自己的孩子。堪薩斯大學老年中心（Center on Aging at Kansas State University）的主任蓋爾．道爾（Gayle Doll）相信，「失智症患者或許無法透過言語文字來表示贊同」，但他們仍然可以「透過身體語言或臉部表情」來傳達想要觸摸或其他性活動的慾望。雷洪斯先生的辯護團隊因此認為，失智症患者不應該被剝奪「自我決定和親密關係的能力」

失智觀察日誌

二〇一二年七月十日

我去醫院，做結腸手術該做的事前檢查，抵達後我把車停在一輛休旅車和及肩的圍牆之間。回到停車場後，我發現有人在等我的車位，但我覺得她靠太近了，所以揮手要她後退。她退了，但退得不夠，我再次揮手，她只移動一吋。雖然覺得空間很侷促，我還是倒車，但在轉彎時我撞上了休旅車。驚嚇之餘，我趕緊打方向盤，這次撞上水泥圍牆。

我留著一張紙條在休旅車的擋風玻璃上，然後打電話給彼得，告訴他，我們的車沒事，我這就開車回家。

無底洞的恐懼。

回到家，我告訴彼得，我永遠不再開車了。偏偏那天剛好是我習慣開車載老邁的鄰居夫妻去採購日用品的日子，所以我過去告訴他們，我今天沒辦法載他們去，未來也不會載。這件事，我實在難以對其他人啟齒。重點不是開車，而是我發現我的自我核心改變了，原來那個可以幫助別人的我，無法助人了。

二〇一二年七月十六日

星期六早上，我宣布我不再開車，但我要去購物，搭公車去。去時尚購物中心。去程和回程都一個小時。坐在公車上的我，好像是菁英分子，因為我既不缺牙，也不是無家可歸，也沒坐輪椅，或者吸著氧氣瓶吸到忘了我是誰。搭公車的經驗也讓我覺得我遇到的麻煩根本微不足道，因為公車上那多到不成比例的非裔美國人、美國原住民和西班牙裔，喚醒了我的種族優越感。

二〇一二年十二月三十一日

傍晚從時尚購物中心搭公車回家，我一不小心提早十二個街口下車，而且是越過馬路後才發現。由於氣溫高達三十二度，而且下一班公車要半小時才會來，加上附近又無遮蔭處，我只好吞下尊嚴，打電話叫彼得來載我。

彼得和我結婚後，多留在學校進行一年的學士後研究。接下來六年，我們忙著找符合個人專長的工作、找房子、買家具、音響系統、還到亞洲度假六星期。我們的第一個孩子瑪莉莎在我們婚後第七年誕生，經過整整一天的難捱陣痛，她終於滑入這個世界。在她仍跟我相連，還沒剪斷臍帶之前，我就迫不及待地看了她一眼。彼得說她是個「嘴唇紅通的美麗小女孩」。由於生產時間過長，造成臍帶繞頸，導致她身體冰冷，難受不舒服，所以我

只能抱她幾分鐘，護士就來把她抱走，放入加熱蓋罩的溫暖嬰兒床。原本，我打算她出生後的頭幾分鐘，要好好把她摟在胸脯——就像書本說的那樣——所以被剝奪這個機會後，感覺比失望還糟。把她交給護士的那一刻，就像砍掉一隻手臂般痛苦。

幸好，女兒很快就恢復健康，而我也能抱著哺乳。我沒抱著她時，彼得會抱她，中間空檔就讓她睡在我床邊的嬰兒床上。雖然精疲力竭，但我總是努力對抗睡意，因為閉起眼睛就見不到她。我深深地愛著她，全世界什麼都可以不要，就想把她抱在赤裸的身軀中，撫摸她的臉和小肚肚，親吻她的頭頂和她的粉紅色小手，輕舔她的小趾頭。

我不顧一切，無可救藥，癡迷瘋狂地愛上了她。

瑪莉莎出生兩年半後，紐頓冒出我們的生命中。他那張皺巴巴的臉蛋一臉不高興，我們花了好久才把他弄出來。這次我可以直接把他放在胸脯，摟著他，愛著他，就像愛我的第一個孩子一樣癡傻。他的體溫貼著我的肌膚，他貪婪地緊吮著我的奶頭，還有他的小手小腳朝著我的身軀亂揮一通，抱著他時也猛踢我的大腿不放，一副爭強好勝的「男子漢」模樣。我們也把他放在病床邊的嬰兒床內。我生他的時間比生瑪莉莎更久、更辛苦，所以彼得回家跟瑪莉莎和奶奶蕾特姬報告這次是小男嬰後，我就慢慢進入夢鄉。在沉睡之前，我忽然聽到窒嘔聲，所以趕緊起身，抱起紐頓，這才發現他全身發青，沒了呼吸。

我立刻啟動後來朋友們說的「土狼媽咪模式」，放開喉嚨大喊，要人來幫忙，同時踉蹌地奔向護理站，那速度絕對是一個因生產而做了外陰切開術的女人所希望的最快速度。值班的護士衝過來，就算只是晚個一秒我都嫌遲，我把寶寶放在她伸長的手之後，人就昏倒在地。接下來的事，我只知道彼得告訴我，紐頓沒事。他只是吐出了生產過程中吸入的一些液體，護士幫他清理呼吸道之後，就把他放在嬰兒室觀察一晚，不過還是會把他抱來給我哺乳。醫生認為我這樣突然昏倒代表需要輸血，因為我在生產過程中失血不少，所以幫我安排隔天輸血。

有時醫療處置就是會出錯，導致做了治療後反而比原先治療要解決的問題更糟。我就是一例，真沒想到我會因為血液中的血漿蛋白而出現過敏性休克，這種機率才千分之三啊。才輸血十分鐘左右，我就告訴旁邊的護士，我覺得腳怪怪的。這輩子我從沒感覺自己重要到會讓旁邊的人手忙腳亂，總之，我最後記得的就是一群人圍在我的床邊。我失去意識後，醫護人員出動各種急救措施，抗組織胺、氧氣、腎上腺素、類固醇，結果我需要的輸血量比一開始更多。隔天，我又再次輸血，為了避免過敏，這次得先打抗組織胺。即使體內儲存的血液量已經足夠，我還是覺得很虛弱，在醫院休養了三天才有辦法帶寶寶回家。這個戲劇化插曲所造成的後遺症就是，我不再有愛兒子的感覺了。抱著他的感覺，就跟抱著鄰居遠從非洲納米比亞首都溫荷克而來的姪女的小寶寶差不多。

我過敏性休克之後，腦子裡的狀況一定影響了我辨識面部表情的能力，幸好這只是暫時的。後來從其他病人的描述，我才知道我這種看到紐頓時腦中一片空白，毫無感覺的怪異現象叫做卡普格拉症候群[26]。他看起來當然是那個生出來後我立刻愛上的寶寶，但為什麼現在對他就是沒有任何感覺？

存在主義的主要精神之一就是「存在先於本質」——亦即人類生命本身是沒有意義的，而是要透過具意識的行為去創造自己的意義——這一點，在我帶兒子回家照顧的過程中，充分體會到。同樣地，心理學家保羅．艾克曼（Paul Ekman）說，假笑可以改善心情——我一開始裝出來的母愛讓我的身體分泌更多催產素，所以幾週內，我就像當年愛女兒一樣地愛上兒子了。

到現在，我這個兒子從沒停止點亮我的生命。每次看到他，或者跟他談話，我仍可以感覺到我靈魂深處慢慢綻放的愛，那種愛帶著一種充滿敬畏的開放心胸。那種愛，證明了佛洛伊德所言——也讓我這個女性主義者大為悔恨——他說，母親與兒子的關係「是所有人

26 卡普格拉症候群（Capgras），又稱雙重錯覺症候群，患者認為其親友為假扮者所頂替。

類關係中最沒有矛盾的愛」。我這個女性主義者的救贖，就是佛洛伊德這番話也完全適用於我對女兒的感覺。

彼得在我六十四歲生日時寫給我一封信，在信中，他說：

在我人生的任何重要時刻，我都要妳在場，對我說美麗動人的話。雖然，我真的很希望我們可以同時同地死去，但倘若我比妳先走一步，我要妳把那些美麗動人的話對我們的家人和朋友說。當妳的話語傳遞能量給他們，讓他們的心得以熊熊燃燒，我身上的氮、碳、氧和氫分子都會震動得更快一些。

雖然彼得和我不忌諱去談我們兩人其中一個先死，也會拿這話題開玩笑，有時談著談著就傷感了起來，但其實，多數時候我們想的，並不是死亡。我們倆是真的很認真地活著。而且，我們這些老人家的**活**，其實也包括性。我們的性愛遠比年輕人想像得更多，或者說比他們願意知道的更多。各位偷窺者——其實我也算在內——我來介紹你們一些文章，如〈性愛與老人：調查顯示，許多老年人依然性趣旺盛〉、〈性愛與長者：老年人如何性福〉，這些文章，是「針對全美國五十七歲至八十五歲老人所做的最廣泛性愛調查」所做的摘要報導。調查結果顯示，彼得和我絕不是唯一仍遵循「不使用就會喪失」這個原則的六十多歲長者。

關於閨房之樂，在此提供兩則個人經驗：一、就像當年想製造寶寶，現在我們老夫妻倆也會按照行事曆來辦事——因為辦事之前，我們其中一人得停用某種藥，另一人得多吃某種藥來啟動那些體衰的神經元，讓它們得以噴射多巴胺。二、半個世紀前，我們兩個只要誰起了慾火，就能**達陣**，享受高潮，而現在就跟許多老人一樣，「我們得努力辦事才能達陣」，但有什麼關係呢，反正我們退休了，有的是時間。

限制性愛的，絕不是年紀。只要有機會找到性伴侶（或者任何能讓人性興奮的東西），人人都能有性愛。若沒有性伴侶，也可以自娛——以老年人為對象的網站可是很鼓勵這麼做呢。有長期伴侶關係的人，比較有機會年紀很大仍有性生活，因為每當賀爾蒙開始「震動得更快一些」，他們身邊隨時有人可以滿足需求。有趣的是，這篇題為〈研究發現，婚姻伴侶在五十歲後，性生活再次趨於活躍〉的文章說：「處於第一段婚姻，也就是沒有離婚，也不是再婚的人，通常有較多的性生活。」

美國新聞網站「每日野獸」（Daily Beast）有個專欄叫做「床第之間」，撰稿人芭比・納杜（Barbei Nadeau）曾在該專欄裡寫道：「如果想到兩個八十幾歲的老人脫光光在床褥間翻來滾去，你不覺得噁心，那麼你很可能達到了一種成熟狀態，對這種成熟的人來說，在一定年紀之後，性愛是一件很美好的事。」我，就是「成熟」到希望我的崔雅歐嬤和卡瑞歐歐爸的六十三年婚姻，仍然性愛不斷。

失智觀察日誌

二〇一四年四月二十四日

上個星期，辛苦了一年的黛安終於要放假，去距鹽湖城約車程五小時的內華達麥斯奎特市（Mesquite）找她的姊姊。她提前幫鮑勃預約了安養中心——費用由美國退伍軍人事務部支付，而他們的兒子巴比也會在黛安離開時來載爸爸去安養中心。去年她出門前，鮑勃非常焦慮，所以這次兒子巴比先哄爸爸上貨車，讓她趁機溜走。而父子的目的地當然是安養中心。

隔天晚上，鮑勃溜出安養中心——他的手環失效了，所以走出安養中心的門時，手環沒響。那晚午夜，工作人員發現他不見了，立刻打電話通報九一一，請求協尋。隔天早上，彼得和我接到電話，說他失蹤了。那時，已經有警察出現在他們家，準備挨家挨戶找人。警方還把走出家門探風聲的鄰居組織起來，請他們分成小組往不同的方向尋找。彼得和我開車到我們被分派到的區域，然後下車搜尋，但毫無斬獲。十七個小時後，鮑勃被人發現在離安養中心將近十公里的地方。發現他的那個人當時以為他死了，因為他一動也不動，斜倚在電箱上。救護車的緊急救護員說，他只是太累睡著了。

下午，鮑勃被救護車送回家，後面跟著開貨車的巴比。鮑勃虛弱到無法走路，所以由兩個救護員攙扶著走上廊前階梯。他進屋後，立刻打電話給黛安，可是她還在路上——她的姊姊只能白天開車，因為夜間視力已經不行。巴比把鮑勃哄上床後一、兩小時，黛安回家後，她發誓，再也不離開他一步。

一九七一年三月二十六日，是我和彼得的大喜之日，天一亮我就起床。前一晚我睡在父母家，還有我的朋友貝蒂——大學時，她以擅長美髮而聞名整個宿舍。鬧鐘在五點鐘響

起，我們兩人起床時又累又憔悴，因為前一晚我們睡覺客廳地毯上，只有一個枕頭和毯子當床褥。父母家擠滿了客人，但他們不是為了我的婚禮而來。他們來，是為了協助我那住在喀拉哈里的九十幾歲外公，他現在正住在我父母家，因為崔雅歐嬤發生嚴重車禍，目前人住在普利托里亞市的醫院。家裡的客人當中，就屬我和貝蒂最身強體壯，所以，睡客廳地板的最佳人選非我們莫屬。更慘的是，我睡覺時還得戴著髮捲。

前一晚，我比預定的時間更晚回到父母家，回去後，還得趕緊縫製新娘頭紗。我去美國當交換學生的住宿家庭漢寧一家人從愛荷華州趕來，也住在我們的公寓內。我一邊把蕾絲縫在頭紗的白色布料上——我的新娘禮服也是用同樣的布料——一邊和我的美國爸爸艾爾、美國媽媽桃樂西及美國妹妹聊天。一時分神，不小心把頭紗邊緣割了一條裂縫。桃樂西立刻又變成我的媽媽，就像當時我在愛荷華州那樣。她要我別慌——我已經緊張到猛擰手——把針和布料從我的大腿上拿走，最後不只幫我縫完，還把裂縫補好。隔天早上，我還沒洗臉，讓惺忪的睡眼清醒，就立刻跟自己說，頭紗和新娘禮服都很好，今天若有「服裝差錯」，一定是昨天睡地板做的惡夢。總之，一切完美，我要準備化妝。

在化妝的一個多小時內，貝蒂幫我把及肩的頭髮盤上頭頂，她那從容不迫的態度，彷彿只是在計算一個非簡諧方程式的傅立葉係數。她幫我盤好頭髮後，建議我從那一團髮髻中抓幾絡下來，散落在臉龐。接著，要穿上新娘禮服了：高腰款式，裙子輕柔，長襬及地，從裙襬往上四十五公分處鑲著蕾絲。上臂的衣袖是沒有線條的寬鬆袖子，手肘到手腕處則像晚宴的長手套。我在鏡子前轉一圈，貝蒂又哇又啊地稱讚，剩下的，就等貝蒂幫我固定好頭紗——固定在高聳的髮髻後方，還要噴點雞蛋花味的香水。由於我決定要當個「現代」新娘，所以頭紗只是裝飾用，沒真的蓋住我的臉。現今這時代，我和這個美好世界之間，不需要隔著紗簾，無論是多細緻的紗簾。

早上七點過後，我和彼得去公園拍兩人獨照——我們相識後，在那公園擁有很多回憶，然後前往教堂，抵達時發現我爸已經等在大門了。婚禮儀式開始，我和彼得跟在花童（我八歲的妹妹特兒夏和一個堂妹）和伴郎及伴娘（拉娜和我的美國妹妹喬伊絲）的後方步上走道。我爸親吻我，然後跟彼得握手，然後抓著我的肩膀，等彼得把我拉向他。當我跟我這個即將成為丈夫的男人近到四目相對時，他那既溫柔又敬畏的眼神猶如活靈活現的一首詩：「我帶著你的心前行。」

這場荷裔南非人的荷蘭婚禮是很典型的教堂婚禮，所以遣詞用字熟悉到唸起來如行善時的經文般平靜。這場教堂聚會唯一非傳統的地方是彼得回答必要問題時所發出的「呀」音。他的這個語助詞惹得會眾發出憋笑聲，打破了荷裔南非教堂慣有的沉默氣氛。

跟家人照完相後，彼得和我終於抵達婚宴會場。當我們這對新人手牽手走過穆德餐廳那一大片的翠綠草地——草地上還穿插一叢叢的當地原生樹木——已經列隊的賓客紛紛笑著對我們揮手致意。步道旁的遊戲攀爬架上，小賓客們正在對抗地心引力，他們抓著鐵欄，頭下腳上。我的花童身上那襲淡紫色的花童禮服也因此整個蓋住她們的頭，看起來就像藍花楹屬植物那鐘狀的淡紫色花朵。露臺上，賓客已經在桌位坐定，格架上的九重葛讓四周一切感染了它的紫紅色喜氣。彼得和我在家人摯友的陪同下走向座位，沿途跟賓客點頭揮手，宛如皇室出場。主持人雷蒂姨媽的主持功力讓我們的婚宴有了畫龍點睛的效果——她是彼得一家認識很久的朋友。

每席桌位正中間都放了一壺新鮮現榨的柳橙汁來款待佳賓，陽光似的黃澄顏色四周環繞著鳳梨、葡萄、香蕉和蘋果。在彼得和我及父母就座的主桌後方，自助餐檯上擺滿了各種料理，一碟碟的雞蛋、一盤盤的培根、一條條麵包、一碗碗的水果沙拉，以及一大盅咖啡。此外，我媽還插了一盆她的招牌花飾，這盆設計花藝之巨大，聳立於食物上方。漸層如瀑的鐵鏽色菊花、深黃色的萬壽菊，以及淺黃色的康乃馨，穿插在蓊鬱的綠葉中，這些花花草草，全來自我媽蘇珊娜和鄰居的花園。

中午左右，宴席結束，彼得和我準備出發去度蜜月。他對於蜜月的地點守口如瓶，直到幾天前我得開始打包行李才讓我知道：南非德爾班（Durban）的一間海濱飯店。我脫下新娘服，換上度假打扮——拉娜幫我縫製的洋裝。這件長度到小腿，顏色是蔓越莓紅的緊身洋裝，是她送我的結婚禮物——然後跟大家說再見。我快速穿梭在賓客間，好讓裙子的寬鬆裙襬易於飛揚，變成迷你裙，露出我最多的腿部。我覺得自己時髦得很邪惡，感覺像是普魯斯特筆下的情婦，準備隱藏在我們的奢華飯店中。這間高級飯店名為牡蠣盒（Oyster Box），我以前對這名字難以苟同，但自從脫離了科學世界，轉而追求南非女性主義文學批評的先驅地位——請容我不害臊地這麼說——並從歷史角度來看待我們這間蜜月下榻處的名字所具有的猥褻雙關語，我就懂得欣賞這名字。不過當時我的欲力並沒打算從智識角度來解讀這些軼事之類的。當時，我就像兩千年前聖經裡那些誓言不嫁的女人，絕對不是女性主義者，然而，婚禮過後六小時，我就成了聖經《哥林多前書》第七章第三十四節所說的：「已經出嫁的，是為世上的事掛慮，想怎樣叫丈夫喜悅。」

失智觀察日誌

二〇一三年二月十六日

我的第二次神經心理評量結果寄來時，我們正在芝加哥，幫瑪莉莎和女婿亞當把冰箱裝滿，清洗寶寶的衣服，以便及時迎接他們的第一個寶寶，我們的第三個孫子！回到家，我在一大盒郵件裡——鄰居黛安幫我們收信——發現神經心理學的評量結果。我拆信看了後，始終無法針對這次的評量結果提筆寫些什麼，直到現在，兩個星期後。

做完評量，我跟我的神經心理學家——姑且稱她為蒂蒂——討論評量內容時，我說，我對於工作記憶部分的評量很有信心。這部分的評量是要記住四組字彙。兩年前的評量結果顯示，我只有「一般的學習能力」。但從評量的過程中，我知道，會有十六個字是以語意群組的方式出現，比如長頸鹿斑馬松鼠牛，或者包心菜芹菜洋蔥菠菜，所以我覺得第二次評量我的成績會更好才對。沒想到讓人失望的是，評量結果顯示，這次我的整體成績比六十一歲做的評量還糟。

報告裡有一小行字，解釋了我這次的整體成績為何較低。雖然我知道評量的字彙是以四個類別的方式出現，但在評量人重複敘述多次後，我仍只記得三個類別。我記得當時我說：「我知道有一類我還沒說。」但就是想不起那類是什麼。所以，這一類的四個字彙我都沒能記住。然而，這部分的評量，原本是我最有把握的部分。

另一部分的評量，結果沒像我預期得那麼糟——做評量時，我覺得這部分滿難的。而在連接數字和畫對角線這部分，我都做對了，但速度過慢，拉低了分數。費力完成這些問題後，蒂蒂暗示我，或許這次先不要做數學評量。我想，她一定看出我做測驗時有多沮喪。事後，我很高興我沒做數學部分，兩年前的評量結果已經證明我的數學技能變得很糟。

評量結果最讓我沮喪的是，我的智商測驗成績跟高中時做的最後一次相比，明顯降低了。我念高中時，南非的學校都用魏氏智力測驗法（Wechsler scale）來評量，而蒂蒂用的也是這一份，因此兩次的結果是可以拿來比較的。我這次的成績跟上次相比，可謂遽降。

我知道智力測驗已經被認為過度簡化，不一定可以精準評估出一個人可能的成就，而且跟一個人活得好不好並無相關，但我還是很在意我的智力測驗成績，因為它代表了我長久以來被認可的優異學業成就。小學時第一次做智力測驗，測驗結果證明我父母長久以來對我的看法果然沒錯。他們認為我是早慧成熟。長大後，我知道自己的腦子很不錯，就像我的身高、肌膚和冷靜個性，都讓我引以為傲。而現在，我的智商成了我不喜歡的東西之一，如同我下垂的臉頰肉、以前腳開刀導致現在有點微跛，以及我無法集中的散漫思緒。

除非我能跟智商下降一事和平共處，否則我就無法跟任何人談論這件事，連彼得都沒辦法。

在新的城市裡，融入當地的生活節奏是一件很辛苦的事，尤其當這城市是在新的國家，就得花更多時間才能找到生活節奏。要是我們移民到美國後，我能找到工作，進入大學進修課程，或者處在能幫助我安定下來的環境中，就像彼得和我們的孩子那樣，或許我就能像他們，找到我的立足點，擁有同樣的自在感覺。然而，沒有適當的簽證，我就沒有合法的身分進入那些我當母親之前覺得很有趣，很有挑戰性的知識環境。有一段時間，我安於我的「全職母親」的身分，去孩子的學校當志工，在家裡布置舞臺，演出藝術和科學事件給小朋友看，建立孩子和家人的社交圈。然而，這一個層面的身分認同頂多也只到這種地步。過了一、兩年，我開始覺得沮喪、沒有挑戰性，甚至有憂鬱傾向。我真的不愛這種萎縮的自我。

第一個解決方式是寫作。一開始，我寫一些散文式的信給南非的家人和朋友，報告我們的近況，接著，我找到了寫給孩子看的函授寫作課，在裡面一位老師支持下，開始寫故事和小說給孩童看。一、兩年後，工作簽證仍沒著落，於是我跟猶他州的參議員歐林・哈曲（Orrin Hatch）求助，希望能在猶他州大學讀書，而且是以美國猶他州人而非外國人的身分註冊，這樣，我才負擔得起學費。我不知道他們是怎麼通過我的請求，總之最後我真的以州民身分進入了猶他州大學。我一開始是希望取得猶他州的教師資格，但沒多久，我對當老師的興趣減少了，因為我在函授課程——「創意寫作初級班」——所寫的一篇故事，僥倖被公開刊登在當地雜誌《猶他州假期》（*Utah Holiday*）。後來，我沒拿教師證，反而在寫作課老師的鼓勵下，申請創意寫作碩士課程的助教獎學金（也就是攻讀碩士課程時兼任教學工作），並獲得通過。一年之後，我覺得自己應該可以申請創意寫作的博士課程——幸運地，我的老師也這麼認為。對我來說，攻讀這個博士，代表我成人之後的身分認同有了重大改變。我除了是南非種族隔離下所形塑出來的南非荷蘭人，是具有科學素養的學者和老師，是妻子、母親、女性主義者、無神論的美國移民，現在，我還披著哲學家／知識分子的外套，就像果戈里的小說〈外套〉的主角阿卡奇（Akaky Akakievich Bashmachkin）穿上了體面的新外套時，變得「更飽滿，彷彿結婚了」。

換句話說，我又找到了我的聲音。

在自我的其他層面上，套句佛洛伊德的語氣，我的欲力組合變得更多元化了：一九九二年，我們全家終於正式成為美國公民。公民身份加上博士學位，代表我有資格獲得「真正」的工作。儘管如此，我在猶他州立大學英文系的兼任講師工作還是多延續了一、兩年，直到我覺得有責任多賺點錢，幫忙分擔家計。當兼職講師的期間，我也在猶他州大學的資訊科學系擔任技術文件撰寫人，後來，為了追求更大的挑戰，我進攻商業世界。經歷三間公司後，在我商場生涯的第七年，我很幸運成為某團隊的兩位經理人之一，這個團隊有四十名的撰寫人、程式設計師，以及圖像設計師，替客戶製作訓練教材，我們的客戶包括提供航空電子資訊系統的羅克韋爾柯林斯（Rockwell Collins）、美樂啤酒和杜克大學的法學院。但我後來發現，商業世界不適合我，套句比利時社會學家露絲·伊瑞葛萊（Luce Irigaray）的話，在那個世界「靈魂都浪費在追求資本利潤上，因此變得枯竭」。

上帝擲出的奇怪骰子，讓我透過二〇〇二年自傳性紀錄片《德希達》（*Derrida*）的放映而有機會重返學術圈。德希達是著名的法國哲學家，他發展出一套名為解構主義的文學批評觀點，這套觀點呈現出西方哲學之基礎文本所隱含的矛盾性。該影片放映時，鹽湖城的重量級文學批評迷凱薩琳·史托可頓（Kathryn Stockton）和我一樣也是觀眾之一。現在是猶他州立大學傑出英文系教授的她，當時是該大學性別研究中心的主任，認識我之後，她力邀我去申請該中心即將出缺的副主任職位。

唐吉訶德女士：剩下的，如同我們這些衣衫襤褸的女性主義文學鑑賞家喜歡掛在嘴邊的話，就是「她的歷史」（herstory）了。

二〇一五年四月，報紙報導，前愛荷華州眾議員亨利·雷洪斯被控性侵妻子一案，宣判無罪。他在法庭上指出，「唐娜和我會『一起玩』。有時她會把手伸進我的褲子撫弄我。」他告訴檢察官：「我始終認為，如果別人有辦法提出要求，就代表他們有能力表達同意。」開庭的三個半小時中，雷洪斯先生落淚十次，「我們只是喜歡在一起，」他說：「我把她當成女王對待，而她也待我如國王。我好愛她，我每天都思念著她。」

回顧二〇一一年十一月七日的失智觀察日誌

猶他州的教職員退休後仍然可以使用圖書館。妳在圖書館，沿著索書號，由左而右，再由右而左地逐一清查妳的願望清單，此外，妳也從上下左右的書架中挑選出最好的：麥可．帕德尼提的《送愛因斯坦回家》、喬納．雷爾的《普魯斯特是個神經學家》（*Proust Was a Neuroscientist*）、芭芭拉．沃克（Barbara G. Walker）的《女性主義童話故事》（*Feminist Fairy Tales*）、艾迪絲．葛洛斯曼（Edith Grossman）最新翻譯的《唐吉訶德》（*Don Quixote*），這本書的導讀人是著名文評家哈洛．卜倫，以及勒內．杜馬勒（René Daumal）的《重飲之夜》（*A Night of Serious Drinking*）。

循著過去二十多年來開車往返學校上班的路，準備回家，妳飄過郊區的地景，悠哉悠哉地上下蹬躍，彷彿《送愛因斯坦回家》書中描述的那顆愛因斯坦的頭顱，裝在保鮮盒裡，放在一輛車款是別克雲雀（Buick Skylark）的汽車後車廂。在斑馬線前停下時，妳的母語跑出來主張自己的存在：zebra oorgang[27]。斑馬怎麼會橫越太陽系？因為一九七〇年代太空船探險家號（Voyager）上那個鍍金碟形物上就有斑馬的圖像。這艘太空船載著六十種語言的招呼語，以及座頭鯨的叫聲發射升空，橫越太陽系。

看著一個揮舞著橘色旗子的行人，妳心想：「到底是斑馬穿越馬路，或者馬路穿越斑馬，這得視參考架構而定。」南非的科學家不就利用阿姆斯特丹動物園那隻母斑驢所保留下來的組織，複製了一隻斑驢嗎？——這是史上第一隻以複製DNA來延續生命的絕種動物——而且還跟平原斑馬進行了選拔育種，製造出小驢康巴[28]，這種驢子的皮毛花色非常趨近於斑驢。愛因斯坦的宇宙亂七八糟，就像妳忽然發現自己所在的世界也是一團混亂。但妳的宇宙並不是令人欣慰的銀河，而是奇怪詭異的宇宙。妳踏入了立體照片觀視器的世界（View-Master reel）——如童話〈糖果屋〉？妳的堂哥不是寫了一本副標題很莫名其妙又帶嘲諷意味的《唐吉訶德》（書名原為《來自曼查的騎士吉訶德大人》〔*Don Quijote de la Mancha*〕）嗎？頭頂上的樹篷彎曲成弧。舞臺左方，樹幹後方有一間頹懶的小屋。妳要往東西或南北？妳是要在加油站附近的那些樹木往西走嗎？或者，妳轉彎後會進入綠色隧道？沒有路標。鳥兒吃掉了妳的麵包屑。

從後照鏡，妳看到有輛車跟在妳後方。**親愛的愛因斯坦教授：我明白這世界移動快速，但實際上是靜止的**。跟在妳後面的車子按了一聲喇叭，世界動了起來。妳把車子滑到

27 zebra，為斑馬。oorgang，南非荷蘭語，為過渡、轉化之意。

28 作者註：這又是一個亂七八糟的宇宙。小驢一開始沒名字，後來被命名為康巴（Khumba）。這名字是南非熱帶魚卡通工作室（Triggerfish Animation Studios）所製作的卡通「康巴」裡的主角名字。而「康巴」這齣卡通是根據一項斑驢科學計畫所製作的。這個科學計畫的目的是製造出真正的小斑驢，可惜因為缺乏經費，無疾而終。也有人稱為「斑驢再生」計畫。

旁邊——還差點撞上人行道——讓路給那輛車。**有時似乎是一個人站得挺挺，有時，在世界的下半部，他是頭上腳下。有時，他從右邊的角度凸出來，有時從左邊**。忿忿不平的駕駛從我旁邊經過，臭臉瞪我一眼。妳坐在車裡，引擎啟動著，在等什麼呢？在等俄羅斯傳說中的女巫雅加婆婆（Baba Yaga）乘著她快速的石臼，用杵挾起妳，然後急速飛離嗎？還是在等破冰船默斯科維號？

巫婆的大汽鍋裡的某種東西湧上了妳的咽喉，情緒爬滿了疣痣遍布的臉。**我要活吞妳。妳的腦部枯乾了。妳是太空培訓員**。歐洲太空總署很快就會發射兩艘太空船，希達哥號和桑丘號[29]，將直接衝向地球的小行星引開。

一輛聯結車逐漸靠近，車頂上方的排氣管轟隆發出巨響，讓妳想起妳要對抗的風車既不是紐約曼哈頓區那麼大，也非天空之大。妳是有科學精神的人。繼續沿著這條街，遲早就會認出什麼來。妳是乘著魔法船穿越赤道的唐吉訶德女士。妳是童話故事《三隻山羊嘎啦嘎啦》中的大山羊，要迎戰心中的巨人。**往上跳啊**。妳趁著沒車子駛來的空檔，從路邊加速開了出去，意圖明確彷彿知道該往哪裡去。沒多久，地景會改變，妳會說：「啊，有兩間相鄰的房子，他們的庭院是採用很省水的旱生園藝。」

開了一會兒，駛經的是美國的隨便一個城鎮。但，終於出現一棟兩層樓的四方建物——

跟四周鄰居那大同小異的建物相比，它顯得如此與眾不同——是幫兒子紐頓拔智齒的診所。**矇對了，矇對了**。再半個街口會看到時時樂餐廳。**起來啊，巨人。他在水中濺起了水花**。往右轉，十個路口會遇到東三百號街的紅綠燈。**大山羊過橋了**。在紅綠燈處往左轉，藍房子處右轉，阿蜜特與魯奇卡餐廳左轉。**大山羊在草地上玩得很高興。牠們不停吃著草，還說：我們喜歡這裡**。

妳把圖書館借來的書堆在兩人坐的沙發上，然後坐了下來，把腳翹在腳凳上，膝上蓋了彼得的母親所編織的毯子。普魯斯特在《追憶似水年華》中屢次提及瑪德蓮小蛋糕，並以細膩詳實的手法來描述它的滋味是如何把人帶回過往時光，而我的這段回憶也像瑪德蓮蛋糕，對某個特別情境而言，只不過悔恨一場。婆婆珍愛的手工織品，就像年年逝去的光陰，難以捉摸，稍縱即逝。妳的手從那疊辛苦借到的書堆中，貪婪地抓起兩本。然後，妳想起了科學家愛因斯坦的母親。當她聽到他的老師說，這孩子太笨了，學校教不來，她決定要讓他學小提琴。日後憶起母親時，愛因斯坦說：一張桌子、一張椅子、一碗水果，還有小提琴，我哪還需要更多東西讓自己開心？在決定打開哪本書之前，妳的視線落在彼得

---

29 希達哥號（Hidalgo），意為西班牙貴族。桑丘號（Sancho），唐吉訶德的忠心侍從。

身上，他正伏案在筆電前。

如果從正面角度來看，站在地球表面的某些人是上下顛倒的，我們可以說這些人做過最蠢的事是墜入愛河嗎，這種說法合理嗎？

法蘭克・沃爾敬上

親愛的沃爾先生

墜入愛河絕不是最蠢的事，不過，可不是地心引力讓人墜入愛河。

阿爾伯特・愛因斯坦敬上

數世紀以來，「心靈和物質乃密切相關」這觀念一直閃閃發亮地照耀著醫學界。麥可・葛詹尼加認為十八世紀的奧地利醫生弗朗茲・約瑟夫・加爾（Franz Joseph Gall）是當代某觀念的直接先驅，這觀念就是：「不同的腦部位置產生不同的心理功能」，因此，「腦部不同

位置的損傷會造成特定心理功能出現缺陷。」可惜的是，加爾也是顱相學（Phrenology）之父——這理論認為從頭顱的形狀和表面可以看出一個人的能力和個性——導致最後他把這個洞見跟顱相學這個偽科學一起拋棄。

一八三〇年代，法國神經科醫師馬赫．戴克斯（Marc Dax）向科學學會提出報告：他的三個病人都具有類似的語言障礙，解剖後發現，他們的左半部腦子都有類似的損傷。由於戴克斯只是地方醫生，所以他的發現不為巴黎那些大人物所重視。三十年後，其中一位大人物保羅．波羅克（Paul Broca）對他的病人進行解剖，並將解剖報告加以出版。這位病人姑且稱之為譚（Tan），因為他只會發出「tan」這個音。波羅克在譚生前研究他的失語症，透過解剖發現，這位病人的溝通缺陷來自於左腦額葉的損傷。這個以波羅克來命名的腦部區域可說是第一個活生生證明心智／大腦相關性的證據，沒有這個證據，就沒有當代神經科學。

十年後，德國外科醫生卡爾．韋尼克（Carl Wernicke）發現，左顳葉的損傷和和第二種失語症有關。這種失語症的病人，無法理解語言，卻有能力說出一連串無意義的字詞，而且保留某種文法。韋尼克和波羅克兩人所發現的語言區迄今仍是很重要的解釋模式，得以用來了解因中風或腦傷而引起的各種奇怪失語狀況。

對腦部損傷與功能喪失之間的關係有了進一步的了解後，就代表復健是有可能成功的。其中最重要的復健是「用腦部所喪失的功能去刺激受傷的腦，（換言之）讓病人接觸熟悉的社會環境」。二〇〇五年有項腦部影像研究證明了失智症患者的親友和照顧者長久以來知道的事實：嚴重腦傷的病人「所愛之人的聲音，可以啟動病人腦部廣泛分配的迴路」。而有刺激作用的社會環境或許還能讓老年人保持高度的清醒，即使是「腦部出現阿茲海默症跡象」或者其他失智症損傷的老年人。「他們許多人直到臨終都還有社交生活，玩牌或跟朋友閒扯辯論——而朋友，可以讓他們覺得心理層面上受到期待要求」。

此外，對於那些對自己仍有心理層面期待要求的人來說，跟社會環境的連結，也是非常重要的。

失智觀察日誌

二〇一五年十月十一日

自從鮑勃住進美國退伍軍人事務部旗下的安養院後，黛安就病到無法去探望他。感冒加上肺氣腫，她幾乎無法呼吸，得時時使用氧氣筒，加上她的氧氣是居家型的長管子，沒有攜帶式的氧氣瓶，所以也不可能叫兒子巴比載她去看鮑勃。有一天，她告訴我，她好多了，可以幾小時不用氧氣，所以請我帶她去公車站，她要搭車去看鮑勃。結果，還沒到公車站，我就發現我攙扶的她愈來愈重，最後整個人跌坐在地上。我趕緊蹲下，把她的頭放在我的大腿上，然後呼喚她的名字，摸她的頭髮。她睜開眼，但沒力氣說話。我打電話給彼得，我們開車載她去急診室，並且留在那裡，直到兩小時後巴比的妻子來看她。

令我驚訝的是，當天下午她就出院返家。巴比會帶食物和日用品去給她家，並留在那裡過夜。隔天早上我過去時，他已經去上班，不過她有湯可以熱來喝，她還說她沒事了。那天吃過晚飯後，我又過去看她，發現她在吃柳橙杯子蛋糕。「啊，甜點。」我說。

「喔，這是我的晚餐。」黛安說：「我頭很昏，沒辦法弄吃的。」聽了之後，我馬上回去把晚餐吃剩的肉派拿過去。從那天起，我們每天都拿晚餐過去給她，她說，我們拿的份量多到她可以當早餐和午餐。再過幾天，我就要去南非參加五十週年的大學同學會，我很擔心我不在的期間她該怎麼辦。後來，在黛安的同意下，我打了電話給供膳車隊（Meals on Wheels），幫她登記送餐服務。然而，送餐服務要在我離開之後三天才會開始，幸好她的隔壁鄰居大衛和琳達說，在送餐服務開始之前，他們會照料她的三餐。彼得也會每天過去查看。

美國退伍軍人事務部安養院說，鮑勃每天就是從這個窗戶走到那個窗戶，從這扇門走到那扇門，想找機會逃跑。走累了，便就近找一張床，拍拍床上的人，想把人趕走，自己躺下來。

鮑勃和黛安已經兩個星期沒見面了，她要我幫忙打電話給她的醫生，請他開立可攜式的氧氣筒給她，這樣下次巴比有空來載她時，她就能去安養院看鮑勃。

唐吉訶德女士：小荷妲，妳要去哪裡？

瘋子威勒門：沒有路標。鳥吃掉了妳的麵包屑。

唐吉訶德女士：威勒門有狗作伴。

荷妲：我有彼得。

在我們的紅色前門，唐吉訶德女士停下腳步。她還未獲准進入。所以，我一個人跨越門檻，尋找我那親愛的淘氣小甜心。我看見他坐在鴛鴦椅屬於他的那一側，電腦闔上，放在茶几上。他轉了一下身，頭垂向椅子的扶手，打呼的聲音響亮有節奏。我們在大學物理課堂上認識時，我十七歲，他十九歲。我知道，如果我告訴他，我的智商測驗成績在鐘形曲線往下移動所代表的統計意義，他會怎麼說。他會以含糊卻溫柔的聲音說：「一張桌子、一塊肉派、一杯酒、握住的一隻手：一個男人有這些就夠開心了，夫復何求呢？」

我讓自己輕輕坐下，腳翹在腳凳上，依偎在他身旁。他蓋著母親編織的毯子，毯子底下的肩膀隨著呼吸起伏，我的頭，就靠在他的肩上。他咕噥一聲，拍拍我的腳。我想起那些擱淺的鯨魚跟隨默斯科維號回家時所發出的刺耳聲音，但這些聲音又被船上傳出的管弦樂聲給壓下去。我還想起牠們的同類在太空船「探險家號」上的顫鳴，太空船就攜著牠們的聲音，橫越星球之外的深層寂靜中——那個給了牠們生命的星球。座頭鯨的滑音，對這個圓球狀世界的生物來說，是多麼奇特啊。

第七章

絕境中的梳妝打扮

二〇一二年八月十六日，我成長的農場附近的一個村莊馬瑞康納（Marikana）在國際間有了惡名，因為南非警察在這裡用貨真價實的子彈打死了要求加薪的礦場工人。這項鎮壓行動是由非洲民族議會黨（African National Congress，簡稱ANC）所主導——該政黨先前推翻了種族隔離，成為執政黨。這場衝突被定義為「廢除種族隔離以來，最慘烈的維安行動」，並稱之馬瑞康納屠殺（Marikana massacre）。

那個秋天的遊戲場非常不公平。礦工聚集在山丘旁一處翠綠的甜茅草叢，草叢裡還點綴著一叢叢粉紅色的大波斯菊。巫師把魔藥塗抹在他們一些人身上，「以保護他們不會被警察所傷，也能阻擋子彈」。另一些示威者拿著棍棒、開山刀、矛和柴枝。抗議群眾愈來愈多，「數百名警察在直升機、武裝車輛和騎兵隊的支援下」開始用刀片蛇籠包圍聚集的罷工者，「目標是控制住他們……讓他們更容易繳械」。有一群抗議者怕逃跑路線全被切斷，便開始衝撞警察的封鎖線，結果警察以自動步槍掃射。掃射停止時，有三十四名抗議者當場死亡，七十八人受傷，事後警方說，他們之所以開槍掃射是因為抗議者先開槍攻擊他們。混亂場面結束後，警方從死者和無法行動的傷者身上搜出五把手槍和一整個卡車的「傳統武器」。

在跟美國朋友講述這件屠殺時，我發現我在兩種交錯的敘述角度之間來回擺盪。一種角度是描述政治社會經濟力的不安侵入這個小鎮之前的田園詩歌氣氛，另一種是近期的暴力事件。我愈說，就愈清楚知道，今天的暴力早在我小時候就已經種下。實施種族隔離政策所造就的和平表象底下，其實暴力早已萌芽。

馬瑞康納鎮離我家的農場約十一公里，那裡是我們去圖書館借書、買日用品、蔬果、報紙的地方，有時候星期五，小貨車載著冒煙乾冰的美食出現時，我們也會買冰淇淋。馬瑞康納鎮的雜貨和衣服，全來自一間由猶太家庭經營的賣場，但他們不住在鄉下，而是每天從較大的魯斯登堡鎮開車去開店。大家都暱稱這間賣場為老猶太（die Jood），同樣地，街角那間顧客幾乎都是黑人的布料行是印度人開的，大家都暱稱它為苦力[30]（die Koelie）。我堂兄告訴我，從苦力旁邊經過時，妳要說：「穆罕默德吃豬肉。」有一次，我在爸媽面前說了這句話，他們跟我解釋，為什麼這句話很侮辱人，並禁止我再說這句話。後來有一次我們去苦力買布料，準備做成沙麗[31]，穿去參加教會舉辦的女性國際晚宴，我母親一進店門，就跟老闆握手。這是我第一次見到白人和有色人種握手。

30 從前對印度人的刻板印象是當苦力。

31 沙麗（sari），印度女性的傳統服裝。

布料行和咖啡館都只有一個出入口給所有種族的顧客，老猶太那間賣場卻要黑人走不同的門，還有村莊的圖書館只有白人可以進去，這些細節都是我長大後才想起。對一個五歲的白人孩童來說——就跟農場地區的多數白人一樣——種族隔離是一種沒特殊意涵的客觀事實，就像呼吸一樣自然。直到稍長，透過後來的歷史鏡頭去看，我才明白，其實我童年的那個村莊，必定沸騰著黑人的憤怒，更甭提印度人。然而，當時仍是孩童的我，很自然地接受黑人恭敬地拿帽子，眼神迴避地跟我問安，Môre, nonnie，「早安，小姐」，並認為這是日常生活的一部分。家裡的女僕教我非洲黑人使用的扎那語（Setswana），讓我經常贏得別人的燦爛笑容和熱切回應。我發現當我一說扎那語，他們會變得獨立的個體，不再是我童年時那些隨時可供替換的角色。

Dumela，我說。意思是**你好**。

O kaai? 這時我炫耀的對象會回問我，**妳好嗎？**

Ke teng. Wena okaai? **我很好，妳呢？**

Ke teng，**我很好**

Sala sentle，我會說**保重喔**，然後準備離開。

Tsmaya sentle，對方會寬厚地對我說，**祝妳一切順利**。

在失智症還沒侵蝕我近期植入的記憶，讓我悠然地回到在非洲農場度過的天真童年，回到那不受汙染的田園景象之前，馬瑞康納鎮的屠殺事件，就已經讓我小時候親密熟悉的小鎮變得陌生了。就像任何人的童年，我的童年也不乏遭外在力量所破壞的回憶，即使這些力量不盡然有形。

我五歲左右，有一天，當時家裡的三個孩子只有我陪母親去老猶太買日用雜貨。我和母親一進入店裡，卡贊內倫波根太太就丟下她在櫃檯另一端服務的黑人——櫃臺那端專給黑人結帳——跑來迎接我們，或者該說迎接我母親。據說，這是她對任何白種客人都會展現的「殷勤」。她對我母親說：「那個漂亮的，今天怎麼沒來？」

我立刻意識到，她說的人是我妹妹拉娜。雖然我沒完全認同佛洛伊德說的，童年創傷會成為日後心理補償的主軸，但我得承認，在五歲那樣的年紀，被貼上「不漂亮」的標籤對孩子的自我形象確實造成劇烈打擊。不過，我想那個創傷對我來說並沒大到讓我擔心我的女兒或孫女有可能面對類似的狀況。我記得那天買完東西，回家途中，我母親提起這件事。「那女人真蠢，」她繼續說：「看不出妳有多漂亮。」就這樣。

現在回想起來，這樣的心理衝擊，不太可能因為我母親的保證就完全化解掉，但這件事之所以沒對我留下陰影，應該是我家平時不會提到漂亮這種事，除非在談景色、花朵或衣服。家裡唯一的鏡子是浴室那一面，多半用在擦口紅和刮鬍子。或者，父親給我的愛讓我有足夠堅強的自我意識去面對這種陰影。總之，不管原因為何，我就是沒哭，沒心情不好，沒覺得人生因此毀掉。如果說有什麼讓我不高興，那應該是在店內，我媽沒有提起我的成績優異：小一才念六個月就要跳讀小二。

也或許，我沒受到心理創傷的原因更簡單：卡贊內倫波根太太為了彌補她的失言，送了我一根棒棒糖。

不用結婚四十五年，就可以看出伴侶在外表和心理狀態的邋遢樣，而這在熱戀階段，是不可能看出來的。對彼得和我來說，第一個讓我們極端不安煩亂的事——我可以想見，對多數夫妻而言也是如此——就是孩子出生。孩子出世這件事本身就代表即將有陌生人侵入原本**女人和愛人所打理的最私密生活**。而且，這個入侵者還是完全無法獨立，必須仰賴他人，極為自我中心且高度需求的襁褓娃兒。接著，還有情緒消耗。在小孩來臨之前，和諧的夫妻關係所發展出來的能力，比如面對困難時依然能微笑以對，會因著孩子的來臨而消失。現在**有了寶寶要照料**，和顏悅色這種事只能讓位給爆發的原始自我。

在面對額外的特殊壓力時，我和彼得的婚姻生活也不乏一些殘酷的「事實」，但我們總是有辦法在危機的當頭團結一心。我記下了當年瑪莉莎出生的過程，並發表在南非的女性雜誌《優雅仕女》（*Fairlady*）。一九七七年三月二十六日，在歷經了從日出到日落的第一階段陣痛後——

我的醫生判斷至少還要六小時我才生得出來，所以就離開去劇院看戲，但留了座位號碼給彼得。或許，他還沒被帶到座位，我的陣痛就進入下一階段。不幸的是，在這個階段，可能出現的症狀我全遇上了——可謂出全餐——嘔吐、顫抖、解離感覺，以及下腹想用力把寶寶推出來。從那時起，我只聽得見彼得的聲音，所以即使我妹就在旁邊照顧我，我也得透過彼得傳話給她。

晚上七點鐘，羊水破了。我被送進產房，而跟我的醫生同一團隊的另一個醫師被叫來，但我從來沒見過他，所以很無禮地問了他是誰。然後，拒絕跟他說話，因此每次溝通，還是得透過彼得。到了這階段的陣痛，彼得還示範給我看，提示我每次宮縮時該怎麼呼吸。

對我來說，生孩子和為人父母這件事，讓我看出彼得有能力在婚姻的物質層面大於心理層面時，依舊愛我如昔。最近，我又進醫院，把二〇一二年做的非腫瘤直腸手術，「重新調整」了一下，結果發展成有點荒謬的劇情，彼得證明了他在這種情況下，依然能保持冷靜。進醫院手術後五天，疼痛已經消退，下腹部的傷口也差不多癒合了，那天我在淋浴時，那傷口忽然湧出大約一杯的血。我嚇到了，但冷靜地清理好，並思考如何讓彼得知道。當天是星期六早上，他在靠近後門的車庫裡幹活，而我在樓上的浴室，兩處相距約十三公尺。正常狀況下，我會探出窗外用喊的，但那天我剛好感冒，沒聲音。後來我決定利用廚房流理臺上那個裝飾的小鈴鐺。我用一團紙巾壓住傷口繼續湧出的血，痀著身子，拖著腳步，拿了鈴鐺，走向後門，用空著的那隻手搖鈴。沒想到就在這時，完全不知道我流血的彼得竟然主動走出車庫，剛好看見他的老婆全裸站在門口，一隻手抓著一團血淋淋的紙巾，壓在鼠蹊部。我們去了急診後，外科醫生把顯然綳開的傷口重新縫合，七個小時後，彼得帶我回家，打開我正需要的旅遊生活頻道時，我才恢復了一些，沒那麼虛弱，也沒像剛剛那麼蒼白。

自從被診斷出微小血管性疾病和因此造成的失智症後，我就很清楚在我各種奇怪行徑的背後，我的心智已經扭曲了。我每天擔心要如何用我邋遢鬆散的心智去面對強壯健全的丈夫。生產的疼痛或身體的傷口都只是暫時，但心智的退化卻無止盡。彼得和我都經歷到我每天渙散的精神狀態，對我倆來說這是最難捱的。我知道，最後我很可能會變成那種以自我為中心且高度需求的襁褓娃兒，到時，彼得會變成我的主要照顧者，那種壓力，我實在不敢想像，只能揣測。

我完全不懷疑彼得的心胸寬大到足以包容「亙古不變的生命慣例，從出生、戀愛、疼痛到死亡」。而我們四十八年的關係就足以證明他辦得到。然而，有時候「就是沒有足夠時間去找到每件事的意義，而且發生的事情多到不管心胸多寬大都容納不了」。當那樣的時刻來臨，我們的愛一定會大到足以讓我們放手。

住在馬瑞康納鎮附近的農場時，我們可說一貧如洗。我母親偶爾會去苦力布料行買布回家，幫自己、拉娜和我做新衣服。聖誕節時，我爸的母親，韓熙歐嬤會送一匹布和布邊給我及所有的堂姊妹，好讓我們的媽媽可以替我們縫製成組搭配的衣裳。我母親向來很有創意，所以總是能變

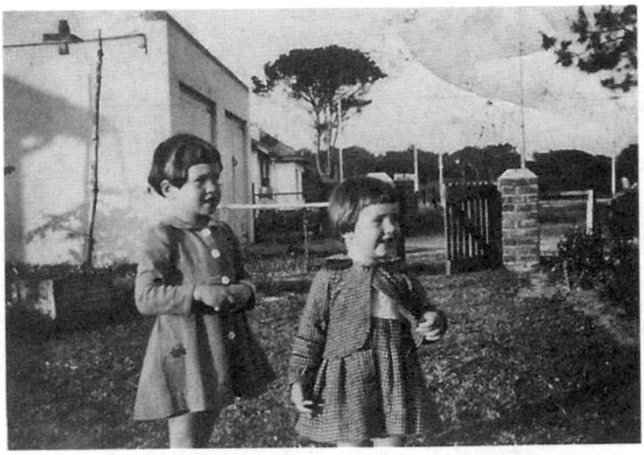

一九五三年，四歲的荷妲和三歲的妹妹拉娜，在南非開普敦，拍完這張照片沒多久，全家就搬到農場。兩姊妹身上的衣服是媽媽蘇珊娜做的。

化出其他堂姊妹所沒有的衣領、袖子或荷葉邊。拜她標新立異的風格之賜，後來我自己的衣服圖案或款式也從來不管是否合乎年紀。

我的第一件「成衣」是韓熙歐嬤住在魯斯登堡鎮的堂妹送我們的二手衣——其他孩子穿過，但長大後穿不下的衣服。至於我第一次在服飾店買衣服，是因為九年級時要參加天主教的堅信禮。在農場的教堂穿第一次後，這件水藍色配上白色滾邊的衣服就在冬天去寄宿學校的教堂時穿，因為顏色很適合當成上教堂的衣服。雖然這件漂亮衣服的第二個適用場合有所限制，但穿上它還是能彰顯我青春期時的苗條身材。我還記得堅信禮那天，我穿著它，搭配一頂白色的小禮帽。除了只在去學校教堂時穿，我大學時終於出現了第三種亮相的機會，但這次沒搭配帽子。

有了人生第一份工作後，我終於能買自己的衣服，但買衣服的預算還是很拮据，因為我利用假期打工的薪水還得付書籍費，以及住宿和食物以外的其他花費。當學生時，我自己縫製了幾件衣服，穿去上課上班，偶爾穿去跳舞。我模仿母親做衣服的偏好，會在款式上增加一些特色，或者刪減一些東西，比如，我會把修長合身且閃亮的跳舞服左側縫線剪掉，好讓我的大腿能從開叉處露出來。這段時間，我也繼續接收來自各界的二手衣。

大學畢業後，我偶爾會有奢侈餘錢買幾件成衣，讓我的衣櫥裡除了多半是自己做的衣服外，也有其他變化。為了我二十四歲的生日派對，我買了一件下襬寬鬆的迷你裙，而且是反光的銀色布料。我好愛這件，即使迷你裙不再流行，仍當成紀念品珍藏。瑪莉莎五歲時，我從箱子裡掏出這件裙子，送給她，她穿上後，裙襬垂到腳，但她還是一直穿著，穿到下襬慢慢爬上她的小腿肚，脫落的銀色線頭飄懸成流蘇。

失智觀察日誌

二〇一三年八月六日

我全身都打扮好了，從衣服、鞋子到耳環，最後才發現我竟然沒穿最基本的內衣。

二〇一三年八月十七日

我在穿衣方面一直有困難。幾天前，我試了六次才順利把圍裙的繫帶綁在背後。內衣褲的問題則是內外反著穿。T恤之類的上衣則有前後穿反的問題。至於從頭套進去的毛衣或運動衫，我白天脫下來之後若沒把袖子翻出來，稍晚就無法穿回。

「我們所有人不會都去讀《時尚》雜誌，但我們早上出門前都得穿好衣服」，席拉・塔倫特（Shira Tarrant）和瑪喬麗・喬勒斯（Marjorie Jolles）在《聊聊時尚：褪下風格的力量》（*Fasion Talks: Undressing the Power of Style*）一書中說道。這本書收錄了美國女性研究協會（National Women's Studies Association）和文化研究協會（Cultural Studies Association.）所舉辦的研討會所發表的報告。

> 活在一個愈來愈倚靠視覺來居間傳達而且商品化的世界中，擁有個人風格成了必要的義務。個人風格是自我表達和自我實現的核心要素。只需要看電視，就可知道這種當代神話：認同、表達和轉化被視為文化風向的指標。到處都有美容整形改造之類的節目，無論改造的目標是讓肉體變得更有型（比如美國完全改造系列的節目《不該穿什麼》（*What Not to Wear*）……或者居家風格，如《家庭大改造》（*Extreme Makeover: Home Edition*）。

提出「形塑個人時尚風格是自我表達和自我實現的核心要素」這番可能性後，席拉．塔倫特和瑪喬麗．喬勒斯接著卻打破這種觀念：自我呈現不見得能完全「確實」反映出穿戴者的期望，因為穿著風格的「意義」，並非個人所能控制。「時尚的意義取決於很多東西，包括其存在的脈絡、所服務的是誰的利益、它的觀眾和執行者跟它之間有什麼樣的關係，以及是如何保護或者轉化社會分工模式」。

失智觀察日誌

二〇一三年六月十一日

早上更衣時，我開始不知道哪件衣服應該搭配哪一件，所以，我偶爾會把我的穿搭寫下來。

我小時候被暗指「不漂亮」，但我的自我形象並沒因此受損，這不表示我對外在缺陷毫不在意。相反地，我覺得自己的外貌有很多可以抱怨的地方，但其中最大的三樣是：易胖體質始終像是沾黏在學校白襪子上的芒刺，讓我不安。九歲時，念標準三年級的我——也就是美國的小學五年級——跟妹妹拉娜和其他堂姊妹相比，看起來總是肉肉的。但我又（還）沒胖到會被人揶揄，所以對體重並沒在意到像我媽當時那樣，跟著人家計算卡路里。或許覺得生四個很夠了，她開始進行產後的美體計畫，嚴格控制飲食。家裡沒體重計，所以每次去馬瑞康納鎮，她就會繞進診所量體重。果然，親朋好友都注意到她變瘦了，讚美之詞從四面八方湧來。然後我媽會大費周章跟欣賞者解釋，她的飲食是「科學的」，也就是嚴格限制所攝取的卡路里。

在沒跟任何人討論的情況下，我也決定要降低卡路里的攝取量，所以不再像以前帶三明治去學校趁著休息時間吃，而是回家吃三明治當晚餐。終於，我的體重穩定下降後，身材看起來跟我妹和其他堂姊妹差不多。小學和中學期間，我持續留意自己所吃的東西，所以沒發胖，但去美國當交換學生後，情況就變了。跟漢寧一家人住在愛荷華州布雷達市那一年，我完全無法抗拒美國食物的誘惑，尤其我的美國媽媽廚藝了得，所以那段期間我胖了好幾公斤。隨著卡洛高中的學習即將結束，加上即將到來的畢業舞會所帶來的壓力和興奮，我決定減肥，這次採用的方法是在午餐時間繞著卡洛鎮健走，沒多久，就回復到來美國之前的體重。

兩次生產過後，我都會設法瘦到我自己覺得能接受的體重，雖然每次都比懷孕前的體重多一些。準備從南非移民到美國之前，設法讓家當橫越大西洋的過程把我累得變瘦——我準備懷第一胎之後，就沒那麼瘦過。從南非到美國猶他州之後，我們住在一間把微波爐和洗臉槽充當廚房的旅館，所以三餐幾乎都外食。找到房子後，以前在南非的健康飲食習慣不再，因為為了省錢，我改買只需加熱的便宜食物，甚至速食，因此那段時間，我雖然沒胖得太過分，但確實達到了生小孩之後的最高峰。

四十多歲去唸研究所時，我的身材愈來愈走樣。人家說大學新鮮人會多個四、五公斤，但我卻胖了十八公斤，雖然是幾年內慢慢增加，不是一次胖那麼多。然後這體重就卡住了，直到五十五歲左右。當時我的工作很穩定，所以我開始增加運動量，也吃得比較健康，終於甩掉我堆積了很久的一圈脂肪。退休後，我就更容易跟那些會悄悄爬上身的體重保持一定距離。

自從十一歲念寄宿學校，每天有機會照到全身鏡後，我稀疏的褐髮就成了我的第二個煩惱。高中最後一年，我對即將到來的畢業舞會感到非常焦慮。我那棟宿舍有個女學生非常會弄頭髮，每次請她幫我整理完頭髮，我都覺得自己變成熟，也更美了。隔年去美國當交換學生，重新當高中生，我才驚訝地發現同學花了多少心力在頭髮上。對於已經在南非考過大學入學考試的我來說，美國的高中課業簡直易如反掌，所以我開始花更多時間在頭髮上，也更常洗髮——以前在南非，寄宿學校鼓勵我們一週只用一次洗髮精洗頭。在美國，我也是生平第一次養成習慣，用吹風機把我柔細的頭髮吹蓬鬆，至少不會露出發亮的頭皮。五十多歲時，我把頭髮剪短，很高興可以拋開吹風機。現在，我的頭髮又更短，幾乎稱得上是平頭，而且後腦杓已經埋伏著幾綹灰髮。就像我那住在窮鄉僻壤喀拉哈里的外婆，我也是二十幾歲就開始冒灰髮。

小時候，崔雅歐嬤的頭髮總讓我很驚歎。我記得我念小學時，五十幾歲的她就已經頭髮全白，而且習慣把頭髮挽成髮髻。我們每年回外婆家會待上一個月左右，那時她會把頭髮放下來，讓我幫她梳理，這時我才發現，她的頭髮輕柔閃亮，聞起來有力寶（Lifeboy）肥皂和錦葵花的氣味。每週一次，她會找我去後面的陽臺幫她洗頭。她會用一個珐瑯盆裝水，這個盆子上有黑色突起物，那是白色珐瑯被磨損後而出現的。農舍的水都得從水井舀取，而水井到了乾旱期就會沒水，加上水井到廚房距離有六十三公尺遠，所以外婆的用水非常省。她洗第一遍之後，我會幫忙把髒水拿去胡椒樹那兒，把水盆裡的水倒在樹幹四周。最後一次清洗時，歐嬤會叫我去廚房拿那兩桶以棉布蓋起來的乾淨水。我會小心翼翼地舀五杯水，放入一個約兩公升大的琺瑯壺中——壺身還有藍色、粉紅色、黃色和綠色花朵的圖案——然後將那壺水拿去陽臺，在歐嬤最後一次抹肥皂時，把水往她的頭髮慢慢倒下去。通常，水壺剩下的水都還足夠我用來洗手腳。

我對崔雅歐嬤的頭髮這麼懷念，代表頭髮少年白這件事從沒困擾我。三十、四十幾歲時，我反而很喜歡耳朵四周那幾綹白髮，而且完全沒想加以掩飾。研究所唸到一半，我開始思考未來的工作，在跟我差不多同齡的諸位朋友的建議下——他們在工作中多半已經位居高層——我把那些白絲染成褐色，以配合其他還沒變灰的髮色，因為白髮跟妝容就是不搭，很難搭配顏色。不過，我的髮根長得非常快，所以每兩個星期就得補染一次，免得看起來邋遢。就這樣，我頂著染過的頭髮，七年內在企業界經歷兩個不同的工作，奮力往上爬。

在猶他州大學的性別研究中心任職了幾年後，我心想，在這個鼓勵並支持多元個性的環境中，以灰髮的智者形象示人，應該不失為明智之舉吧。因此，我把頭髮剪得非常短，等著灰色髮根長出來。結果，就連我自己都很驚訝，換了個髮型就像換了個人似的——染髮那幾年，我的頭髮其實早就白得跟歐嬤一樣了。而且生平第一次，我的髮型給我帶來的讚美，竟然比以前我的任何外貌特色還多。

從我四十多歲起，攻讀博士期間所增加的體重，就讓我家族遺傳的下頜垂肉愈顯突出，下巴底部那袋下垂的脂肪，成了第三種我很不想有的基因特性。從家族其他人的例子，我知道最後我的脖子會垂成一層層的肥肉。所以，我告訴家人和摯友──只告訴他們──我決定去抽脂。我從沒想過把錢花在這麼荒謬的膚淺事物上，但做了抽脂後，這二十年來，鏡子裡的那張臉，我自己看了都覺得喜歡多了。動抽脂手術時，醫生告訴我，老了之後我得「拉皮」。他說的對，不過，現在我要追求的，是一種更值得慶祝，而且，依我之見，更值得高估的「內在美」。不過，在穿衣方面，我還沒到那種為了展現個人特色，只管自己**感覺**不管別人眼光的地步，所以沒讓別人承受視覺災難。著名詩人馬雅・安哲羅曾以不加修飾的氣質風範被《魅力》雜誌選為二〇〇九年的年度最佳女性，她說：「如果妳真的想穿露肩裝，想戴超大珠子和夾腳拖，或者做阿爾卑斯山農家少女般的打扮，頭上插朵木蘭花，那妳就做吧，即使妳老到全身皺巴巴。」

失智觀察日誌

二〇一四年三月二日

我想把冬裝換成春裝，這件事花了我好幾天，就是沒辦法搞定衣櫃。一開始我想用之前整理衣櫥的邏輯來處理——把主要衣物一件件吊著——但就是無法搞定，因為我不知該如何處置那幾件通常穿在短上衣底下的背心和長版T恤。以前，這些不成問題，因為我可以記住各種搭配。但最近我發現，如果把衣服混在一起，我會搞不清楚該怎麼辦，而且長達好幾個星期想不起來，即使是我最愛的搭配法也記不得。所以，我決定這樣做：把衣服「按照種類」來分類，褲子、上衣、裙子等，就像挪亞方舟上的動物按照種類來分組。今天我便試著以這種方式來整理衣櫃，但我知道這種「按照種類」的作法執行起來不切實際，因為每天的日常生活中，我還是沒辦法記住哪件搭配哪件可以創造出我喜歡的風格。之前我把冬天的一些穿搭記了下來，但想把所有衣服搭配都寫下來，實在太複雜了，不可能辦到。

二〇一四年三月七日

我想到了該怎麼讓「按照種類」的衣物整理法行得通：就是花點時間，把所有我能想到的搭配組合拍照起來。所以，我開始進行一個大計畫，把搭配好的衣服放在床上，然後拍照。彼得帶我到沃爾瑪大賣場買小相本來放這些相片，如此一來我就可以輕鬆查看。我拍了幾天照，也印出每天的成果，今天早上拍了最後一批照片，並把照片印出來，然後準備把這些衣服指南整理起來。沒想到，我每天搭配組合的衣服照片，全不見了，屋子裡上上下下都找過，就是找不到。所以，只好再印一次。現在，我終於擁有一套記憶工具來幫助我搭配衣服。

我最喜歡的首飾是一個名為「memento mori」（意思是「記住，人都會死」）的墜子，我把它跟一串等長的珍珠串在鍊子上。這墜飾是美國設計師貝絲．強生的作品，長十二點七公分，寬三點八公分，材質是白色琺瑯，形狀是鑲有珠寶的骷髏，這骷髏是女性，穿著有紅黃橘流蘇的裙子，頭上戴著一個琺瑯材質做的水果，顏色五彩繽紛，主色是人造鑽石的銀白色。這位設計師的飾品向來以大膽前衛著稱，而且她喜歡在自己的時尚秀尚側翻跟

斗，這點也成了她的個人特色。這個女骷髏墜飾的身上有一顆閃閃發亮的裝飾性紅寶石，就在胸骨的左側，肋骨稍微上方處，代表她的心臟。

前幾天我戴這個墜飾時，骷髏的胸骨（心臟）跟骷顱身軀之間的連結扣環斷裂了。幸好，首飾也在彼得能替我改造和修理的眾多項目之列。我把碎了心的骷髏放在彼得書房的紅色工具盒上，意思是要他把這墜飾修理好，不過放了之後就徹底忘記這件事。隔天早上，我在廚房流理臺上發現這個骷髏女孩——但仍斷裂成兩截——工整地放在彼得替她做的紙棺材裡，棺材上還有個墓碑寫著請安息。在我對彼得這個玩笑故作不滿地噓了幾聲後，他終於把她的心修理好，如同他經常撫慰我的心。

貝絲在男性時尚網站「Dappered」中的「問問女人」專欄裡寫道：「男人會在乎自己的外表穿著能否有典雅、犀利和剪裁講究的風格，而且也覺得這樣的風格最讓人感到自由……但他們也同時在乎存款帳戶和退休金。」她還寫道：「不管要不要，每個人都跟時尚和風格息息相關。」

男人穿衣為女人，而女人穿衣為……其他女人〔嗎〕？〔既然如此，為何〕女人穿……

男人不喜歡的（衣服）？更糟的是，女人穿著是為了要把別的女人比下去，因為我們已經被社會化成彼此競爭較勁，以贏得注意力和強化正面效果，但男人不會這樣……我們的動機（不盡然）是為了（比朋友）更性感、更瘦、更漂亮，我們的動機多半沒那麼邪惡：我們只是在意自己在別的女人眼中，是否穿著好看，具吸引力。

我會穿的，是那種我覺得好看、有趣、優雅的衣服，希望穿上這些衣服後，這些特質多少也感染到我。

現在就來看看其他時尚達人怎麼說：

女神卡卡：我只是想改變世界，一次改變一個亮片。

亞歷山大大帝：以前，擁有全世界也不滿足，但現在，一個墳墓就能滿足他。

我的孫女艾莉雅，將兩個剖半的塑膠球放在胸口，然後說：我有ㄋㄟ—ㄋㄟ。（想了一下後）說：其實我沒有ㄋㄟ—ㄋㄟ，但等我長大就會有。

二〇一四年七月二十六日的失智觀察日誌：幾天前，我把胸罩穿在睡覺時穿的T恤上方。

耶穌基督後期聖徒教會：「謙卑是一種態度，指在衣著、梳妝、言語和行為上都能得體合宜。如果夠謙卑，就不會對自己投以不必要的關注，而是設法透過〔我們的〕身體和〔我們的〕靈性去榮耀神。」（《哥林多前書》第六章第十九和二十節）……如果我們不確定自己的衣著或梳妝是否謙卑，就問問自己：『以這樣的外表站在主的面前，我會感到自在嗎？』」

崔雅歐嬤：我的小羊啊，妳知不知道有誰可以給妳一些小男生的衣服，如果有，妳寄來給我，因為來幫我修理圍牆的哈特納家，有個小男孩，我記得應該是六、七歲吧，竟然穿著女生的洋裝。我告訴他媽，給他穿件褲子吧，可是他們家窮到連褲子都沒有，所以裙子底下什麼都沒穿，就連女生的燈籠內褲都沒有，我實在看不下去了。聖經《申命記》的經文說，男人穿女人的衣服乃為上帝所憎惡。我們不能再讓農場出現這種事。

失智觀察日誌

二〇一三年九月二十三日

上週，我去諾德斯特龍百貨公司，想試穿一件灰色摻點紫丁香色的漂亮毛衣。由於彼得就快來接我，所以我決定直接在鏡子前試穿，不到更衣室我找鏡子。放下手上的東西，準備試穿。沒多久，我有意識地抬頭看了鏡子一眼，這才發現我竟然脫掉了身上的襯衫型洋裝，腰部以上只剩胸罩。我趕緊穿回衣服，然後依照原本的打算，把毛衣直接套上去試穿。我嚇壞了。應該沒人發現吧，不然我就會因為公然暴露而被逮捕。

我母親的第一張照片是三歲左右拍的。片中，她和弟弟皮耶特分別坐在她外公的大腿兩側。她外公留著如詩人華特．惠特曼的滿臉大鬍子，一雙湛藍眼睛嵌在深黝的眼眶中，露出憂傷眼神。照片中，兩歲的皮耶特一頭金髮，五官簡直跟外公一模一樣。他們兩個那樣子看起來好像在世上無法久留，相較之下，我母親蘇珊娜的表情和閃亮的黑眸顯得容光煥發，神采奕奕。她穿著樣式簡單的白洋裝，白襪子和黑鞋，及肩的頭髮幾乎是黑色，額前的頭髮往後撥，然後用巧克力盒的一大條絲帶在頭頂上綁了蝴蝶結。對於一個食物匱乏、沒書沒玩具的家庭來說，這個蝴蝶結堪稱奢侈虛榮。

我母親會在頭上綁一個蝴蝶結來搭配衣服，可能是遺傳自父母對美的敏感度，或者是身為家中獨生女，她想讓自己特殊一點，不管如何，她這輩子始終認為，她有義務要讓自己穿得有型有款。她跟我父親拍的這張照片宛如「王宮皇室」照，精緻典雅的蕾絲新娘服，以及花朵穗鬚長到膝蓋的新娘捧花都是出自她的手，當年如此優雅的她，到七十五歲左右，始終維持著高人一等的個人風格。然而，人生最後六、七年，她的頭髮雖然保持乾淨，看起來卻有點凌亂，而且穿的衣服——或者說被穿上的衣服——可說是南非版的「閃亮水鑽成套運動服，乍看之下性感，但褲子卻是那種容易穿脫，好上廁所的抽繩褲」。每次在網路上搜尋運動服裝，頁面跳出這種衣服時我總會覺得噁心，起雞皮疙瘩。整體來說，她似乎不在乎外表了，起碼在我拜訪的期間，從沒見她花心思打扮。

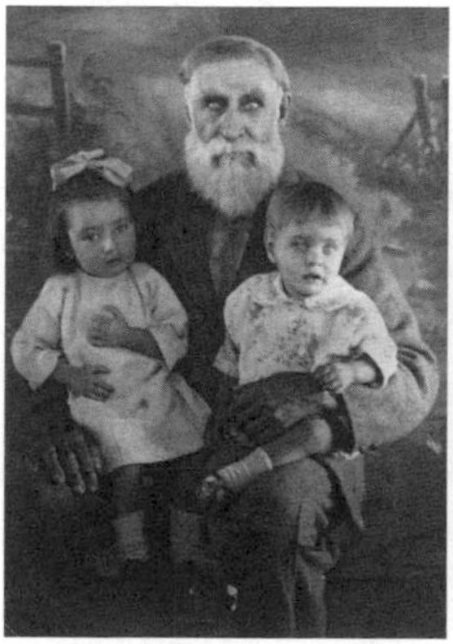

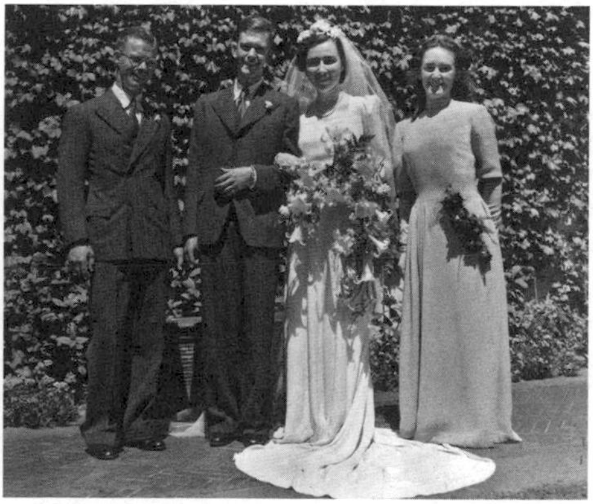

左圖，蘇珊娜（三歲）和外公，霍茲霍然歐爸，以及弟弟皮耶特·麥博，拍攝時間是一九二七年。右圖，一九四八年波須夫和蘇珊娜在南非的開普敦結婚。蘇珊娜身上的新娘服和捧花都是她自己親手做的。

我母親行動不便後，我和她都透過電話溝通。偶爾她會在電話上跟我抱怨，「沒衣服穿」。此外她也會向我的弟妹瓊恩哀嘆，「閃亮東西都不夠」。因為「他們偷走了她的所有東西」。當然，有可能是安養中心的工作人員或其他心智也退化的住民偷了她的東西，但很有可能她所說的「他們」，指的是她口中那些「會在我臥房的牆壁上廣播的人」。

不管蘇珊娜覺得自己衣物匱乏的理由為何，總之，我請瓊恩代替我買一些裝飾用的珠寶給她——寄包裹到南非，經常在收貨人收到貨之前，裡面的內容物就會被偷走。好心的瓊恩幫我買了「一個有很多鑽石的胸針」送她。那個環狀的胸針上有穗狀的銀製絲線，鑲著天空藍的碎鑽，但主體是粗糙不光滑的鑌銅，所以整體來看還算高雅。我母親死後，我經常配戴這個胸針，除了懷念她，也是因為我有時會想戴這種誇張的配件。

二〇一三年八月十九日——這天溫暖得難以想像是秋天——我搭公車進城去城市溪複合中心（City Creek Center）。這個複合中心的旁邊就是摩門教位於坦帕廣場的世界總部。複合中心占地達市中心的三個街廓，除了涵蓋高級商店，還有住宅大樓，一條小溪從中流過，除了有兩個瀑布、三個噴泉，還有好幾個養著鱒魚的魚池。商店之間有綠樹成蔭的人行道相連，還有一條天橋橫越主街。春天時，可開闔的屋頂就會打開，夏天和冬天時則關起來，變成教堂那種玻璃天花板，以關住冷氣的涼爽，或者保持火爐般的溫暖。

我那天遠征到城市溪，目的不是為了驚歎那賞心悅目的建築特色，也不是去振興經濟——除了可能買杯咖啡。我主要是希望能獲得放鬆。好幾個星期以前，我一直困在悶悶不樂的狀態中，幾乎要憂鬱症發作。

去購物商場所進行的腦內啡提升運動，結合了三種對我通常有用的刺激條件：一、從事我害怕的事，以這件事來說就是搭公車。以前我覺得搭公車很簡單，但最近一、兩次不順利的經驗，讓我開始望之卻步。二、從事體力活動，比如走路，三、讓平常因為過度思考而被忽略的感官獲得一點刺激（比如感受溪水的潺潺低語和濕潤岩石及植物的芳香，覽盡商店櫥窗的繽紛色彩和創意構圖）。

然而，在這星期一的下午，沒有足夠的自然景致和商業活動能成功穿透我悶悶不樂的心。走在人行道上，兩旁的魚池和噴泉也無法讓我的思緒自在暢流；商店內，任何的時尚和風潮都無法把我帶到難以言語形容的美好境地。除非我願意承認自己失敗，搭公車回家，不然我就得更用力壓出藥罐裡的止痛鎮定劑，但我不想這樣，所以我想了替代方案：尋找更明確的目標。尋找更能快速獲得滿足的機會，主動接近特定目標，而不是如南非荷蘭語說：「讓上帝的水自己流過上帝的田畝。」

我設定的目標是在駐店的兩大百貨公司，諾德斯特龍百貨和梅西百貨，尋找一件普通「成人」穿的衣物——跟我衣櫥裡那些色彩繽紛、放肆張揚的衣服不同風格的東西。但我的任務不包括非買下不可，我純粹是要找出我會想擁有，但迥異於我特立獨行風格的東西，穿上後可以融入一屋子穿著得體眾人中的衣服。接下來兩個小時，我不去看標價，不管是否只能乾洗，也不去管我在猶他州的生活是否經常會跟滿屋子穿著得體的人相處之類等實際考量。

搜尋獵物一個多小時，毫無斬獲，看來敝州的設計師市場——起碼根據諾德斯特龍百貨賣的東西來解讀——顯然趨近於義大利女演員伊莎貝拉．羅塞里尼那種古典優雅的風格，而非法國時尚設計師帕洛瑪．畢卡索那創意滿滿的衣櫃。

在我的兩個搜索區域中——諾德斯特龍百貨和梅西百貨——最有可能找到目標物的諾德斯特龍百貨裡，我逛到雙腿疲憊成老牛拖步，才終於看中我想要的東西：設計師馬克．雅各布斯的洋裝。這件洋裝的顏色是「波斯紫」，圖案是碟子大小的紅白鬱金香搭配同色的百合花葉子。

湧現的腦內啡讓我心情大好，我腳步輕快，跨越天橋去梅西百貨，也想在那裡碰碰運氣。半小時後，沒在服飾區或哪個設計師的作品中看到中意的，不過，我決定繼續抓著那件波斯紫的洋裝所帶給我的雀躍，在走出梅西百貨的途中去樓下的珠寶區快速看幾眼——因為我要回家的公車快來了。

梅西百貨的設計師區在二樓。雖然我有點趕時間，但還是決定走樓梯而不搭電扶梯——我習慣利用日常生活來消耗體力，而不是上健身房，因為我總會找理由偷懶不去。在許多的紅色出口標誌當中，我看見鞋子那一區有個綠色標誌，於是我走到那兒，打開門，走進樓梯間。走到一樓時，我發現那個安全門是通往街道，而不是我以為可以回到百貨公司的門。感嘆了一聲後，我推了推安全門的門把，卻發現一動也不動。我又試了幾次，力道愈來愈大，最後甚至用臀部去頂，一樣徒勞無功。

反正要逛珠寶區的時間已經浪費了，所以我決定走回剛剛進入樓梯間的那層樓。回到二樓的階梯平臺後，沒時間逛珠寶區的懊惱變成驚慌：這裡的安全門竟然沒有門把。原來我打開的這扇門是消防逃生門，一旦打開進入樓梯間，就不能再回建築物內。

這個地方只有三個出口，先生：瘋狂與死亡。

我奔上三樓，心想那裡的安全門或許跟二樓不一樣。結果還是一樣。我再次下樓，回到之前進入樓梯間的那個平臺，在階梯上坐了下來。好熱，我的額頭不斷冒出汗珠，甚至流到我的眉毛上。我在一樓見到的那個出口，顯然位於建築物的牆角，而牆角之間的兩道外牆，一定整天都曬著太陽。

我口渴虛脫，好想喝水，但我決定不去想身體的不適，因為此刻我需要把能量用在想辦法脫困。這麼一想，心情就平靜下來。我開始思量幾種方案：

一、用力敲門，大聲喊叫。

行不通。門是厚實的金屬，不管怎麼拍打，聲音都傳不過去。

二、躺在地上，對著門和地板之間的縫隙喊叫呼救。

反對。地板看起來油膩膩的，而且，萬一有人突然開門，不就直接撞上我的臉。

太危險了，不值得一試。

三、打電話給商場的安全部門。

不可能。因為我的手機不是智慧型（我的記憶力無法應付那種複雜的操作），無法上網搜尋百貨公司的電話。

四、打電話給彼得。

反對。我這個下午的目標之一就是獨立行動，讓他可以在我放棄開車之後，少一次當司機的麻煩。盡量別走到這一步。

五、找瑪莉莎和女婿亞當？

瑪莉莎承襲我的作風，除非孩子丹堤不在旁邊，不然很少接電話。但隨手一接，有可能。

六、兒子紐頓和媳婦雪洛？

通常會接電話，但他們離這裡得半小時車程。

七、打緊急報案電話？

好像太小題大作。

最後，我選擇打電話給彼得。「我有麻煩了。」我把情況告訴他。我聽得出他幾乎要立刻跳進車子，趕來救我出去。我建議他，打電話給梅西百貨，叫他們先找保全來救我。我描述了我的所在位置，他打電話給百貨公司後大概五分鐘左右，我接到保全的電話，他說他在路上了，馬上就到。

等到那個保全人員找到我——一個名叫裘尼爾的年輕人，體格真像健美選手——我已經在樓梯間困了二十分鐘左右。我被熱到頭昏眼花，請他給我水，並要求見經理。裘尼爾帶我到他們的辦公室，我在等經理時，有個顯然是副手的主管陶德給了我很多水，並敷衍地道了歉。稍後彼得走進來——那時我已經灌了兩瓶水——他看起來很擔心，抱了我好幾次，確定我平安沒事。百貨公司的經理溫蒂出現了，對我表示關心，然後以人力資源部門研習營上會聽到的幹練語氣跟我道歉，聆聽我的憂慮，並派陶德和裘尼爾去查明我怎麼會被困在通往街道的緊急逃生門後方——照理說，這些門應該隨時開著才對。

他們查清楚了，回來的第一句話就是跟我道歉。有人忘了啟動逃生門的警報器。如果警報器啟動，紅燈就會亮起，如果我在那種情況下打開門，警報器就會響。但接下來，他們開始怪罪我，雖然不是控訴的口吻，但暗指的意圖很明顯。他們說，門上有警告標誌，清楚告訴顧客，不要使用那道門，而且上面還寫了，若開啟，警報器會響。這點，我無從辯駁，因為我之前好幾次確實看過那個警告說明，而彼得和我事後去查看，那張說明確實在那裡，只是當時我急著去珠寶區，所以完全沒注意到。

我可以原諒自己沒注意到那些警告說明，畢竟，在尋找出口時，門上方偌大的綠燈指示讓我很難去注意那些小小的黑色字體。不過，接下來陶德的話就讓我震驚不已。他說，通往街道的門沒上鎖，「妳只要用力一推，就可以打開」。

雖然彼得事後告訴我，他認為他們的說法只是為了掩飾自己的過錯，但說真的，當那個保全這樣一說，我立刻相信是我推得不夠用力，而且推的角度不正確。這幾個月來，我不是常常沒注意到重要的感知訊息？我的失智觀察日誌裡，不就有幾則是我沒注意到馬桶蓋蓋著，而直接尿在上面？或者，收音機明明放在通常會放的地方——廚房的窗臺上——但我得靠彼得的幫忙才找到它？我早就學會一個事實：看，是透過腦袋，不是眼睛。

就像在很多情況下，不同的觀察者會有不同的說法，我們最後始終沒搞懂那扇門是否完全上鎖——為了防止流浪漢跑進百貨公司，找地方遮風避雨——遇到緊急情況時，才由梅西百貨的專家來拉門栓（如彼得所懷疑）？或者，真如他們的員工所言，只是比較難開啟？而後者，正是我害怕的情況。

那晚，我打電話給朋友克絲汀哭訴被樓梯間困住的恥辱。「好可憐，」她說：「不過，其實妳是被困在隱喻中。」我破涕為笑。這齣令人腎上腺素激升的梅西百貨樓梯間脫困記，讓我當晚暫時脫離原本的深度憂鬱狀態，然而，隔天早上，陰霾又蒙上心頭，直到我舉手投降，去找醫生，請醫生幫我調整藥物。

一個月後，克絲汀送我一張梅西百貨的禮券給我當生日禮物，並在信封上畫了我被關在樓梯間的圖，但我不是孤單的，她和她家人在我的四周陪伴著我。我感動得幾乎要熱淚盈眶。樓梯間這個隱喻不代表荒涼的困境，而是昇華成一種溫暖的保護繭，就像載著一家人到處走的小貨車，沿路大聲唱著歌。

我用那張禮券給自己買了一件藍莓醬顏色的牛仔褲。這條有著窄窄褲管的牛仔褲，那貼身的程度，絕對不是我這年紀的多數猶他州女人認為在公眾場合的合宜裝扮。完全不是「成熟大人」會穿的東西。

我逐漸體認到，說不定我得放棄這種對衣服款式的虛榮執著，尤其我很可能會退化到無法自己穿衣——天哪，太可怕了！——甚至無法靠自己挑選衣服。每次我望著衣櫥，努力搭配出我以前曾搭配的衣服和首飾，就會想到那一刻的來臨。雖然我試著把各種穿搭寫下來／或者拍照起來，但我怕這個作法會暫時告一段落，因為這太花時間了，而且得把全副精力放在自己身上，無助於維繫我的記憶系統。現在，連怎麼穿搭都記不住，逼得我不得不自問：「如果有一天，我必須仰賴更多協助才能活在這個世界上，那麼，去期望別人追求那個不再存在的荷妲自我所喜歡的時尚癖好，是不是很不合情理？」我在退化成必然的喪屍狀態之前，是不是應該放掉世俗的某些東西？我豈能把自己培養多年才有的美學觀，強加在那些把時間花在陪伴無所事事的我的人身上？更何況，我的自我意識經常改變。

我的哪個子孫會喜歡幫老芭比打扮呢？

肯伊似乎不在乎自己的穿著，只要衣服不礙著他從事粗魯的運動活動。丹堤這孩子雖然才三歲，但事事都要根據他自己想出來的標準，尤其是鞋子，即使很少走路，他也會善盡責任地讓遭到拋棄的成雙鞋子回到主人身上，而且在某些懶人幫他穿上鞋子之前，嘴裡還會重複著「穿穿，穿穿」。不過有一點，讓我覺得可以把希望寄託在他身上，那就是，他會以影集《慾望城市》裡那幾個女主角的風格，來讚嘆自己有一雙卡通《芝麻街》艾蒙圖案的紅色懶人鞋。

在三個孫子中，艾莉雅是到目前為止，對於被稱為馬蒂格拉斯（Mardi Gras）狂歡嘉年華的打扮風格最有興趣的人。她兩歲時，有機會就會偷偷在自己的衣服底下穿上媽媽的胸罩。那年她將近三歲，快要聖誕節時，我見到有個很小很扁的胸罩在特賣，一個才一美元，我先打電話給艾莉雅的爸媽紐頓和雪洛，他們說可以買，於是我把剩下的兩個全買下來，一個粉紅色，另一個是鴿子灰。

我只要「歐嬤」的角色上身，見到可以給孫子的好東西就非買不可。去年聖誕節，我又買了兩個新胸罩給她：肩帶是粉紅色的黃色胸罩，另一個是紫色帶點綠色。不過，艾莉雅似乎長大了，不再喜歡這些東西。

就跟我一樣，我這個孫女很容易去注意第一眼就很矚目的東西，尤其是特殊的衣服和配件：不成雙的襪子，甚至不成雙的鞋子，各式各樣的緊身褲，有閃亮髮夾、蝴蝶結和花朵裝飾的髮型——我幫她弄頭髮時，我們還會去摘鮮花插在頭髮上——以及各式的衣物都想要搭配閃閃發亮的裙子，包括洋裝、緊身褲、她的芭蕾舞裝，冬天外套，牛仔褲等。我相信我已經找到願意接棒的人，來和我一起完成我的衣著奧林匹克比賽。到目前為止，我們祖孫倆仍能並肩跑在接棒區。在我清醒時，我沒資格要求哪個倒楣的家人「每一天都花相當的時間」去照料唐吉訶德女士的梳妝，用皇室的長袍和王冠來裝飾她。除非這個家人覺得這樣做有樂趣可言。

然而，到最後，就像所有人一樣，樂趣也會消磨殆盡。

聖經《傳道書》第三章第十九節：因為世人遭遇的，獸也遭遇，所遭遇的都是一樣。這個怎樣死，那個也怎樣死，氣息都是一樣。人不能強於獸，都是虛空。

猶太人賣場的老闆娘卡贊內倫波根太太說：「那個漂亮的，今天怎麼沒來？」

唐吉訶德女士：我沒衣服穿。

珍·奧斯汀：虛榮若作用在薄弱腦袋上，就會製造出各種危害。

有則寓言，迄今仍在希臘水手之間仍流傳著。據說有個獨居的美人魚會在暴風雨時抓住船艄，問船員：「亞歷山大仍活著嗎？」她所打聽的人是亞歷山大大帝。根據史料，這位希臘將軍早在兩千年前就死了，所以不知所以然的船員當然以事實來回答：「沒活著。」但美人魚一聽到這答案，就會變成蛇髮女妖戈爾貢，滿頭的蛇會讓船上的人嚇到魂飛魄散，而且變成石頭。這些超出預期的壓艙石會讓船沉沒到海底。

但那些知其然的人會這麼回答，「他還活著，統治著全世界呢！」美人魚聽到正確答案就會消失，連帶地暴風雨也會消散，只留下「溫和平靜的空氣，洗滌人們的心靈」。

第八章

不敢點明的出口

這個地方只有三個出口，先生：瘋狂與死亡

——法國哲學家杜馬勒（René Daumal）

我們全家在一九八四年八月初抵猶他州時，先暫居在一間附有廚房的廉價汽車旅館。我們的「家庭套房」外有一片空地，後來變成商業大樓，但那時該空地長滿了柳枝稷和雜草，當時七歲的瑪莉莎和四歲的紐頓整個八月就在那片空地上抓摩門蟋蟀——猶他州是摩門教的大本營，說不定蟋蟀也是摩門教徒。每天彼得下班回家，我們就跟房仲碰面，開始到處看房子。我們決定把從南非帶來的所有錢，全砸在房子上，但金額有限，連頭期款都不太夠，因為當時離開南非只能帶出來一半的錢出來。在開學之前，我們找到一間荒廢但寬敞的屋子（足以容納我們希望邀請來作客的南非親友），這房子位於瓦沙契丘（Wasatch）的山麓，市中心就在半小時車程外的北邊。房子前面的那條街的名字也充滿宗教意味，叫做聖凡街（Supernal Way）。

雖然所有的家具和各種家當仍在從南非運來的路上，但我們還是決定立刻搬進去，好讓孩子可以銜接棉花林小學的開學日。我們還來不及去買最基本的生活用品，就被鄰居發現我們幾乎是「家徒四壁」，因此想當然耳，我們在院子「露營」的計畫在他們眼中就成了難民，畢竟我們來自非洲！搬進去第一天，就有剛認識的好心人除了借我們睡袋，還借我們檯燈、茶几、和幾樣放在客廳使用的東西。把野餐桌從露臺拿進廚房，添購微波爐和紙盤，我們就這樣展開了在美國的生活。跟當年用手推車裝家當，橫越大草原的開拓者相比——我們的孩子，即將在美國的學校學到這段歷史——我們的家具顯然齊全多了。

原本只打算持續幾週的露營生活，延長成幾個月，因為裝著我們要從南非運到美國的所有家當的貨櫃，竟然陰錯陽差在歐洲遊歷了一大圈，最後才在感恩節前夕才抵達我們手中。我記得當我們聽到我們的「中型乾貨」[32]抵達美國本土時，狂喜到幾乎要飛上天。這些「乾貨」送達指定地點後，我們立刻處理最主要的幾箱物品。這些家當彷彿失散已久的寶物，重現光澤，我們迫不及待地連夜讓它們把營地變成家。

我們的孩子也驚喜到「要衝出皮膚外」——套句南非荷蘭語的說法——終於見到他們熟悉的臥房家具、書、衣服和玩具。但意料之外的後果就是，他們終於意識到我們會永久住在美國，也就是說，以前和他們一起置身在這些家具和玩具當中的表堂兄弟姊妹、朋友和

---

32 中型乾貨（medium-sized dry goods），由英國哲學家約翰・奧斯丁（J. L. Austin）所發明的說法，指涉日常生活最容易為人類神經系統處理的東西。

歐嬤，會有很長一段時間見不到了，不能再和他們一起過生日、過聖誕節，或者去彼此的家裡睡覺。紐頓好幾晚睡覺前都會抓著一塊樂高積木，哭著說：「我就是想和克雷格一起玩。」克雷格是我們住在約翰尼斯堡郊區的公園鎮北的鄰居，兩家只隔著一道圍籬。而年紀較大的瑪莉莎則把心事藏在心裡，沒像弟弟一樣任性地表達自己的難過。聖誕節之前的某一天，她的腦袋瓜冒出一個為人父母都不會想回答的問題：「如果妳和爹地死了，誰來照顧我和紐頓？我說的不是我們長大之後你們老了，我說的是現在。」

幸好，她是在我們吃晚飯時提出這個問題。十一月的第一週就滿五歲的紐頓聽姊姊這麼一問，也露出疑惑的表情。彼得和我以就事論事的口吻，加上頻繁的相互打岔和重新措辭，來提醒他們，如果我們死了，他們的乾爸乾媽，也就是我妹妹拉娜和她的丈夫巴茲會照顧他們，不過，我們應該會很久很久之後才死。我們還進一步解釋，雖然現在我們在**這裡**，拉娜姨媽和姨丈巴茲在**那裡**，若真有需要，他們會來這裡，把他們帶回南非，在那裡就有很多親戚可以照顧他們，有姑姑阿姨叔叔舅舅，還有兩個祖母，蕾特姬歐嬤和蘇珊娜歐嬤。我們還故意裝出輕快的口吻，提起跟他們同年紀的表弟和表妹，也就是拉娜和巴茲的孩子約翰和茱莉亞。我們告訴孩子，到時候，他們就可以住在一起，每天玩在一起。

「我知道。」瑪莉莎說，但她的表情告訴我們，她認為我們的回答太幼稚了。

「如果跟拉娜姨媽住，」紐頓興奮地扯開嗓門說：「她就可以帶我去找克雷格，我就可以和他一起玩。」

瑪莉莎繼續說出她的憂慮。「可是，他們不知道我們住哪裡。」

我提醒她，幾個星期前，我們就打過電話給她的乾爸乾媽，把地址和電話號碼告訴他們。彼得讀出她的問題所隱藏的另一個需求，立刻把打國際電話的方式寫在卡片上，貼在電話機的牆上。這時紐頓忙著把他的單軌火車駛向下一個車站。「或者克雷格可以去姨媽家，我們可以去樹屋玩。」

「那他們來美國之前，誰煮飯給我們吃？誰帶我們上學？」瑪莉莎想知道答案。

終於，彼得和我搞懂瑪莉莎真正的憂慮原因，於是，我們夫妻再次排練幾個星期前就告訴孩子的安排：他們在學校認識的朋友希拉蕊一家就住在同一條街上，還有納森一家住在學校附近。萬一彼得和我無法找顧他們，這兩家人會來幫忙。但我和彼得深懷愧疚地互看一眼，雖然沒明說，但我們知道，當我們在跟新朋友說話時，心中想的是，敦親睦鄰，以便因應一些人生無常，比如暴風雪和車子壞掉，但這種無常跟死亡相比，顯然沒什麼。

我們很快認識了一些家庭，因為雙方的孩子是好朋友。然而，這些新友誼的潛在陰影是，我們夫妻都不是摩門教徒。彼得和我抵達鹽湖城時就知道這裡是耶穌基督後期聖徒教會的總部所在地，但我們並不曉得宗教對於猶他州的日常生活有多大的影響。遇到新鄰居，大家問的第一件事是你屬於哪個教區，或上哪個教會。如果你坦白說你不是教友，大家一樣很和善，可是，跟你發展出摯友關係的機率就微乎其微，因為這些摩門教徒鄰居的生活幾乎全被教會所占據。即便是最平常的日常活動，如接送孩子打棒球或者參加街頭派對，也都是由教會一手包辦。此外，教會有各種活動讓教友忙得不可開交。平時在非摩門教的環境中，大家拿來交朋友的時間，在這裡會由教會的各種責任義務所填滿。

摩門教徒和非摩門教徒難以發展出深刻友誼的另一個阻礙是，如果你不在教區的電話網絡裡，當地所發生的很多事情你不會知道。比如我們對街的鄰居已成年的女兒死在家中，我卻不曉得，直到葬禮過後才知道。而之前，我明明就跟很多鄰居一樣，偶爾會送餅乾或小點心過去，還有一、兩次去陪著那女孩，因為她那個經常心情不好，工作過勞的母親外出辦事。

我和彼得逐漸搞清楚新鄰居的社交概況後，真的很開心能跟孩子朋友的父母變成「真正」的朋友。我們在很短時間內就熟悉彼此，交情好到我會跟泰勒夫妻和須安德夫妻說我們搬進新家第二個星期所發生的驚險事。那天，瑪莉莎的氣喘發作，嚴重到我們非得疾奔醫院不可。

之前在南非，我們就已經知道瑪莉莎有嚴重氣喘，因為她不只一次因感冒導致氣喘加劇而送醫。過去一、兩年在南非時，她的氣喘控制得不錯，但我們總擔心她不知何時會上呼吸道感染，尤其來到這個新國家，還沒找到家庭醫生，這憂慮更讓我們時時提高警覺。搬進新家兩星期後的某天晚上，瑪莉莎的胸口變得很緊繃，呼吸困難，我們立刻知道必須盡速送醫，而且這晚會漫長難捱，所以非得仰賴鄰居的善心不可——就是那個借我們檯燈和茶几的鄰居，剛好他們也不是摩門教徒，而且家裡的男孩跟紐頓玩過幾次。我帶著已經換上睡衣的紐頓，唐突地出現在他們家門口，問可否讓紐頓在他們家過夜。他們知道我們是逼不得已，立刻展開雙臂歡迎，我感動得幾乎要流淚。在急診室，醫生斷定瑪莉莎很嚴重，必須住院。在住院的三天，我和彼得幾乎沒離開她一步。看著她蒼白沉默的身影，我想到了我們在異鄉展開新生活之際，就要面對死亡威脅。「要是她死了，」我的心哭泣著：「在她的葬禮上，認識她的，就只有我們一家三口。」

終於，「如果媽媽和爹地死掉」的陰霾逐漸散開，繼續過日子的我們心懸的是另一件可以讓我們位於聖凡街的家，更像一個家的大事：我們暫時留在南非的兩隻毛茸茸黑色大狗，即將抵達。在當時那個年代，寵物入境美國前必須待在母國境內（於我們而言就是南非）經美國政府核准的養狗場三星期進行檢疫，通過健康檢查之後，才能合法進入美國。

我弟弟卡瑞歐告訴我們，這兩隻狗已經通過健康檢查，即將送上飛機。

隔天，我們一家四口到機場接卡威特吉（標準型貴賓犬），以及列威黑克（法蘭德斯畜牧犬）。領狗要到機場另一棟距離航廈有點遠的建物，當工作人員把牠們交給我們時，牠們興奮得直撲而來，幾乎要把我們壓扁。

把狗帶回家後，感覺我們這家子異鄉人又多了一層正常外表。然而，這兩隻狗非但不知自己的檢疫費用和機票費用花了我們多少銀兩，甚至才剛來就以彷彿被狼養大的狼性，來報答我們讓牠們變成美國人的恩情：狠狠地攻擊了跑進我們後院的貓。

那天早上，我聽到在後院的紐頓用南非語大喊「Ek het ń halwe dooie kat gekry」，我才知道我們家的動物惹禍了。這句南非語的意思是「我發現半隻死貓。」這句話和「我發現一隻半死的貓」在文法結構上很像，但意思完全不一樣。我這個五歲的兒子現在只有在家才有機會用南非荷蘭語，所以我一時之間還真不知道他說這句話的真正意思是什麼，還拉開嗓門糾正他，「不是半隻死貓，紐頓！」同時間奔下樓，想親自看看那隻貓的受傷程度。沒想到，紐頓抓著貓尾巴走過來，證實了我兒子的文法一點都沒錯。

那天晚上，彼得回家後，我和他在後院尋找另外半隻死貓，但一無所獲，後來全家還沿著街道挨家挨戶詢問。我和彼得希望我們的道歉和懇求，可以動搖貓主人想要打電話給美國任何動物保護協會機構的決心，讓這兩隻毛茸茸的黑狗——牠們就像我們家孩子專屬的安全毯，能帶給他們莫大的安全感——不必為此賠上一命。雖然我們在鄰里之間張揚了這樁慘案，但沒人出面指認那隻貓。我們走完苦路[33]後，回家把狗鎖在屋內，並把那隻可憐的動物殘骸埋在後院一大片沒有造景的小山坡。我們站在墳墓旁，喃喃念著貓咪的身體分子將會與土壤融合為一，滋養我們即將種下的樹木和花叢，成為樹幹、樹葉或花朵的一部分。葬禮過後，孩子撿了石頭，做了個石碑，除了當成紀念碑，也防止行兇者回到現場，對受害者的屍骸進行更難以形容的殘暴行徑。

那晚，彼得和我念完床邊故事給孩子聽之後，我回到客廳，就在我把躺椅後往一推，準備就寢時，穿著睡衣的紐頓躡手躡腳走進來。瑪莉莎不想讓弟弟擁有更多特權，聽到更多床邊故事，也跟著溜入客廳。但紐頓不是想藉機不喝我們要他吃下的柳橙汁和起司，而是有緊急的問題要問：「如果人沒被撕裂成兩半，也一樣會死嗎？」

就算不是為人父母，也聽得出來白天的恐怖景象誘發孩子的疑問，但當紐頓問了下一個問題，我們才明白又回到「萬一媽媽和爹地死掉」的難題了：「妳和爹地如果死了，誰來

33 苦路（stations of the cross），天主教徒模仿耶穌生前最後幾小時被釘上十字架過程的活動。

幫我們挖洞埋你們？」我們再次跟他保證，若遇到我們兩個同時死掉那種非常非常不可能的事，到時一定會有很多大人來幫忙。這番保證之後，我和彼得又回到前面那個怎樣知道一個人是否死掉的問題。我在雜誌上讀過，跟小孩討論死亡時，不要把用睡覺來比喻，因為這樣會讓孩子害怕睡覺，所以我告訴他，心臟停止跳動，人就會死掉，然後相互摸對方手腕和脖子上的脈搏。解釋完之後，彼得開始對著兩個孩子會癢的地方搔癢，沒多久大家就哈哈大笑，在地毯上扭來滾去。紐頓的問題最後不僅讓全家有機會親暱依偎，還讓他拿走一杯牛奶和餅乾當點心，取代從父母的口中聽到的一些令人不快的事。

孩子上床後，彼得給自己和我倒了一杯酒，然後我們坐在沙發上，握著對方的手，自問，我們想要追求更好機會的美國夢，真的值得讓孩子失去純真嗎？

就像很多的「如果」問題，這問題也無解。

＊　＊　＊

二〇一〇年尾聲，我忙著吸收跟失智症預後發展有關的各種意涵，就在這時，在紐約大都會藝術博物館展出的英國藝術家達米恩．赫斯特（Damien Hirst）的三年常駐展即將結束。他的概念性作品是用一個以鋼鐵和玻璃打造的展示櫥窗，裡面的二十三噸甲醛中漂浮著一隻虎鯊。出太陽的時候，光線從水缸後方的窗櫺後方照射進來，讓防腐液體裡呈現一片天空藍，也讓虎鯊身上類似老虎斑紋的深色條紋更顯突出。在長方形櫥窗的頭端，虎鯊張著血盆大口，觀眾的視線可以從成排的鋸齒一眼望入內臟的黝黑深處。黃昏後，窗戶反射出水缸，窗戶上與水缸裡的兩隻鯊魚猶如同時擁抱的生命和死亡。

赫斯特把這個作品取名為「在活人心中，死亡實體之不可能性」。一九八〇年代末，他念書時以「過度真實」為主題所撰寫的論文裡，「〔他〕就曾以這個句子對〔自己〕描述他對死亡的看法」。他「喜歡這句子的詩意笨拙感，因為它所表達的方式，『是一種不存在或又存在的東西。』」

一九八九年，英國廣告巨擘暨當代藝術收藏家查爾斯・上奇（Charles Saatchi）邀請赫斯特隨心所欲製作出一件概念性作品，以擺放在他開設的上奇藝廊裡，於是赫斯特有機會把他論文裡關於死亡的觀點轉化成藝術作品。這位藝術家請一位澳洲漁民幫他捕一條「大到足以吃下你」的虎鯊，漁民成功捕到一條體型碩大的虎鯊，長度若以今天流行的概念來說，大概是二〇一四年NBA籃球選手最高與最矮球員加起來的總和——最高的是將近兩百一十八公分的哈希姆・塔比特（Hasheem Thabeet），最矮的是一百七十三公分的以賽亞・

湯瑪斯（Isaiah Thomas）。

光是為了得到這隻虎鯊就花了一萬美元，整個作品花了上奇八萬美元，而這還是一九九〇年的幣值，若換算成當今幣值約十四萬九千美元。花這麼多錢在一個當時沒沒無聞，只有一小圈年輕的英國概念藝術家才認識的藝術家身上，難怪英國小報《太陽報》會下這種標題：「五萬英鎊買一條魚，還沒附薯條。」

繼這件虎鯊作品之後，赫斯特在後續幾年還有一系列跟死亡相關的創作，有時是直接將動物解剖，浸泡在一缸甲醛裡。比如「母親與孩子（分離）」這個作品，就是一隻母牛和小牛被剖半，然後把四部分的屍體分別放在四個玻璃缸中，兩個剖半的小牛屍體並排，後面一排是剖半的母牛。每一組的水缸之間留有足夠空隙讓觀眾可以直接走過去，觀看動物的內部。有些作品則是從農場工廠的牆壁後方或商業性漁獲中拽出死的動物——一次一隻或者一次多隻——逼觀眾發現，西方社會的多數人，包括我，無不食用的這些脫離實體，以塑膠袋包裹的動物蛋白質，其實是來自於曾經活著的動物。

赫斯特說，他製作這個虎鯊作品，把鯊魚浸泡在甲醛中，然後注入防腐劑，完全取代鯊魚原本的體液，這種作法的用意是要解放「生命與與死亡的體現」。然而，古代那種交換液體的木乃伊技術無法適用於赫斯特這隻體型碩大的動物，導致防腐劑沒能完全滲透到虎鯊的某些部位。這件作品一展出就已經惡名昭彰，鯊魚開始腐敗後，四周甲醛變混濁就更臭名遠播。為了延長作品的壽命，上奇藝廊把漂白水倒進甲醛裡，沒想到反而加速屍體腐敗。一九九三年，有鑑於腐敗狀況過於明顯，「藝廊決定挖出虎鯊的內臟，把它的皮攤在玻璃纖維的模子上。」赫斯特因此抱怨：「這一看就不是真的。」

二〇〇四年，美國避險基金的經理人史蒂芬．柯恩（Steven Cohen）和妻子亞歷珊卓即便知道這件作品後來的狀態令人哀嘆，還是以八百萬美元從上奇手中買下這件作品。《紐約時報》說：「水缸裡漂浮的，是玻璃纖維的虎鯊前自我。」怪的是，柯恩就是被鯊魚從活著變死亡的過程所吸引，他說：「我就是喜歡整體的恐怖元素。」

然而，赫斯特不打算放棄他的原始點子。這時，他已經知道問題出在甲醛沒妥善注射到屍體內，所以想找機會重做一次，不過柯恩有點不願意用持久性來代替恐怖元素，況且，換隻新鯊魚還得花錢。最後，光是把防腐劑徹底注射入新鯊魚的體內，就花了十萬美元。柯恩說這樣的費用「很不合理」。防腐作業完成後，鯊魚再次對著美術館的參觀者展露奧地利物理學者薛丁格用來做實驗的那隻貓的笑臉。

然而，就像「第一隻沒附薯條的魚」花了五萬英鎊後仍無法永遠同時具體展現出生命與死亡，這次花了八百萬美元和「很不合理」的十萬美元之後，也無法把第二隻「著名的死鯊魚」修補成沒有死亡的狀態。二〇〇六年，在紐約市的大都會藝術博物館展開為期三年的常駐展覽之前，整件作品加以整新過：換了一個新的魚缸，而且用了第三隻鯊魚。

赫斯特說，我希望這作品看起來永遠如我剛完成的第一天般新穎，雖然這看似「不可能」，所以，合約上註明了：如果玻璃破掉，我們修補；水缸變髒，我們清理；鯊魚腐爛，換條新的。我保證我的甲醛可以有效達兩百年。

兩百年前，《如何與鯊魚共遊》（*How to Swim with Sharks: A Primer*）的作者福爾泰．庫斯托（Voltaire Cousteau）說：**不要流血**。無法控制自己不流血的人，千萬不要與鯊魚共遊。

男星布萊德．彼特則說：我的看法是，讓自己成為鯊魚。時時游動。

赫斯特：我的意思是，你每天都得面對自己的死亡，所以，面對死亡而不恐懼的方式，就是去處理某個物體的死亡。

薛丁格的鯊魚：在箱子既死又活地存在，讓我對生命、宇宙等一切有了不可思議的觀點。而我在這裡就是告訴全世界這一點！

《紐約時報》的羅伯特．史密斯（Roberta Smith）：那隻鯊魚既死又活的具象存在，讓人難以掌握，除非你親眼見到水缸裡的牠之後驚呆無語。牠本身有一種惡魔驅力，活成類似死亡的惡魔模樣……我們從沒想過會發生的生死融合現象，合理透過視覺象徵呈現在這件作品上。

我們從沒想過會發生的生死融合現象。也就是說，一直要到你知道自己生命的有效期限，你才能體會這種現象，比如末期癌症，末期的心智退化。從此之後，某段時間內即將發生的生死交融，就會瞪大眼睛看著你過日子。如果你的問題出在肉體疾病，那麼你的焦點會放在如何有效控制疼痛，以及邁向死亡旅程所面臨的各種事物。如果，你的命運是失智症，那麼你的關注點就是，遠在這個疾病把你帶向「自然」死亡之前，你的心智早就先死了。你會變成「既生又死的具象存在」。我被診斷出失智症後，就對赫斯特的鯊魚出現非常主觀的感同身受：可以存在的同時又不存在的，不只是**東西**，也可能是**人**。而那個人就是我。

研究赫斯特的過程中，我發現他的作品永遠都在跟死亡搏鬥——即便他的「盛世」已經過了很久，這仍是他迄今持續探索的主題——而且，我發現他很早之前就決定不寫回憶錄，因為這是一種「生命終點的活動」。但二〇一五年，他五十一歲時，他終於決定出回憶錄，不過他身為大忙人，沒時間親自動筆，決定委由詹姆士．福克斯（James Fox）來執筆。福克斯也曾幫滾石樂團的吉他手基斯．理查（Keith Richards）撰寫回憶錄。

不過赫斯特自己曾說，他之所以委託他人來執筆，不是因為他忙到沒時間，而是因為他記不得自己的過去。所以福克斯在這本回憶錄的主要角色是訪問赫斯特，「擷取」其中一些軼事或秘史，加上其他的資料來源，來完成這位藝術家的回憶錄。就像基斯．理查，赫斯特也「忘卻大部分的生命片段」，也就是說，達米恩．赫斯特也進入一種既存在又不存在的狀態。「還沒死就沒能力掌握人生，」在最近的一次訪問中他說道：「我想，這就是問題所在，所以，我在想，從某方面來看，〔寫回憶錄〕或許是一種擁抱生命的方式。」

失智觀察日誌

二〇一一年八月二十四日

今晚我除了吃自己的藥，還不小心連同彼得的藥也一起吃了。他的降血脂藥辛伐他汀（Simvastatin）劑量是我的兩倍，所以我等於吃了三份劑量。彼得和我照理說應該禁食，因為明天要抽血檢查，以我來說是為了檢查我對這種藥和降血壓藥利欣諾普錠（Lisinopril）的反應——依波恩醫師開這兩種藥來減緩我腦中微小血管的阻塞現象。結果我一下子吃了三份藥，現在只得把檢查延到星期五早上。

在這種「吃錯藥」的日子，我總是自娛地想著，在我服用網路上說的死亡雞尾酒（大量混吃各種藥）之前——這些藥最有可能透過家人的協助才取得，但事實上根本沒人協助我服用這些藥——我或許早就建立了一個讓人刮目相看的錯誤用藥形象，而這足以證明我的死亡只不過是一個頭腦簡單，昏沉呆滯的喪屍女人因計算錯誤而造成的結果。

「我是誰？」

對我們這些受西方個人觀所影響的人而言，這個問題背後有個未明說的假設：人有「認同核心，亦即自我」。比如我們會說，「親近自我」、「忠於自我」。不管是否唸了研究所，都有可能接觸到關於自我的後現代概念，無論是從哲學、人類學、佛洛伊德或者文學批評的觀點，因此，你可以很快擺脫掉一個錯誤的概念：個人指涉的是單一、獨立、一致性的自我。這些學科的後現代主義學者都有一個共通點，他們都認為：

當我們開始去尋求自我，自我就分裂了：有一個我們在找的自我，還有一個做出尋找動作的自我，加上這個捉迷藏遊戲中的自我。把鬧鐘放在離床遠遠的位置，意味著我們至少有兩個自我，一個是負責任的夜間自我，另一個是懶惰的早晨自我。

從這個觀點來看，我們與生俱來的，不只有那個只需透過時間逐漸展開，以展現出我們真實樣貌的自我，還有一個被創造出來的自我，這個自我是由我們生命中遇到的人**所形塑的**。我們的自我是一種**關係性**的，也就是說，我們的自我形象是建立在跟別人的互動上，而且那些人不是我們主動選擇的，如親生父母或養父母、家庭外的第一個照顧者，或者在前往小兒科醫師、巫醫、去蒙特梭利學校，或去買馬德拉斯棉布、去雜貨店或露天市集、去教會或猶太教堂的途中所遇到的執法人員。

根據精神分析大師拉岡的說法——拉岡以佛洛伊德這位精神病學之父過世後所發展出來的人類學和語言分析，來詮釋佛洛伊德的著作——社會的符號結構，或者以拉岡的詞彙來說，「他者」，會透過風俗習慣，以及每個自我的定義語言來強加在我們身上。在新生兒還沒機會去了解自己是誰之前，他者就會形塑他／她。在孩童生命初期，家庭中的他者就決定了孩童的國籍、母語、宗教，及其所擁護的各種價值。成人後，或許會改名、以非母語的語言來過生活，或者拋開原生家庭的宗教和其他價值觀，但在成長階段，這些因素的影響是無法抹滅的。我十七歲時確認自己是無神論者，二十幾歲時對外表明這一點，儘管如此，聖經上的各種說法和南非白種清教徒的身分還是形塑了我這個人，畢竟這是我連同母親的乳汁一起吸收的成分。

為了解釋自我是由他者所創造，拉岡和其他後現代主義者把自我稱為**主體**（subject）而非**個體**（individual），因為文藝復興時代興起的**個體**觀念代表的是一個人可以刻意形塑自己的身分。當一個人存心操控文化符碼，好讓自己成為他想要變成的人，那這個人就是一個**個體**。**個體**的概念跟一種大家隨興閒聊的概念很相似，而且個體的思考方式跟保守的社會態度有關：社會上的每個**個體**都應該可以自立自強，無論多麼貧窮，無論社會階級如何，或者遇到什麼教育或職場上的阻礙。跟**主體**這個概念不同的是，**個體**這概念否定了社會力量會對一個人在教育和工作上的能力造成影響。

就算以「主體」而非「個體」來稱呼一個人，也不代表他者只會透過逼迫人遵從團體共通期望來壓制個人。人類學家麥金．馬里奧特（McKim Marriot）在一九七六年提出一個新詞彙**非個體**（dividual），用來說明另一種型態的主體性。非個體這種主體性是由個人與社群之間的深層聯繫所決定，透過個人與他者之間的施與受來建立聯繫感，而不是他者由上而下將社會模式強加於個體身上。

非個體這個後現代概念出現在一九七〇年代末，但事實上，古代就有類似觀念：自我乃透過他人之自我而形塑。在基督紀元之前，佛教經典裡就說到：「色無常，若因、若緣生諸色者，彼亦無常；若無物不入因果，而欲證自身之清淨無染，乃我執之幻念（無我）。」而基督教也有類似的看法，比如門徒保羅就寫道：「我們這許多人，在基督裡成為一身，互相聯絡作肢體。」瑞典科學家卡爾・林奈（Carl Linnaeus）在其一七五三年的著作《自然系統》中，根據生物的結構相似性，把有機生物分成好幾層級，界、門、綱、目、科、屬、種。林奈的生物分類法引發一個問題：如果真如聖經所言，每種生物都是分別被創造出來，為什麼不同的種、屬、綱等會有結構類似的生物存在？為什麼林奈的分類法是有道理的？

百年後，達爾文在其著作《物種起源》中回答了林奈的著作所引發的問題。達爾文提出物競天擇這個機制，來說明生物的演化是有可能的，從三十五億年前原始的生命形態演化到三葉蟲、蕨類和鴨嘴龍，最後到人類。非個體的概念一旦進入有機生物體，接下來要延伸到宇宙所有的非生物體，就只需要「一個人的一小步，卻是人類的一大步」。美國天文學家卡爾・薩根在一系列的科普電視節目中對宇宙如此稱頌：「生物之美不只在於原子，還包括原子的結合方式。宇宙也在我們內部。我們是由星辰所構成，宇宙透過我們而了解自身。」另一位天文學家奈爾・德葛拉司・泰森的這段話，也跟薩根的話互為共鳴：「去街上抓個人，對他說：『你聽過嗎？從我們身上的分子，可以追溯到宇宙的現象』。」

從佛教、基督教、生物科學、後現代主義到天文學，「自我」是多樣的、異質的，而且從未完成——事實上，它是持續不斷地在形成當中。

而關於「我是誰」這個問題的答案，於此也就有了——重新有了——宇宙的意義。有些人不喜歡這種無法被定義下來的「自我」，比如保守的基督教徒和各領域的人文學者。前者認為後現代的自我是「一種背叛聖經上帝的革命」——革命份子就是「那些不願意再遵從上帝指引，想要隨心所欲的人」——而後者認為這種自我「會讓人喪失源頭和目標」。

這種後現代主義式的自我，跟我自己的經驗相呼應。我的自我從未固定；永遠變動；視外在因素而改變——包括外在的人事以及我的身體所包含的物質而定——而且多數時候不受理性支配。在這樣的自我架構下，「我是誰？」這個問題永遠無法充分解答。「認識自己」是柏拉圖洞穴牆壁中的一道陰影。然而，在宇宙中，這道影子若從數學的觀點來看，可以視為宇宙大爆炸後四維星崩塌所產生的三維陰影。這道陰影讓我們可以做很多事，比如天文學家可以解讀萬億分之萬億之十億之百分之一秒的宇宙歷史，又如後現代主體可以「透過其交談、動作、與其他自我的關係，以及超驗感受」而獲得解讀。

此外，為了**自我**私益的理由，堅持我的非個體性，這種觀點能嘉惠文藝復興時代的個體觀。發展心理學家暨記者蘇珊・頻克（Susan Pinker）在其著作《村落效應：為何面對面接觸可以讓人更健康、更快樂、更聰明》（*The Village Effect: How Face-to-Face Contact Can Make Us Healthier, Happier, and Smarter*）中引用神經科學界的發現：「社交網絡愈複雜、愈整合的人，愈能避免失智症。」

失智觀察日誌

二〇一一年十一月十日

彼得和我去芝加哥找女兒瑪莉莎和女婿亞當。昨晚瑪莉莎、彼得和我在客廳，以玩笑口吻檢視我們的生活。當時聊到若我比彼得先死，彼得會怎樣。亞當在角落的桌子處理帶回家的公事。

荷妲：你最好再娶一個。
彼得：孩子恐怕無法接受任何人做我的第二任妻子。
荷妲：孩子會很高興你有伴，不然他們得擔心你一個人老孤單。
瑪莉莎：爸，問題是你的第二任老婆要能跟你聊科技，對你的電子玩具有興趣——
荷妲：也就是跟我不一樣的女人。
瑪莉莎：我想到了，可以去印度找。
然後大家開始討論起彼得要如何找到懂科技的印度移民，或者哪裡有人對「綠卡」婚姻有興趣。
荷妲：那些人還會做菜欸。或許可以找個女人幫你燒幾年菜，照顧你幾年，然後她拿綠卡展開自己新人生，作為「報酬所得」。
彼得：我喜歡印度菜。可是，性這種事，怎麼辦？
聽到「性」，正在加班的亞當抬起頭來，還把椅子轉過來，免得錯過什麼精彩對話。
荷妲：看要不要寫在合約裡啊，反正我不在乎。
彼得：說不定墨西哥食物更合我胃口。
荷妲：只要不把魔爪伸到我那些沒綠卡的優秀學生就行了。

彼得：可是蕾拉[34]不是告訴我們，說她父親經常說：「幹麼跟沒綠卡的小夥子談戀愛？應該找個可以讓你合法居留的人！」

瑪莉莎：媽，我想妳對爸找新老婆這事的最後遺言應該是，年紀一定要比女兒大。

小說家強納森．法蘭岑在罹患阿茲海默症的父親終於去世的那天，寫道：「以阿茲海默症的慢速病程而言，其實我父親此刻的狀態跟兩個小時前、兩週前或兩個月前相比，並沒更接近死亡。」法蘭岑絕對不是唯一因親友罹患失智症而受苦的人，也不是唯一認為摯愛家人活著時其實也是死了的人。那種狀態，簡而言之，就是「活死人」吧。所以不難想見學術圈和大眾寫作圈經常把失智症患者比喻成喪屍。

政治科學家蘇珊．貝杭尼克（Susan Behuniak）那篇題為〈活死人？阿茲海默症患者被視為喪屍的建構過程〉的文章，最吸引大家的是她使用了「活死人的隱喻」來指涉失智症患者。她認為，這種疾病的生物醫學模式本來就容易讓病人受到汙名化，而這樣的隱喻更會放大這種汙名。她說，失智症患者被定位成「非人，也就是腦部受到疾病所破壞的人，無法再以人的樣態存在，變成一個只是受到管理的軀體」。

在一份對學術圈和通俗寫作圈所進行的失智症調查中，貝杭尼克發現，失智症常被冠上這些詞彙：「死亡之前的死亡」、「永無止盡的葬禮」、「心智搶奪」，以及「駭人的瘟疫」。這些觀察經常與**喪屍**這個詞彙直接相關。她把喪屍與失智症患者的共通詞彙加以整理，發現這些詞彙：「特殊的身體特徵、缺乏自我認知、無法辨識他人、同類相殘……（以及）巨大的絕望讓人生不如死。」她承認這些描述失智症患者的特性確實有幾分真實性，畢竟他們經常不修邊幅，外表邋遢，走路拖著腳步，失神遊蕩。至於喪屍的同類相殘，她引述一個失智症患者對其疾病的描述：「就像活生生被慢慢吃掉。」另一個患者這樣描述他的照顧者：「阿茲海默症有著別的疾病所沒有的咀咒，那就是，每個生病的腦袋都會摧殘好幾個受害者。」

貝杭尼克所舉事例的出處——比如照護或老年學期刊，以及阿茲海默症患者自己或親友所寫的文章——都呼籲要以更人道的方式來對待失智症患者，她自己的立場也是如此。她強調，她寫那篇文章的目的是要告訴大家，語言是很重要的社會力量，過去如此，現在亦然，透過語言，一些人若不具有社會認為「當完整人類」所必須要有的東西，就會跟其他

34 作者註：此為化名。

人區分開來。結果就是，不符合完整人類條件的人，被認為不值得擁有完整的自我決定權，而這種權利，是所有「正常人」都覺得自己本來就該有的。

我一輩子熱愛語言，加上在性別研究課程中教的是過去一百年的重要民權運動，所以我很清楚那些受到剝奪的公民在爭取完整的人民權利時，語言所占的角色有多重要。各種運動的社運人士都認為，對於汙損自己族群的語言有必要加以抗議，而這樣的抗議活動是爭取權利的重要一環。除了黑鬼這個詞彙幾乎被完全禁止外，其他詞彙也被視為具歧視意涵，如「婊子」、「酷兒」和「瘸子」。然而，語言本身是任性的，以前視為貶抑的詞彙後來也可能變成光榮象徵，但大家通常會預期只有某些人——通常是該詞彙所指涉的族群——有「權利」使用這些詞彙，比如黑人可以說自己是黑鬼，但其他人不能說。目前的我，就像行走在一條顫巍巍的板子上，板子另一端是既非死亡也非活著的失智狀態，基於這個身分，我要建議貝杭尼克，別在失智症相關的文本中使用喪屍一詞。不過，首先，我要坦誠，對於喪屍，我幾乎沒有第一手經驗，因為我連一部完整的喪屍電影都沒看過，所以這個詞彙在我腦中所誘發的影像是來自影音頻道 YouTube 上的影片。

我不記得在我的性別研究課程的討論上，是怎麼出現喪屍這話題，不過我記得很清楚的是，有個坐在後排的年輕人——平時他幾乎不發言——糾正我不該把吸血鬼和喪屍兩個詞互相替代使用。下次上課討論時，我清楚知道我讓這位學生對我留下了印象，雖然是負面印象。為了煽動其他同學鼓掌叫囂，他當眾送我一本《喪屍生存指南》（*Zombie Survival Guide*），而我當然拚命裝出優雅，收下這本書。

基於自尊心，我得在下一堂課之前讀完這本書——起碼要瀏覽過——這樣我才能說出幾句顯然已看過書的評論，來挽回我的劣勢。沒想到，麥克斯．布魯克斯這本書竟比在他之前的喪屍作品有趣得多。我也不敢置信的是，喬治．羅梅羅所執導的《活死人之夜》——史上第一部喪屍類型片——在一九六八年首映時，正在普利托里亞市大學念書的我，竟然錯過了，而紐西蘭大導演彼得．傑克森執導的喪屍片《新空房禁地》在一九九二年出品時，對於正在念英國文學博士班的我來說，這部片竟也像黑夜中的船隻，無聲無息地溜走。看來，我絕沒在喪屍選區的電話名單上。

《喪屍生存指南》這本書觸及了我從沒聽過的一小群人。這些喪屍類型的愛好者特別喜歡一種更溫和、更友善，有點幽默和自嘲的喪屍世界，所以連迪士尼卡通的小美人魚愛麗兒和白雪公主都化身成喪屍公主。所以，在這樣的背景下，我也是稱得上是即將變成喪屍公主的人。至於名號，就稱為「唐吉訶德公主」。

現在，把這種幽默的補償心態擱到一邊，我想嚴肅地談談貝杭尼克的文章讓我覺得不舒服的一點——她把失智症的生物醫學模式視為必然的邪惡。首先，她的定義完全不符合醫學字典、醫療學術文章和精神病學文章所提到的失智症。舉例來說，網站「醫療網」（MedicineNet）對失智症的定義是，一種疾病，導致「明顯的智能喪失，如記憶能力，嚴重的話足以干擾社交和職業上的運作」。而英國的國家心理健康合作中心（National Collaborating Center for Mental Health）則如此定義失智：「一種臨床上的症狀，特色是全面性的認知障礙，身心運作的能力下降，伴隨著運動能力的障礙，許多患者會因此出現行為和精神上的混亂。」

在我看來，貝杭尼克對於失智症的生物醫學模式之所以會有不實陳述和否定，是因為她犯了類別混淆的錯誤。當哲學應用在科學上，而且涉及詞彙的意義時，主要分成兩種不同的定義：描述性的，用來形容事物的狀態，以及規範性的，也就是陳述事物狀態所衍伸的道德行動。我上述所說的生物醫學模式的定義，是描述性的，不是規範性的。從失智症狀態所衍伸的規範性期望——或說我們應該如何對待失智症患者——這些規範性期望大量出現在照護和醫學文獻中，貝杭尼克從這些文獻引用例子，說明失智症有關的照護**應該**如何。這類規範性的定義就是所謂的生物心理社會模式，類似失智症研究先鋒湯瑪士·基特伍德（Thomas Kirwood）及貝杭尼克所引用的其他以人為中心的理論家所進一步闡述的看法：「當下存在的人，逐漸變成阿茲海默症患者，這是一種由社會和人際脈絡所定義和型塑的狀態，而不單是因為神經系統的改變。」

一九八〇年代，生物心理社會模式的「健康」觀點已經廣為採用——包括破壞腦部的疾病所衍伸的「健康」意涵——但這種語言的改變，仍未滲透到美國的許多醫療組織和採行西方醫藥的其他國家，即便這觀點已經滲透到許多方面。因此，失智症的照護問題，除了負面語言外，也可以歸咎於缺乏財政資源來訓練人力，無法給付最低工資給照護者。

關於我這種疾病，有人以身體、物質化的方式來理解，但我是很嚴肅地採取描述性的定義來看待腦部疾病。然而，正因為聚焦在腦部的身體和物質層面，所以現在腦部知識的獲取才會那麼快，快到就連神經領域方面的專家都來不及吸收。就以麻省理工學院七月／八月號的《科技評論》（*Technology Review*）為例——這是我上廁所時會閱讀的科學雜誌之一——這一期整本雜誌談的都是「探入心智的新科技，讓我們有可能改變思想、感覺和記憶」。而主題就是「駭入心靈」。

貝杭尼克認為失智症帶給人的最大恐懼是「社會建構讓失智症患者去人性化，變成活死人」，但我的最大恐懼是，失智症會吃掉我那些看起來已經不正常，也無法順利運作的神經元、神經膠質細胞、血管，和其他腦部構造，讓我很有可能成為我自己認為的喪屍狀態。這種恐懼說不定會讓我最終要計畫自殺（或說安樂死）時，計畫還未成熟就出差錯。

失智觀察日誌

二〇一一年十一月二十八日

我和蘇珊去健身房，我在跑步機上走了將近五公里，但我忘記那雙綠色的運動鞋會磨腳而穿上它，結果才走幾圈，大拇指內側就磨出水泡。

我邊走邊和蘇珊講話，我提到友誼的消長，但有幾次我一個人講著講著就忘了要說的話。幸好，若用寫的，我還可以追溯我的邏輯，最後再把我的論點湊在一起。講話時失去頭緒的狀況愈來愈常出現了。

我的失智症確診後，彼得和我做的第一件事就是研究長期看護險。我們知道，這類保險很貴，但我們願意捨棄原來的一些退休夢想（比如每年固定回南非幾次），來買這種保險。然而，沒多久我們就發現，只要做過記憶測驗，就不能買任何的長期看護險。就連美國前總統歐巴馬推行的健保方案也不符合資格。長期看護險不屬於醫療保險，而是放在產險的法令之下，比如火險、地震險和車險，換句話說，若你有「先前既存的狀況」——比如住的房子全是木造、住在地震帶、駕駛紀錄不良，以及有記憶上的問題——保險公司就可以合法拒保。以我目前的階段來說，我可以花很多錢買這類產險，但長期看護險會被排除在外。總之，只要有過記憶相關的毛病，即使只是告知醫師，沒有做後續追蹤，但被醫生寫在病歷上，那麼，不管願意花多少錢，也買不到任何長期看護險。幸好彼得身心還算健全，有資格買，所以我們立刻投保。照我的狀況來看，萬一他病殘，我是不可能照顧他，所以他買了長期看護險後，我就安心多了。

二〇一四年七月，我們發現我的記憶評量讓我無法買另一種我們想買的保險，「住院醫療補償」——將會理賠住院期間的所有花費，或者在康復機構的費用。

基於這些現實，彼得和我現在知道，我的心智退化問題只能仰賴美國政府提供給六十五歲老人的醫療保險，以及我們自己存的退休金來支付。這些退休金原本除了供我們兩個養老，還要給子女和南非家鄉村子裡的人一些資助，而現在為了我的失智症，恐怕得刪減給他們的資助了。

失智觀察日誌

二〇一一年十二月十日

我們搭飛機去紐約參加彼得公司的聖誕派對。由於他是顧問，在家工作，所以我們沒想到他所任職的科技顧問公司Constratus會舉辦聖誕派對。總之，他的老闆幾天前打電話來，說他會出錢請我和彼得飛到紐約市，讓我們住在市中心的萬豪酒店（Marriott），等著參加週日的派對。派對地點離市區要三小時車程，善心大老闆還說會派加長禮車送我們過去。

上飛機坐妥後，我順利地扣上了我灰色旅行袋上那個像座椅安全帶的其中一個扣環，但是當我要扣第二個時，我伸手去抓的不是扣環的下半部，而是拉鍊頭，甚至想把拉鍊頭插入扣環的上半部。彼得看著整個過程，從他臉上的憂慮神情，我知道他跟我一樣，瞬間明白了我的失智症惡化得比我們（我）預期更快速。

十月在芝加哥時，我跟女兒瑪莉莎借一本書《最後出路：垂死者自我解脫與他助自殺手冊》（*Final Exit: The Practicalities of Self-Deliverance and Assisted Suicide for the Dying*）。我讀這本書，是為了將來考量，但我知道，我應該盡早想出終結計畫，趁著我的大部分腦子還管用時。我不是要加速離開，我只是想在正確時機來臨之前，有時間跟彼得和孩子做必要的討論，而且替彼得和孩子規劃方向。至於最後是否要協助我自殺（當然只會以合法的方式進行），或者，把腦袋已空僅有軀殼活著的我放在倉庫中，直到我強壯的心臟停止跳動，全由他們決定。

二〇一四年八月，是我們全家被美國收養的三十週年。美國桑德斯家已經有九口人：紐頓的妻子雪洛成為我們家的一份子已有十五年，瑪莉莎的丈夫亞當則是五年。紐頓和雪洛的兩個孩子肯伊和艾莉雅分別是七歲和四歲，當年我們移民來美國時，瑪莉莎和紐頓就是這個年紀。瑪莉莎和亞當則有八個月大的丹堤。如果說雪洛和亞當曾經被我們家百無禁

忌的作風給嚇到，其實，他們也曾讓我們大開眼界。

我們家沒人認為自己有宗教信仰，至於孫兒輩，就等他們長大後自己決定。大體上來說，我們家六個成人的道德觀和生活原則相似，兩個兒女和他們的配偶對於孩子發問的各種為什麼和如何，都能開明以對，就像當年彼得和我對待他們，只不過他們不像當年的我們那麼焦慮。（畢竟，我們要替「應該被大人看著，但不該有意見的小孩」披荊斬棘，開創新道路啊。）接著，身為三代家族的第一代，我們也做了很多準備，讓家人可以開放的態度來討論我的失智症。

關於我這病的日後狀況，雖然討論起來頗為敏感，而且完全是針對我，不過，對於這問題相關的概念其實我們並不陌生，因為之前看到雪洛的祖父九十高齡卻插著鼻胃管，痛苦地捱了三年，我們就有過類似的討論。而這次，我們再次問道：生活的品質為何？或者，我們對於失能狀態，能接受到什麼程度？我們想怎樣度過在世的最後一年或最後一個月？如果我們當中有誰已經無法理性做決定，日子過得很悲慘，但身體狀況仍良好，那該怎麼辦？以我和彼得的財力，靠著政府的醫療照護保障和私人基金，我這個失智症患者能擁有什麼樣品質的長期期照護？對於那種只是延長生命的最後一絲努力，我們有何感受？硬讓病人活著，對我們三個家庭又會產生什麼樣的財務和心理後果？在這種情況下，我們願意自殺？或者請人協助自殺嗎？如果我們當中有人在身體頹壞之前就想結束生命，其他人有何感想？或者會有何反應？

彼得和我多年來就說過，寧可慈悲地死去，也不要悲慘度日如年，當時只是理論上這麼想，但現在，我們面對的是實際狀況。我們的孩子理論上也這麼認為，現在也實際支持我擬定安樂死計畫。所以，我們一起研究安樂死和協助安樂死的可行性和合法性。當然，彼得和我絕不會要求孩子參與一些可能害他們遭司法調查或起訴的行動。

接下來幾個月——到現在已經幾年了——我開始研究各州的死亡權概況，而家人也會把他們看到或聽到的各種資訊，包括網路連結、文章和故事跟我分享。我的研究發現，一、在美國這個國家，即使公民有機會以合法或者起碼不會被起訴的方式來安樂死，這種機會也不適用於末期的心智疾病患者，因為目前五個州通過死亡權利法案——奧瑞岡州、華盛頓州、佛蒙特州、蒙大拿州和新墨西哥州——都要求有兩個醫師宣判尋死的病人只剩六個月的壽命，**而且心智健全**。偏偏失智症患者在被疾病搞瘋之前，心智就已經不健全，所以目前美國的善終法案對我們家根本派不上用場。二、法律制度快速改變，就算法令沒變，社會大眾對於訴諸協助式自殺的家庭也多半抱以同情，這樣一來，因協助自殺而被起訴的機率變得微乎其微。自從一九九八年之後，就沒有人因為協助自殺而被判有罪或者坐牢，就連幫助病人自殺，有「死亡醫師」之稱的凱沃基安醫生（Dr. Kevorkian）在一九九八年之後就沒被判刑。他有三次因協助自殺而被起訴，但審理後宣判無罪。

多數協助家人自殺的家庭成員——他們通常是把毒藥磨成粉，或者摻混各種毒藥後，餵食想尋死的家人——之所以很少被成功起訴，或者根本沒被起訴，主要的原因是沒有公開使用「技術性」或「醫藥」的方式。我所能找到被起訴的最新例子是費城的護士芭芭拉．瑪西尼（Barbara mancini）。她只不過拿了將近一整瓶的嗎啡給她那神智清醒，但已經病到末期的九十三歲老父親。但後來，安養院的護士發現，打電話報案，把「他從自己手中救回來」，只是四天之後，他還是死在醫院。

即使瑪西尼最後無罪開釋，但長達一年的調查審判還是逼得原本當護士的她「請了無薪假」，而且支付「超過十萬美元的訴訟費」。她擔任救護員的丈夫喬伊．瑪西尼「得額外輪班，多賺點錢來增加收入」。可以想見的是，那些要求家人協助自己自殺的人，絕不想見到世上最愛的人面臨這麼可怕的後果。

二〇一四年十月，罹患末期腦癌的二十九歲布莉特妮．梅納德（Brittany Maynard）決定透過醫助式死亡（physician-assistd death，簡稱ＰＡＤ）的方式來提早結束性命，此舉喚起了社會大眾對安樂死的了解，並接受垂死者有權利選擇自己死亡的時間和方式。「成熟睿智遠超出其年紀」的梅納德聯絡了推動安樂死的全國性組織「憐憫和選擇」（Compassion and Choices），該組織呼籲善終權合法，並提供她的故事來尋求社會大眾的支持。那時她已經和一位紀錄片導演合作，在鏡頭前描述她的疾病，並說明她的家人決定搬到「醫助式死亡」合法的奧勒岡州，因為她家鄉所在加州讓她無法進行自決式的死亡。

「憐憫和選擇」團體公布了瑪納德的影片後，她的故事引發國際關注。年輕美麗、口才便給，有摯愛的家人支持，她成功地讓許多人看見「醫助式死亡」並不是某些心狠手辣的家庭才會做出的變態之舉，而是病人自己的選擇結果。她所展現的優雅和尊嚴，以及母親和丈夫的勇敢表現——即使心碎，也支持她的決定——掀起了前所未有的支持和同情，甚至持續到二〇一四年十一月一日她過世，並促使加州在不到一年的時間通過了死亡權利法案。根據權威的健康政策思維和研究期刊《健康事務》（*Health Affairs*）的報導，她的案例也引發其他州開始思考死亡權的立法：「到了年底，若有二十六個州慎重考慮『醫助式死亡』的立法，也不足為奇。」

以失智症來說，透過「憐憫和選擇」及「國際尊嚴死亡中心」（Death with Dignity National Center）這類團體進行自助式的死亡，是不太可行的。因為，即便在醫助式死亡合法的州，要安樂死仍得當事人執行許多相關的動作，偏偏失智症患者到了嚴重階段，根本不可能遵守別人的指示，除非有家人協助。如果，連每週分配好且依照日期裝在小藥盒的藥，我自己都無法正確服用，我怎麼有辦法在沒有家人的協助下，未來十年或十五年自己取得毒藥，加以研磨混和，配上最後一杯飲料吞下去呢？現在出門前，我甚至得叫彼得確認我是否梳了頭髮，我怎麼有辦法弄一桶氦氣，把管子套入塑膠袋中，然後把塑膠袋套住自己的頭，而且確保套得夠緊，沒有縫隙？雖然我真的不想像活死人般地存在著，但我也絕不想因為我個人希望自主生死，而讓家人受到法律制裁，即使他們自己現在很願意幫助我安樂死，不管是從道德或實際的考量來看。我個人想要採取醫助式死亡，所以我研究過另一種方案：到歐洲進行合法死亡。

在歐洲某些國家，確實可以讓外國人執行有尊嚴的安樂死。雖然嚴重失智症患者最不需要的就是出國旅行，但若能讓我不再處於喪屍狀態，讓我的家人不再照顧蒼白失魂的我，我願意出國。要是可以在離家近的地方進行協助式死亡，我們全家當然都願意選在自家附近，可是在美國，得以合法進行協助式死亡的州，都不准「外人」去該州執行，雖然網路上有人說，還是有變通管道。我們對於猶他州不抱期望，不相信在我們有生之年，甚至到孫子的有生之年猶他州會讓協助式死亡合法化。除非時代思潮改變，讓我們這個「美麗偉大的州」有機會合法化協助式死亡，否則彼得和我們的孩子都說願意陪同我到歐洲進行「死亡之旅」。

分離，我的家人如此定義。

失智觀察日誌

二〇一二年三月三日

今天早上，我不小心連晚上的藥都一起吞了。早晚的藥明明不一樣，而且分別裝在清楚標示的藥盒裡。

我坐在哥倫布社區中心的圖書館。我帶鄰居的女兒來報名夏天的一個活動。這個活動的講者是猶他大學教授，多年前我們曾把他的藝術作品——穿著女超人裝，擺出女超人姿勢的各種膚色的女人——放在女性週的海報上。其實這個活動是要給年紀稍長的孩子參加，鄰居的女兒年紀太小，但我特別請藝術家通融，所以小女孩還是可參加。

報名完後，我準備開始讀《最後出路：垂死者自我解脫與他助自殺手冊》，不過我在書皮上套了美國詩人比利・柯林斯（Billy Collins）的詩作《九匹馬》（*Nine Horses*）的書皮，因為我不想在這種地方大肆宣揚我想自殺，但四周若沒小朋友來來去去，我當然會公開展示這本書，因為這個時代流行的是尊嚴死。

彼得和我擬定了終止生命計畫，其中包括死亡之旅，以及在律師的協助下將這計畫寫成白紙黑字，不過事後我才知道，有一種安樂死的方式比我們在法律文件上所描述的更適合我們家。最棒的是，執行這種死亡，不需要有任何法律層面的考量。這種被醫療社群稱為VSED（Voluntary Stopping and Eating of Drinking）的方法，指的是自願停止進食和飲水。

這篇跟VSED有關的文章是媳婦雪洛寄給我的，作者是奈爾・雷克（Nell Lake），是長期關注臨終病人照護的記者。這篇題為〈協助死亡的法律漏洞：尊嚴死的倡導人想告訴你，你可以停止進食和飲水〉的文章是刊登在波士頓公共廣播電臺的網站WBUR上。這篇文章提到有個女兒協助嚴重失智症的母親停止進食和飲水。雖然故事的當事人離我有段距離，但知道有人處境如我，也跟我有相同的想法，真是備感欣慰，而且這人還有辦法嚴格執行這麼需要意志力和耐力的方法，克制食物和水所帶來的即時滿足。

這個故事的主角賈姬．威爾頓（Jackie Wilton）在就醫之前就已經失智好幾年，就醫之後又經歷了「數年」的失智。二〇一二年春天，八十四歲的賈姬首次明確地要女兒凱薩琳．克蘭（Kathleen Klein）幫助她死掉。生活各方面都無法自理的賈姬，想到自己幾乎所有事情都得倚靠女兒凱薩琳而痛苦萬分，所以她這番要求並非一時興起。確診失智症後，賈姬在嚴重失能之前，就經常提到要安樂死。凱薩琳和兄弟姊妹都清楚母親的心願，但他們從未討論過哪些方式可以幫助母親。因此，當賈姬首次要求凱薩琳協助她尋死時，凱薩琳並不知道該怎麼協助，甚至沒想過自己是否願意承擔被起訴的後果。不過，在母親第一次提出這要求後沒多久，凱薩琳從廣播中聽到「自願停止進食和飲水」的安樂死法。這是「唯一合法的協助式自殺」，而且逐漸被倡導尊嚴死的組織所推動。VSED不僅合法，而且是長時間慢慢死亡的自然狀態，因此也是醫療專業和照護者所熟悉的死亡方式。

在美國，自殺不是罪，所以心智健全的末期病人經常使用禁食禁飲的方式來加速死亡，因此這聽起來是個可行的方案。此外，凱薩琳發現政府提供給六十五歲以上老人的醫療照護方案可以提供臨終安養照護，所以若賈姬禁食禁飲的時間久到她開始痛苦，無法下床，或者體重減輕了百分之十，也有專人可以諮詢照顧。如果她符合上述其中一種狀況，醫生就會宣布她有可能在六個月內死亡，這時就可以立刻啟動臨終安寧照護。

賈姬決定禁食禁飲。這段死亡過程，在賈姬去世後，由女兒凱薩琳寫在部落格中。

在讓兄弟姊妹知道母親的決定後，凱薩琳開始陪著母親進行絕食計畫。賈姬事先問了在計畫過程中，有什麼要注意的，以便到時遵守。最後母女達成共識：如果賈姬要求吃東西或喝東西，凱薩琳必須提醒她，她的目標為何。如果賈姬想繼續禁食禁飲的計畫，凱薩琳就要堅持不提供食物和飲水，但如果她不想繼續下去，凱薩琳就要給她任何她想吃想喝的東西。

就這樣，母女倆展開計畫。賈姬從一開始就大幅縮減飲食，每天只吃幾匙優格和一杯水。雖然體重和力氣快速流失，但兩個星期後她仍無死亡跡象。每天早上醒來，發現自己離死亡很遙遠，她就會很失望。日子一天天過去，賈姬和凱薩琳開始翻看老照片，以便幫賈姬挑選一張印在訃聞上。垂死老婦選了她十六、十七歲時的照片。「我猜，她覺得那時的她才是真正活著吧，」凱薩琳寫道：「現在的她根本不是活著。」

賈姬大幅減少進食量後，賈姬的其他孩子和孫子陸續來看她，醫生也來了。雖然這醫生反對各種形式的自殺，但他還是放下他個人的觀點，協助他的老病人。在計畫進行第四天，醫師來家訪時，告訴凱薩琳，賈姬必須完全停止進食，這樣才不會拖上三星期才死。從那時起，凱薩琳就只給賈姬「二十五分硬幣大小的冰塊」。

到了第七天，賈姬的兒子離開後，她就不再離開臥房。然後她開始說身體會痛，於是凱薩琳打電話給臨終安養中心，他們來賈姬家訪視，給她嗎啡止痛。到了這階段，這位垂死老婦的嘴巴已經持續處於乾涸狀態，而嗎啡的副作用會讓嘴巴更乾，這時凱薩琳想起小時候哥哥告訴她的「古老的印度把戲」。她從賈姬放小圓石的玻璃缸中拿一個閃亮的小石頭，讓母親在清醒時吸吮，以解決口渴的感覺。到了完全絕食的第九天，賈姬陷入昏迷，第十三天，終於死去。

凱薩琳的部落格最後一篇就是回顧賈姬去世那天。「陽光照耀在莫洛灣，微風輕拂。這樣的天氣，曾經是她喜歡外出，開車兜風或者散散步的天氣。」

回顧二〇一二年五月二十四日的日記

有好長一段時間，我忙到無法寫作——超過兩個月沒動筆了。沒寫作讓我沮喪又焦慮，因為我腦袋靈光的時間正一點一滴流逝。然而，壓力和疲憊又會讓我的腦袋以各種方式更加明顯退化。

我們夫妻此刻正和紐頓、雪洛及他們的孩子在靠近錫安國家公園的龍捲風市（Hurricane）。彼得說，這個假期讓他充分感受到家人對他滿滿的愛，對此我也深有同感。紐頓和雪洛都很體貼，懂得關愛別人，而兩個孫子肯伊和艾莉雅則讓我們感受到子孫陪伴的幸福。在我的腦部逐漸退化之際，能見到這些孩子每天都有大幅的成長，我真的好開心。

而且，在來這裡的途中，我們接到消息，瑪莉莎懷孕了，大家都很高興。她的預產期是明年的一月底。當然，把時間撥給孫子，也會減少我的寫作時間，但把時間花在陪伴傾聽孫子，是我絕不會後悔的事。

星期五晚上，我們來到這裡時，我因為壓力過大而出了一點差錯。那時，我在車裡拿東西，忽然失去空間感，把手放在我以為是座位的地方，結果手壓了空，整個人跌出車子外，我嚇了一大跳，又覺得丟臉，尤其跌倒時還大聲尖叫。平時，我是不會因為這點小事而大驚小怪的，但這件事讓我過於慌亂，我想，原因出在我七、八歲時的那樁意外。當時，我們住在庫特伯父和溫特捷伯母家隔壁。

那天，我和弟妹在屋外等著媽媽和溫特捷伯母講完話，然後開車去某個地方。克拉塞和我窮極無聊，開始在車窗內外爬進爬出，爬了一會兒後，我攀住的車窗連同車門被我往後甩開，我緊抓著車窗邊緣想讓它靜止下來，結果雙手可能因為流汗而慢慢往下滑。我知道我就快跌下去了，當然放聲大叫。媽媽大概習慣了小孩子叫來叫去，所以沒任何反應。就這樣，我跌到地上，手刮傷，頭腫了一包。當時我覺得自己好可憐，但事後回想，我更替母親感到難過——她顯然因為沒注意到我的狀況而自責沮喪。諷刺的是，即使當時我只是個孩子，我就知道我母親比一般我認識的農場媽媽更加關注孩子的創造力。她會在前門旁邊放一個展示板——板子不用時用粗麻袋蓋起來——讓我們可以把各種東西釘在上面，比如捲曲的金合歡豆莢、棘刺特別大的小樹枝、在大草原找到的花朵，以及老鼠屍骸。

和孩子歷經兩年的排練討論後，彼得和我準備將終止生命的想法正式變成法律文字。所以，二〇一三年春天，我們開始和醫生及律師討論。我們找了一個對這議題態度開放的

律師，願意深入瞭解協助式自殺所衍伸的法律和財務層面。除了自己研究相關的法律層面外，我們也和律師做了長達數月的溝通，在這過程中，我們讓孩子知道所有新資訊的所有細節。比如我們發現身患末期疾病而且心智健全的人可以搬到得以合法進行協助式死亡的州（奧瑞岡州、華盛頓州、佛蒙特州、蒙大拿州和新墨西哥州），只要居住達某個期限，就可以申請醫助式死亡——只是這種方式仍然不適用像我這種失智症病人。不過，我們的律師知道在別州有個醫生（他可能是透過有類似想法的醫師圈當中得知的），願意提供安樂死雞尾酒，這樣就不需要透過網路取得。

律師草擬好必要的文件後，我們全家——彼得、我和紐頓——在律師的辦公室見面。人在南喬丹市（South Jordan）的媳婦雪洛，以及住在芝加哥的女兒瑪莉莎和女婿亞當，則透過網路視訊參加會議。律師出示相關文件後，拿出一份信託基金，這是他跟我們的財務顧問共同規畫出來的，為了支應我執行安樂死的相關費用。這筆錢可供桑德斯家的成人去歐洲進行一趟「死亡之旅」。

那天在律師辦公室，沒人哭泣，畢竟到了計畫的這個階段，早就過了哭泣期。甚至還有哈哈大笑的時候呢，比如聽到我們這些年在餐桌上的討論變成法律措辭。那感覺就像奔波看屋後，終於簽約買下房子，然後準備付三十年的貸款。在即將入住的房子裡，全家的感情會愈來愈緊密，這種收獲遠超過水管漏水、暖爐損壞，窗戶卡住這類如同死亡一樣避免不了的問題。

律師開始主持會議，果然，會議內容就是把我們大家已經熟悉的概念變得更充實。談到生前遺囑時，律師解釋，彼得和我必須在法律上授權給兩個孩子和他們的配偶，讓他們得以代理我們做出終止生命的決策。律師把我們的預立遺囑投射在牆壁的螢幕和電腦白板上，並帶著我們讀過一條條細小的文字說明。討論到生前遺囑時，他給我們看一條由我所草擬，但由他轉化成法律文字的陳述：這條陳述是為了擴張我們的生前遺囑代理人（亦即我們的孩子）的權力，讓他們得以對我和彼得的各自安樂死意願做決策。這條陳述的標題是「在失智症的狀況下，可接受的生活品質」，以下是部分內容：

除了避免〔心智和身體上的〕痛苦折磨，有品質的人生應該包括歡笑、包容、「和家人在一起，能彼此碰觸，頭腦清醒，不變成別人的負擔」。生命若沒有這些，會讓人難以接受。死亡就像出生、長大、成熟、老化一樣，是必然的現實，然而，死亡不應該包括無尊嚴、廢物般地退化，倚賴他人，或者絕望的痛苦。因此，我要執行這份生前遺囑，一方面就是為了減輕我的代理人和摯愛者的罪惡感或責任感，讓他們不會對我的死感到自責。我希望我的家人、任何我授權來代表我，在資訊充分的情況下替我做出健康照護決策的人、我的醫生及其醫護助理人員、我的律師、照顧我的醫療機構，彼此配合的相關人員，都能遵守我的生前遺囑，在我無法擁有一個可接受的生命品質時，以安樂死／協助式自殺的方式，讓我有尊嚴地死。

我的生前遺囑就是，如果我提出要求，或者，經我授權，有權力替我進行健康決策的人提出要求時，必須請醫生協助我死去，讓我可以死得有尊嚴、沒痛苦、更有人性。

我希望親戚朋友能認知到，下列標準可用來評估我想要的生活品質是否低於可接受的水準，無論我是否在家或在照護中心：

- 無論我能掌握的智識活動如何，我每天起床是否感覺到喜悅，興奮地迎接每一天？
- 我期待的東西多於害怕的東西嗎？
- 每一天我看起來快樂而且表現得快樂的時數多於不快樂嗎？
- 我會經常發牢騷、覺得孤單、沮喪或無聊嗎？
- 我成天睡覺嗎？
- 我對我的照顧者，無論是家人或照護中心的人員，會需索無度嗎？

・我的照顧者每天花在我身上的時間多於沒花在我身上的時間嗎？

・如果我住在家裡，我的主要照顧者會覺得壓力很大，精疲力竭，處於崩潰邊緣嗎？

・我會喜歡待在自家花園（或照護中心的花園），看看植物、鳥兒和蟲子嗎？我可以不需要一堆人幫忙，自己走去花園嗎？

・我的照顧者會因為照顧我而讓孩子受苦，讓工作和生活品質大打折扣嗎？

・我的家人仍覺得我的生活像之前他們所見那樣有意義嗎？

・見到朋友、孩子和孫子，我會感到開心安慰，或者覺得厭煩，懷疑他們有什麼企圖？

・我是否變成種族主義者（像我媽晚年那樣），成了小時候在種族隔離的南非見到的那些人。

・我是否是一個可親近的人，沒成天處於恐懼或憤怒的狀態？也就是說，擁抱朋友、孩子和孫子，對我仍是一種愉悅嗎？我仍能提供（享受）「溫暖身體的慰藉」嗎？

在律師事務所，大家問完剩下的問題後——事實上幾乎沒其他問題要問——彼得和我簽了文件。回家路上，我們聊著各種回憶和趣事，不斷說著我們真是世界上最幸運的父母。

* * *

美籍義大利裔物理學家恩里科．費米留給世人的，其實遠比他最後勉為其難參與的兩顆核子彈製造，更為正面。（這兩顆終結第二次世界大戰的核彈分別稱為「小男孩」和「胖男人」）。特別是他設計給學生，教導學生該如何計算出難以（或不可能）直接計算出數量的「費米式問題」，更影響深遠。其中一個費米問題吸引了很多物理和化學愛好者，形成一小群費米迷，我就是其中之一。這個費米問題就是「凱薩的最後一口氣」：當你吸一口氣時，你吸入的氣體有多少分子是來自凱薩大帝死前的最後一口氣？

費米教導學生，如何結合自己的常識和基本的物理定理，在幾分鐘內快速解出答案。以凱薩的最後一口氣這個問題來說，你已經知道地球的約略半徑；球體體積的計算公式；每一公升氣體中所含的原子數量，亦即羅史密特數（Loschmidt's number）或者2.687乘上10的19次方；空氣的主要成分氧氣與氮氣的分子質量等等。利用這些資訊，就容易計算出答案：每次吸氣，我吸入肺部裡的分子當中至少有一個分子是西元前四十四年三月十五日那天凱薩大帝所吐出的。而在他吐出最後一口氣的那一刻，「他橫渡魯比干河時所帶的那群良駒，固執地拒絕吃草，難過地淚流不停」。

我準備那天的到來——我想應該是未來的幾年內——在那天，我要告訴家人和朋友，「我已經活得夠久，天命足矣，榮耀俱矣」，如凱薩勝利進軍羅馬後所言。我一想到「凱薩的最後一口氣」這個奇特問題就雀躍不已，因為它代表一種承諾：我們跟物質世界有關聯，即便我死後，我的組成分子仍然存在於這個物質世界，而活者的世界，從現在到未來都永遠存在——起碼宇宙結束之前都存在。

若要訴說我身處宇宙的故事——在我出生之前、此時此刻，以及死亡之後位於宇宙中的位置——就要把焦點放在我身處一個偌大循環中的角色，在這個循環中，我的意識不過是「永恆當中的小括號」。關於生命之意義，我的陳述就跟那些偉大心靈的陳述一樣，我的生命意義是既有故事的隨機組合，有些故事我維持原貌，因為其年代淬鍊、詩意般的迷人樣貌，有些我會根據我個人的獨特品味來修改。以下是幾種我個人對於「生命意義」的多元性宣言。

《創世紀》：起初……地是空虛混沌；淵面黑暗；神的靈運行在水面上。

《出埃及記》：起初……宇宙非常微小，非常炙熱。大爆炸後的幾分鐘，細微粒子聚集，形成最簡單的風火水土[35]。

《民數記》：社會學家詹姆斯．洛溫（James W. Loewen）說：「許多非洲社會把人類分成三種類別：〔那些〕仍活在世上的……最近死去但跟目前仍活著的人有重疊者……，以及活死人。在他們的觀念中，沒有完全死去的人，因為死人仍存在活人的回憶中，可以在心中隨時呼喚出他們，透過藝術創造出他們，在閒談軼事中讓他們活過來。當世界上最後一個知道祖先的人死掉後，祖先就離開……〔活死人〕的類別，變成〔第三類的〕死者……變成一般化的祖先……〔死者〕沒被遺忘，而是受到尊敬……但他們不是活死人，兩者是有區別的。」

《詩篇》：

英國詩人狄蘭．湯瑪斯（Dylan Thomas）在其詩作〈起初〉（In the Beginning）中寫道：

太初有字，那字
源自光的堅實基座，
虛空的所有字母抽象了
從呼吸的氤氳基底中，
字句湧現，向內心傳譯
生與死的最初特性。

《雅歌》

天文學家奈爾．德葛拉司．泰森在科普電視系列節目《宇宙》（*The Universe*）的其中一集「大爆炸之外」中提到：「構成你身體的分子，以及構成這些分子的原子，都可以追溯至一大熔鍋。這熔鍋曾經是一群高質量星的中心點，經過爆炸後，其充分化學元素的成分進入銀河中，純淨的氣雲開始充滿生命的化學特性。我們就是這樣相互連結，不僅從生物觀點來看相互連結，從化學觀點上也和地球連結，而且從原子層面來看，更是跟宇宙連結。」

《使徒行傳》：存在先於本質。在人類存在之前，沒有本質，沒有生命意義：存活是一種生物驅力，是細胞的使命。我們必須在時間和無可挽救且具體獨特的環境中創造本質。我們自己必須賦予生命意義。如同法國哲學家沙特在《存在主義是一種人道主義》（*Existentialism Is a Humanism*）書中所言：「人要先存在，認識自己，立於世界——然後定義自己……人，最首要的，是推動自己朝未來邁進，而且有意識地如此去做。事實上，人，就是計畫。」

《啟示錄》：唐吉訶德女士曾云：我的村莊——沒有它，我就無法定義自我——從我們

---

35 作者註：這是我以前告訴孩子的大爆炸故事，現在這故事是說給孫子聽。

的紅色大門延伸到宇宙的地平線，它就像一件遮罩，遮罩之外沒有物理定律可言。我的意識，那個小括號，被侷限在兩個片刻當中，一個是我那成形的腦子第一次輸入了正在進行中的知覺，另一個片刻就是我無法再想像我的村莊和村莊裡的人了。我這條狂野寶貴的生命，就如詩人瑪姬．皮爾西（Marge Piercy）所言：「未來盤繞，／樹在坑洞中。拿，／吃，我們是彼此的／完美。」

我即將跟其他一千五百萬心智昏亂的嬰兒潮人口一樣，從活著變成瘋狂的活死人——到時，人們見到我，很自然地會說「那個荷妲已經不是以前的荷妲」——但在此之前，那個還沒瘋但腦子已生病的荷妲，會被世俗親族搬到他們的健全心智中。她會以鋼鐵般的愛來勾住這些親族。在那樣的狀態下，她永遠居住在他們當中，永遠安居在「他們關愛之心的神聖中」——起碼，直到他們自己也變成喪屍般的「活死人」。

女士，只有一個出口：瘋了或死了。

在活死人和全然死亡的狀態之間，有一種類型上的重疊，而這兩種類型的交會點是物質性的：分子與原子的層次。每個生物都是由某些高質量星球的核子熔爐所冶煉的化學元素所集結而成的，而在最後集結過程中，先前的元素在完全死亡之前就因為大爆炸而散射到無垠的宇宙，最後幸運地，眾多的太空殘骸集結成地球——這個如古迪洛克行星的地球，不會太熱，也不會太冷，一切都恰好適中[36]。地球利用這些原始物質來進行不計其數的計畫，並透過世世代代的岩石、植物、動物和空氣來反覆使用這些原始物質。因此，我們的地球會持續下去，直到太陽小到無法以發散的方式來發光發熱，也就是在五十億年後，利用它僅剩的最後氣勢把地球烘烤成原始的不毛狀態，之後另一個太陽會等著，連同屆時已冷卻到冰凍的星球，在已經發生的碰撞狀態下——銀河系和姊妹星系仙女座的碰撞——促使太陽系崩解，但在不久之後，會有嶄新的開始。全新的星球誕生，或許還有一、兩個適合人類居住的古迪洛克行星出現，在這樣的行星中，會吸呼的生物又能永續生存，直到宇宙母體的每個星球一閃而逝，連帶地使得它的物質，任何生物的物質都消失。在宇宙母體的擴張下，星球變得愈來愈稀薄，最後黑暗能量使得它耗竭，讓它的每寸地方都下降到絕對零度，甚至量子也變得動彈不得，最後，源生於大爆炸的它，嗚咽地死亡。

對於這些關聯性，我常以「凱薩的最後一口氣」來快速理解，而這些關聯性，我整輩

36 古迪洛克行星（Goldilock），指位於天文適居帶中的行星，其中一個最適居的古迪洛克行星就是地球。命名源自十九世紀的童話故事〈金髮女孩與三隻熊〉（Goldilocks and the Three Bears），小女孩來到三隻熊的家，那裡的所有東西都有三種尺寸，小女孩沒選極端的尺寸，挑選的都是最適中恰當的。

子都密密地藏在神聖空間中，保護我最珍貴的洞見。宇宙和人生的重疊，體現的正是我的人生目的：正直坦率地跟礦物、植物、動物、天文和宇宙世界有所連結，尤其是動物王國中極微小的一環，我的人類同胞。我和同胞都有一個複雜奇妙的腦，讓我們得以擁有「想像的真實性」。

想像一下：費米問題的愛好者所計算的「凱薩的最後一口氣」，其實也可以應用在曾存在於我們這個地球上的所有生物。也就是說，我這輩子吸進肺部的分子，不只來自於我曾愛過的人和動物的最後一口氣，也來自於他們在我挑選的某個時候的吐息，比如剛出生的瑪莉莎和紐頓大口吸入空氣後的吐息；還有彼得在我們婚禮時，全神貫注之下不經意發出的那聲「呀」；我母親努力把我推出這個世界時的喘息；我父親每次抽菸時緩緩吹出的縷縷煙圈；我那個住在窮鄉僻壤喀拉哈里的外公在一九一八年認識我外婆時，得知她的父母剛死於當時爆發的流行性感冒所發出的悲嘆；我的荷蘭祖先當年乘船到南非，從海上見到桌山時的驚呼；還有我那個簡直像舊石器時代，兩足可立的原始人的表妹露西，以靈巧的手抓著石塊，用力砸開白蟻穴，然後大口吃著厚實多汁的食物時——白蟻搬來的食物多到散溢在穴道棲息地之外——所發出的開心聲音。

想像一下：那些愛我的人也呼吸著我。

想像一下：永恆的最後一刻。接著：沒有你，沒有我，沒有明天，沒有昨天，沒有名字，沒有記憶，沒有分子。物質全消散成能量，光子越過數光年的空間。

然而，此時此刻：至高無上的心智仍給了一段緩衝時間，讓我得以去感受一個不存有的世界。

致謝

我要感謝 Kirstin Scott 和 Shen Christenson，他們不只一而再再而三地閱讀我的稿子，給予寶貴意見和食物，還提供肩膀讓我可以趴著哭泣。

我感謝我的家庭醫生 Shana Eborn，我在被診斷出失智症後那五年，她以耐心、同理心來照顧我和彼得，並誠實地回答我們的所有問題。我也要感謝我的神經心理學家 Janiece Pompa，她總是能提供即時的資訊和適當的支持。

我要感謝鄰居 Diane Bond 大方地讓我在我的失智觀察日誌中引用她和已故丈夫 Bob Bond 的故事，以及他們和他的失智症奮鬥過程。

另外讓我銘感在心的是我的丈夫 Peter Saunders，他幫這本書翻出許多老照片，並協助編輯這些照片。另外媳婦 Cheryl 替這本書做了很多圖示。

感謝喬治亞大學出版的季刊《喬州評論》（*The Georgia Review*）的 Stephen Corey、Jenny

Gropp、和Doug Carlson，要不是有這些編輯的青睞，並幫助我修潤我首次發表的失智症文章，就不會有後來的這本書。另外，我也要感謝《喬州評論》的業務經理Brenda Keen，她做了很多努力，讓雜誌得以再刷。

能認識文學經紀人Kate Garrick真是我的福氣，她知道何時該對我的文字表現出興致勃勃，何時該跟我一起修改、潤飾、刪減。另外，我也要感謝Scott Korb和Cathy Jaque閱讀我的初稿，提供寶貴意見。

謝謝本書出版社Hachette Books的資深編輯Paul Whitlatch，他從一開始就相信這本書可行。率直又聰明的他帶著我把一份初稿變成一本書。還有編輯助理Lauren Hummel，她一絲不苟地留意細節，就連最小的問題都注意到了。最後，要感謝出版社的頂尖團隊，沒有大家各自貢獻專業，這本書不可能問世。

P364 **想像的真實性**：John Keats，如前所引。

P365 **光子越過數光年的空間**：Fraser Cain，〈宇宙如何終止？〉（How Will the Universe End?）《今日宇宙》（*Universe Today*），二〇一三年十月十七日，網址：http:// www.universetoday.com/105588/ how- will- the- universe- end，網路資料擷取日期，二〇一三年十月二十一日。

P348 **自願停止進食和飲水**：奈爾．雷克（Nell Lake），〈協助死亡的法律漏洞：尊嚴死的倡導人想告訴你，你可以停止進食和飲水〉（Aid- in-Dying Loophole: Advocates Want You to Know You Can Stop Eating and Drinking）波士頓公共廣播電臺的網站WBUR，大眾健康單元（Common Health）二〇一四年四月十八日，網址：http://www.wbur.org/commonhealth/2014/04/18/ dying- loophole - stop- eating- and- drinking，網路資料擷取日期，二〇一四年七月十五日。

P350 **如果她符合上述其中一種狀況**：Kathleen W. Klein，〈遵從賈姬的心願。我的母親即將死亡〉（On Jackie's Terms: My Mom Was Ready to Die），網站 Hubpages.com，二〇一四年三月二十日，網路資料擷取日期，二〇一四年七月十七日。

P355 **和家人在一起，能彼此碰觸**：Atul Gawande，〈放手〉（Letting Go），《紐約客》雜誌（*New Yorker*）二〇一〇年八月二日。

P358 **那群良駒**：羅馬帝國時期的歷史學家蘇埃托尼烏斯（Gaius Suetonius Tranquillus），《十二個凱薩之命》（Lives of the Twelve Caesars），翻譯者 Joseph Gavorse，第八十至八十二頁。〈蘇埃托尼烏斯論凱薩之死〉（Suetonius on the Death of Caesar），網站 Livius.org， 網 址：http://www.livius.org/sources/ content/suetonius/suetonius-on- the-death-of-caesar，網路資料擷取日期，二〇一四年八月十五日。

P359 **我已經活得夠久**：《凱薩評論，關於羅馬戰爭藝術之論述》（The Commentaries of Caesar, to Which Is Prefixed a Discourse Concerning the Roman Art of War），翻譯者 William Duncan，第二卷，第一八八頁，一八〇六年。

P359 **永恆當中的小括號**：Thomas Browne，《基督教的道德觀》（Christian Morals），編輯 John Jeffery（London: Henry Washbourne, 1845）。作者原來的句子如下，「這個被創造的世界，只不過是永恆當中的小括號」。

P359 **創世紀**：聖經創世紀第一章第一至第二節

P359 **許多非洲社會**：James Loewen，《我的老師告訴我的謊言：你們的美國歷史教科書上搞錯的每件事情》（Lies My Teacher Told Me: Everything Your American History Textbook Got Wrong），第二六〇頁（New York: New Press, 1995）。

P360 **太初有字**：Dylan Thomas，詩作〈起初〉（In the Beginning）網址：http:// www.poemhunter.com/ best- poems/ dylan- thomas/in- the- beginning，網路資料擷取日期，二〇一四年八月十九日。

P361 **構成你身體的分子**：奈爾．德葛拉司．泰森（Neil deGrasse Tyson）科普電視系列節目《宇宙》（*The Universe*）的其中一集「大爆炸之外」（"Beyond the Big Bang," The Universe），二〇〇七年九月四日。

P361 **人要先存在**：沙特（Sartre），《存在主義是一種人道主義》（*Existentialism Is a Humanism*），（Cambridge, MA: Yale University Press, 2007）

P362 **未來盤繞**：Marge Piercy，〈九月下午四點鐘〉（September Afternoon at Four O'Clock），《月亮始終是女性》（*The Moon Is Always Female*），（New York: Knopf, 1980）。

P362 **他們關愛之心的神聖中**：John Keats，如前所引。

P363 **嗚咽地死亡**：Neil deGrasse Tyson,〈世界末日〉（Ends of the World），《自然歷史雜誌》（*Natural History Magazine*），一九九六年六月。

(*Final Exit: The Practicalities of Self- Deliverance and Assisted Suicide for the Dying*),(New York: Delta, 2010)。

P344 **審理後宣判無罪**:Derek Humphry 和 Mary Clement,《死亡的自由:人、政治和死亡權運動》(*Freedom to Die: People, Politics, and the Right-to-Die Movement*),(New York: St. Martin's Press, 1998)。安樂死研究組織(Euthanasia Research Guidance Organization,ERGO),網址:http://www.assistedsuicide.org 網路資料擷取日期,二〇一四年六月二十四日。

P344 **根本沒被起訴**:〈八年後,凱沃基安醫生被釋放〉(Kevorkian Released from Prison after 8 Years),NBC 新聞網(NBCnews.com),二〇〇七年六月一日,網址:http://www.nbcnews.com/ id/18974940/ns/ health- health_care/t/ kevorkian- released- prison - after- years#.WAfSwZMrKEI ,網路資料擷取日期,二〇一四年六月二十五日。

P344 **我所能找到被起訴的最新例子**:Yasmine Hafiz,〈芭芭拉.瑪西尼協助自殺一案,無罪開釋:護士幫助父親自殺一案不予起訴〉(Barbara Mancini Innocent of Assisted Suicide: Nurse Accused of Aiding Father's Death Has Case Thrown Out),《赫芬頓郵報》(*Huffington Post*),二〇一四年二月十二日。網址:http://www.huffingtonpost.com/2014/02/12/ barbara- mancini - innocent- assisted- suicide_n_4774275.html,網路資料擷取日期,二〇一四年十月十三日。

P345 **成熟睿智遠超出其年紀**:Katherine Seligman,〈奪回控制權:面對末期疾病,布莉特妮.梅納德打算自己終結生命〉(Taking Control: Facing Terminal Diagnosis, Brittany Maynard Plans to End Her Life),《加州雜誌》(*California Magazine*),二〇一四年十月二十七日。網址:http://alumni .berkeley.edu/california- magazine/just-in/2015-10-05/ taking- control - facing- terminal- diagnosis- brittany- maynard,網路資料擷取日期,二〇一四年三月二十七日。Seligman 引用「憐憫和選擇」主席 Barbara Coombs Lee 的話。

P345 **通過了死亡權利法案**:Nicole Weisensee Egan,〈癌症末期病人布莉特妮.梅納德:終結我的生命,這是我要的路。〉(Cancer Patient Brittany Maynard: Ending My Life— My Way),《時人》雜誌(*People*),二〇一四年十月二十七日。Marcia Angell,〈布莉特妮.梅納德效應:她是如何改變協助式死亡的正反意見〉(The Brittany Maynard Effect: How She Is Changing the Debate on Assisted Dying),《華盛頓郵報》(*Washington Post*),二〇一四年十月三十一日。Mollie Reilly,〈加州通過死亡權利法案〉(Right-to-Die Bill Passes in California),《赫芬頓郵報》(*Huffington Post*),二〇一五年九月十一日,網址:http://www.huffingtonpost.com/ entry/ california- right-to-die_us_55f1fbbae4b002d5c078cd6b,網路資料擷取日期,二〇一五年九月二十四日。

P345 **慎重考慮「醫助式死亡」**:Charles Baron,〈醫助式死亡:布莉特妮.梅納德之後,立法何去何從?〉(Physician Aid in Dying: Whither Legalization after Brittany Maynard?),「健康事務」部落格(Health Affairs Blog),二〇一五年三月十二日,網址:http://healthaffairs.org/blog/2015/03/12/ physician-aid-in-dying-whither-legalization-after-brittany-maynard,網路資料擷取日期,二〇一五年三月二十六日。

Space.com，二〇一二年八月二十七日，網址：http://www.space.com/ 17307- neil-armstrong- one- small- step- quote .html. 阿姆斯壯回到地球後，堅持大家聽錯了他在月球上說的話。他說的 man 前面有的 a，所以意思不是人類，而是一個人，這才是他的原意，而且這樣的句子才合乎道理。

P329 **不願意再遵從上帝指引**：: Johan Malan，〈後現代主義的危險〉（The Dangers of Postmodernism），網站 Bible Guidance，二〇一〇年七月網址：http://www.bibleguidance .co.za/Engarticles/Postmodernism.htm. 網路資料擷取日期，二〇一一年八月十一日。

P329 **喪失源頭和目標**：Robert S. Gall，〈評論：後現代性之後的自我〉（The Self after Postmodernity）[review]，《美國宗教學會期刊》（*Journal of the American Academy of Religion*），第六十七卷，第一期，第二四八至二五〇頁，一九九九。

P330 **透過其交談、動作**：同前所述。

P330 **社交網絡愈複雜、愈整合的人**：〈日益增加的數位聯繫對於人際關係和社群的影響〉（Effects of Increasing Digital Connections on Relationships and Community），《黛安．芮恩脫口秀》（*The Diane Rehm Show*），二〇一四年八月十一日。

P332 **以阿茲海默症的慢速病程而言**：〈我父親的大腦〉（My Father's Brain），《紐約客》雜誌（*New Yorker*），二〇〇一年九月十日。

P332 **會放大這種汙名**：蘇珊．貝杭尼克（Susan M. Behuniak），〈活死人？阿茲海默症患者被視為喪屍的建構過程〉（The Living Dead? The Construction of People with Alzheimer's Disease as Zombies），《老化與社會》（*Ageing and Society*）第三十一卷第一期，第七〇至九十二頁，二〇一一。

P333 **每個生病的腦袋**：貝杭尼克（Behuniak），如前所引，第八十二頁。她引用了 Thomas DeBaggio 的話，他著有《失去我的心智：貼近觀察阿茲海默症患者的生活》（*Losing My Mind: An Intimate Look at Life with Alzheimer's*），此外，也引用了 David Shenk 的文字，他著有《遺忘：阿茲海默症的流行病圖像》（*The Forgetting: Alzheimer's: Portrait of an Epidemic*）。

P336 **明顯的智能喪失**：「失智症的定義」醫療網（MedicineNet.com），網址：http://www.medicinenet.com/script/main/art.asp? articlekey=2940 網路資料擷取日期，二〇一四年七月十二日。

P336 **全面性的認知障礙**：英國的「國家心理健康合作中心」（National Collaborating Centre for Mental Health）〈失智症：失智症患者及其照顧者在健康和社會照護方面的 NICE-SCIE 手冊〉（Dementia: The NICE- SCIE* Guideline on Supporting People with Dementia and Their Carers in Health and Social Care），第六十七頁。網址：https://www.scie.org.uk/publications/misc/dementia/ dementia- fullguideline.pdf.

* 譯按：NICE 指的是英國國家健康與照顧卓越研究院（the National Institute for Health and Clinical Excellence），而 SCIE 是社會照護卓越機構（the Social Care Institute for Excellence）。

P337 **當下存在的人，逐漸變成阿茲海默症患者**：貝杭尼克（Behuniak），如前所引，第七十四頁，這段是引自湯瑪士．基特伍德（Thomas Kitwood）的文字。

P341 **十月在芝加哥時**：Derek Humphry，《最後出路：垂死者自我解脫與他助自殺手冊》

Sharks），一八一二年，巴黎。網址：http://infohost.nmt.edu/~dan/per/quotes/How%20to%20swim%20with%20sharks.htm. 網路資料擷取日期，二〇一四年七月七日。

P322 **我的看法是，讓自己成為鯊魚**：Duncan Riley，〈布萊德．彼特替安潔莉娜裘莉……和珍妮佛．安妮斯頓辯護〉。（Brad Pitt Defends Angelina . . . and Jennifer Aniston），網站 Inquisitr，二〇〇九年一月七日，網址：http://www .inquisitr.com/14595/ brad- pitt- defends- angelina- and- jennifer- aniston. 網路資料擷取日期，二〇一四年六月二十八日。

P322 **你每天都得面對自己的死亡**：Hans Ulrich Obrist 和 Damien Hirst,「訪談」（An Interview），二〇〇七年，網站 DamienHirst.com.　網址：http://www.damienhirst.com/ texts/20071/ feb— huo. 網路資料擷取日期，二〇一四年七月十三日。

P322 **既死又活**：改編自藝術雜誌 Omaggio de Venezia 裡的一則漫畫。

P322 **那隻鯊魚既死又活**：Roberta Smith，〈就在你以為安全的時候〉（Just When You Thought It Was Safe），《紐約時報》（*New York Times*），二〇〇七年十月十六日。

P323 **委由詹姆士．福克斯（James Fox）來執筆**：Catherine Mayer，〈達米恩．赫斯特：「我做了什麼？我創造了一個怪物」〉（Damien Hirst: 'What Have I done? I've Created a Monster），《衛報》（*Guardian*），二〇一五年六月三十日。

P325 **認同核心**：Mitchell Stephens，〈真實自我：新一派的心理學家說，「我是誰？」這問題是沒有答案的〉（To Thine Own Selves Be True: A New Breed of Psychologists Says There's No One Answer to the Question 'Who Am I?），《洛杉磯時報雜誌》（*Los Angeles Times Magazine*），一九九二年八月二十三日。

P326 **自我就分裂了**：Mitchell Stephens，如前所引。

P327 **可以刻意形塑自己的身分**：John N. King，評論〈文藝復興的自我形塑：從摩爾到莎士比亞〉（Renaissance Self- Fashioning: From More to Shakespeare），《當代哲學》（*Modern Philology*）第八十卷第二期，一九八二。第一八三至一八五頁。

P328 **佛教經典裡就說到**：Robin Cooper（Ratnaprabha）評論 David P. Barash 的《佛教徒生物觀：古代東方哲學遇到當代西方科學，西方佛教徒的評論》（*Buddhist Biology: Ancient Eastern Wisdom Meets Modern Western Science, Western Buddhist Review*），佛教徒中心（Buddhist Centre），二〇一四年三月七日，網址：https://thebuddhistcentre.com/westernbuddhistreview/ buddhism- biology- interconnectedness. 網路資料擷取日期，二〇一四年七月三十日。

P328 **在基督裡成為一身**：羅馬書第十二章第五節。

P328 **每種生物都是分別被創造出來**：Ansar Fayyazuddin，〈達爾文兩百週年紀念〉（On Darwin's 200th Anniversary），《逆流》（*Against the Current*），第十三期，二〇〇九年十一月至十二月。網址：http://www.solidarity-us.org/node/2444. 網路資料擷取日期，二〇一四年七月二十日。

P328 **達爾文提出物競天擇**：《史前生命：生命的決定性視覺史》（*Prehistoric Life: A Definitive Visual History of Life on Earth*），（New York: Dorling Kindersley Publishing, 2009）

P328 **一個人的一小步**：Natalie Wolchover，〈「人類的一小步」：尼爾．阿姆斯壯的話被錯誤引用了嗎？〉（One Small Step for Man': Was Neil Armstrong Misquoted?），網站

Quote. 網址：http://www.brainyquote.com/quotes/authors/a/alexander_the_great .html. 網路資料擷取日期，二〇一四年七月二十七日。從據說是亞歷山大大帝的墓誌銘改寫而成。

P292 **謙卑是一種態度**：〈論謙卑〉（Modesty），耶穌基督後期聖徒教會網站（The Church of Jesus Christ of Latter Day Saints），網址：https://www.lds.org/topics/modesty. 網路資料擷取日期，二〇一四年七月八日。我的兒子紐頓．桑德斯曾是這個「新」網站的主要創建人之一，然而，即使他是承包該網站的公司裡的頂尖程式設計師，耶穌基督後期聖徒教會裡負責這個網站的委員會還是不讓他參與，因為教會領導人跟他訪談後，發現他沒有聖殿推薦書（Temple recommend）或其他文件可證明他「值得參與」建構該網站。後來，網站的建置出現問題，進度落後，紐頓的公司推薦他加入該小組來當救援，教會的態度才和緩。後來網站完成，該教會最高管理單位「十二使徒小組」（Twelve Apostles）的一位成員邀請紐頓和以前曾是摩門教徒的妻子雪洛共進晚餐。那天雪洛穿著一件低胸露肩的洋裝，外面套著一件短外套，這種打扮完全符合耶穌基督後期聖徒教會對謙卑的定義，所以晚餐上，那十二使徒的其中之一不只稱讚紐頓的工作能力，還讚賞他很懂置入網站內的摩門教經文。

P293 **我的小羊啊，妳知不知道**：我記得這是一九七八年跟外婆講電話時她說的話，從南非荷蘭語翻譯成英文。

P306 **虛榮若作用在薄弱腦袋上**：珍．奧斯汀（Jane Austen），《艾瑪》（*Emma*），一八一五年。 網址：http:// www.austen.com/emma/vol1ch8.htm. 網路資料擷取日期，二〇一五年三月三十一日。

P307 **只留下溫和平靜的空氣**：荷馬（Homer），《奧德賽》（*Odyssey*），第四卷，第六〇五行。古騰堡電子書計畫（The Project Gutenberg Ebook），《荷馬的奧德賽》（*The Odyssey of Homer*）， 翻譯者 William Cowper. 網址：https://www.gutenberg.org/files/24269/24269-h/24269-h.htm. 網路資料擷取日期，二〇一四年七月十二日。

第八章：不敢點明的出口

P319 **喜歡這句子的詩意笨拙感**：達米恩．赫斯特（Damien Hirst），「在活人心中，死亡實體之不可能性」（The Physical Impossibility of Death in the Mind of Someone Living），一九九一，參見網站 DamienHirst.com，網址：http://www.damienhirst.com/ the- physical- impossibility-of. 網路資料擷取日期，二〇一四年七月十二日。此句子擷取自 Gordon Burn 和 Damien Hirst 合著的《去工作的路上》（*On the Way to Work*），第十九頁。（London: Faber and Faber, 2001）。

P320 **五萬英鎊買一條魚**：Carol Vogel，〈與著名的死鯊共游〉（Swimming with Famouse Dead Sharks），《紐約時報》（*New York Times*），二〇〇六年十月一日。

P321 **這一看就不是真的**：Carol Vogel，如前所引。

P322 **如果玻璃破掉，我們修補**：Sean O'Hagan，〈達米恩．赫斯特說：我仍然相信藝術比金錢更有力量〉（Damien Hirst: 'I still believe art is more powerful than money），《衛報》（*Guardian*），二〇一二年三月十日。

P322 **如何與鯊魚共遊**：Voltaire Cousteau，《如何與鯊魚共遊》（*How to Swim with*

P259 **唐娜和我會一起玩**：〈爭議點：失智症患者可以有性生活嗎？〉（Room for Debate: Can People with Dementia Have a Sex Life?），如前所引。

P259 **我們只是喜歡在一起**：〈前愛荷華州眾議員七十八歲的亨利・雷洪斯被控性侵阿茲海默症妻子一案，宣判無罪〉（Former Iowa Legislator Henry Rayhons, 78, Found Not Guilty of Sexually Abusing Wife with Alzheimer's），《華盛頓郵報》（*Washington Pos*），二〇一五年四月二十三日。

P260 **南非的科學家不就複製了一隻斑驢嗎**：P. Heywood，〈斑驢與科學：這種學種斑馬有何未來？〉（The Quagga and Science: What Does the Future Hold for This Extinct Zebra?）《生物學與醫學的觀點》（*Perspectives in Biology and Medicine*）第五十六卷第一期，二〇一三年，第五十三至六十四頁。

P261 **我明白這世界移動快速**：Banesh Hoffmann and Helen Dukas，《愛因斯坦，人性面：從其個人資料得出的全新觀點》（*Albert Einstein, The Human Side: New Glimpses from His Archives*），（Princeton, NJ: Princeton University Press, 1979）。

P264 **腦部不同位置的損傷**：麥可・葛詹尼加（Michael Gazzaniga），二〇一一，如前所引。

P266 **許多人直到臨終都還有社交生活**：Benedict Carey，〈受傷之後，努力保存自我感〉（After Injury, Fighting to Regain a Sense of Self），《紐約時報》（*New York Times*），二〇〇九年八月八日。

第七章：絕境中的梳妝打扮

P272 **最慘烈的維安行動**：Pascal Fletcher，〈南非的恐怖之丘：自衛或屠殺〉（South Africa's 'Hill of Horror': Self- Defense or Massacre?）路透社（Reuters），二〇一二年八月七日。網址：http://www.reuters.com/article/us- safrica- lonmin- shooting- idUSBRE87G0MS20120817. 網路資料擷取日期，二〇一四年十月十五日。

P277 **我的醫生判斷**：《優雅仕女》（*Fairlady*），一九七八年十一月八日，第一八三至一八五頁。

P279 **沒有足夠時間去找到**：: 葉慈（W. B. Yeats），《愛爾蘭童話及民間故事》引言（*Irish Fairy and Folk Tales*），葉慈主編（New York: Modern Library, 2003）

P282 **愈來愈倚靠視覺來居間傳達**：: Shira Tarrant and Marjorie Jolles，〈引言：女性主義對峙時尚〉,（Introduction: Feminism Confronts Fashion），《時尚論：揭露風格的權力》（*Fashion Talks: Undressing the Power of Style*），（Albany, NY: SUNY Press, 2012）

P291 **每個人都跟時尚和風格息息相關**：Beth [只有名，不知姓氏]，〈女人為誰而穿〉（Who Do Women Dress For?），網站 Dappered，二〇一三年九月十九日。網址：https://dappered .com/2013/09/who-do- women- dress- for. 網路資料擷取日期，二〇一四年五月二十三日。

P292 **一次改變一個亮片**：〈離經叛道的女神卡卡〉（The Outrageous Lady Gaga），英國女性雜誌 Glamour（UK）二〇一〇年七月七日。網址：http://www.glamourmagazine.co.uk/celebrity/ celebrity - galleries/2010/07/ lady- gaga- interview- quotes/viewgallery/388077. 網路資料擷取日期，二〇一四年六月二十一日。

P292 **一個墳墓就能滿足他**：〈亞歷山大名言〉（Alexander the Great Quotes），網站 Brainy

P223 **從那時候起，斑驢（quagga）這個詞**：〈斑驢再生〉（The Quagga Revival），網站「南非斑驢計畫」，（The Quagga Project South Africa），網址 http://quaggaproject.org. 網路資料擷取日期，二〇一四年十月九日。

P233 **照顧失智症患者的人若是年長者**：Kyla King，〈報告：阿茲海默症的照護者，折損機率非常高〉（Report: Alzheimer's Caregivers Suffer Heavy Toll），《大快報》（*Grand Rapids Press*），二〇一一年三月十五日。

第六章：瘋狂與愛（二）

P238 **感情很好，深愛對方**：Pam Belluck〈性、失智症，以及七十八高齡面對審判的丈夫〉（Sex, Dementia and a Husband on Trial at Age 78），《紐約時報》（*New York Times*），二〇一五年四月十三日。除非特別標示，否則本章提到的《紐約時報》報導，都是出於這篇文章。

P239 **雷洪斯太太被帶到醫院**：〈爭議點：失智症患者可以有性生活嗎？〉（Room for Debate: Can People with Dementia Have a Sex Life?），《紐約時報》（*New York Times*），二〇一五年四月二十二日

P244 **原先治療要解決的問題**：Gerald Sandler 和 Delores Mallory 等人，〈Iga 過敏休克輸血反應〉（IgA Anaphylactic Transfusion Reactions），《輸血醫療評論》（*Transfusion Medicine Reviews*）第九卷第一期，一九九五年，第一頁。

P245 **假笑可以改善心情**：Roger Dooley，〈為什麼假笑是好事〉（Why Faking a Smile Is a Good Thing），《富比世》雜誌（*Forbes*），二〇一五年二月二十六日。

P246 **最沒有矛盾的愛**：佛洛伊德（Sigmund Freud），〈女性氣質〉（Femininity），《精神分析新導論》（*New Introductory Lectures on Psycho- analysis SE 33*），一九三三 a，第一六五頁，網路圖書 Googlebooks. 網路資料擷取日期，二〇一五年三月二十八日。

P247 **最廣泛性愛調查**：Marilynn Marchione，〈性與年長者：研究顯示，許多年長者依然性趣勃勃〉（Sex and the Seniors: Survey Shows Many Elderly People Remain Frisky），《紐約時報》（*New York Times*），二〇〇七年八月二十二日。

P247 **五十歲後，性生活再次趨於活躍**：Yagana Shah，〈研究發現，五十歲以後的已婚配偶性生活再次活躍〉（Married Couples' Sex Lives Rebound— After 50 Years, Study Finds），《赫芬頓報》（*Huffington Post*），二〇一五年二月十九日 http://www.huffingtonpost.com/2015/02/19/ married- couples- sex- lives- rebound- study_n_6713126.html. 網路資料擷取日期，二〇一五年四月十七日。

P251 **我帶著你的心前行**：: E. E. Cummings，〈我帶著你的心前行〉，網站 Poetry Foundation. 網址：https://www.poetryfoundation.org/poetrymagazine/ poems/detail/49493. 網路資料擷取日期，二〇一五年二月十一日。這首詩最初是刊登在一九五二年六月號的雜誌《詩歌》（*Poetry*）。

P257 **更飽滿，彷彿結婚了**：Nikolai Gogol，〈外套〉（The Overcoat），網址：http://intranet.micds.org/upper/ArtDept/Drama/Inspector/Overcoat.pdf. 網路資料擷取日期，二〇一五年二月二十七日。

P258 **靈魂浪費**：Luce Irigaray,《另一個女人的反射鏡》（*The Speculum of the Other Woman*），（New York: Cornell University Press, 1985）

二六一二頁至二五二五頁。

P192 **大宗行動的器官**：麥可．葛詹尼加（Michael S. Gazzaniga），《我們真的有自由意志嗎？：意識、抉擇與背後的大腦科學》第四十七頁（*Who's in Charge? Free Will and the Science of the Brain*），（New York: HarperCollins, 2011）。葛詹尼加的資料來源是K. S. Lashley的《腦部機制與智商：腦部探索的量化研究》（*Brain Mechanisms and Intelligence: A Quantitative Study of Injuries to the Brain*），（Chicago: University of Chicago Press, 1929）。

P201 **這地方只有三個出口**：René Daumal，《重飲之夜》（*A Night of Serious Drinking*），David Coward和E. A. Lovatt由法文翻譯而來。（Boston: Shambhala, 1979）。

P201 **至於我和我家，我們必定購物**：改寫自聖經裡的句子「至於我和我家，我們必定事奉耶和華。」（約書亞記，第二十四章十五節）《聖經》，King James版本（Victoria, Australia: Book Printer, World Bible Publishers, n.d）

P202 **鯨魚開始跟隨船隻**：Serge Schmemann，〈一群鯨魚被破冰船拯救的俄羅斯英雄事蹟〉（Russians Tell Saga of Whales Rescued by an Icebreaker），《紐約時報》（*New York Times*），一九八五年三月十二日。

P202 **屠格涅夫沒寫到重點**：Grace Paley，〈與我父親的對話〉（A Conversation with My Father），《最後一分鐘的巨大改變》（*Enormous Changes at the Last Minute*）第七十八頁。（New York: Farrar, Straus, Giroux, 1960; 12th printing, 1985）。

P202 **難以描述的攻擊個性**：Brian Foster，〈愛因斯坦與他對音樂的熱愛〉（Einstein and His Love of Music），《物理世界》（*Physics World*），二〇〇五年一月。

P202 **太私人，幾乎是赤裸裸**：〈為何愛因斯坦不喜歡貝多芬（除了莊嚴彌撒曲〉（Why Einstein Didn't Like Beethoven（Except the Missa Solemnis）），網站：LvB and More。二〇一一年五月四日。網址：http:// lvbandmore.blogspot.com/2011/05/54- why-einstein- didnt- like - beethoven.html，網路資料擷取日期，二〇一四年十月八日。

P202 **閉上你的嘴**：Brian Foster，如前所引。

P203 **跟佛洛伊德的現實原則對抗**：Harold Bloom，〈鏡中騎士〉（The Knight in the Mirror），《衛報》（*Guardian*），二〇〇三年十二月十三日，網址：https://www.theguardian.com/books/2003/dec/13/classics.miguelcervantes，網路資料擷取日期，二〇一四年十一月六日。

P204 **靈魂碰觸了，顫抖了**：改編自詩人惠特曼（Walt Whitman），〈誰完整地學習了我的功課〉（Who Learns My Lesson Complete）《草葉集》（*Leaves of Grass*），一八五五年。

P220 **堅持納入那些毫無道理的訊息**：麥可．葛詹尼加（Michael S. Gazzaniga），如前所引。

P220 **左右兩邊的腦都會意識到四小幅畫**：麥可．葛詹尼加（Michael Gazzaniga），〈重返分裂的腦〉（The Split Brain Revisited），《科學美國》（*Scientific American*）第二九七期，一九九八年，第五十一至五十五頁。

P220 **患者必須選擇**：麥可．葛詹尼加（Michael Gazzaniga），如前所引。

P221 **左腦不會說**：麥可．葛詹尼加（Michael Gazzaniga），如前所引，一九九八年，第八十二頁至八十三頁。

P151 **巨大聲音和震動**：G. Farzanegan 等人，〈鑽洞所產生的噪音在進行頭顱切開術時，會對患者的感覺神經性聽力產生影響嗎？〉（Does Drill- Induced Noise Have an Impact on Sensorineural Hearing during Craniotomy Procedure?），《英國神經外科手術期刊》（*British Journal of Neurosurgery*）第二十四卷第一期，二〇一〇年，第四十至四十五頁。

P151 **查理斯・萊爾爵士談到**：Charles Lyell，《古代人類發展的地質證據》（*The Geological Evidence of the Antiquity of Man*）（Philadelphia: George W. Childs, 1863）

P152 **沒有統一的理論**：Eric A. Zillmer 和 Mary V. Spiers 等人，《神經心理學之原理》（*Principles of Neuropsychology*）第二版（Belmont, CA: Thomson Wadsworth, 2008）

P153 **帶殼類海鮮所富含**：Will Block，〈帶殼類海鮮的 Omega3 刺激人腦的演化嗎？〉（Did Shellfish Omega-3s Spur Brain Evolution?），網站 Life Enhancement，網址：http://www. life- enhancement .com/magazine/article/ 2238- did- shellfish- omega-3s- spur-brain - evolution. 網路資料擷取日期，二〇一二年二月十二日。

P154 **附有美麗草地**：Samuel Purchas〈買下他的朝聖之旅〉（Purchas His Pilgrimage），網站 Archive.org，網址：https://archive.org/details/purchashispilgri00purc. 網路資料擷取日期，二〇一四年十月二十一日。英國詩人 Coleridge 在創作〈忽必烈汗〉（Kubla Kahn）這首詩時，就是在讀這本書。

P154 **顳葉的輸入角色**：Nachum Dafny，〈神經系統概觀〉（Overview of the Nervous System），如前所引。

P160 **被海水磨蝕後變成奇特美麗**：莎士比亞（William Shakespeare），《暴風雨》（*The Tempest*），〈愛麗兒之歌〉（Ariel's song）

P170 **永恆啊，我忍受著永恆**：但丁（Dante Alighieri），《神曲》（*The Divine Comedy: Inferno*），第三篇，第八至九行。Bartleby.com 的「哈佛經典計畫」（The Harvard Classics ，1909– 1914），網址：http://www.bartleby.com/20/103.html. 網路資料擷取日期，二〇一五年三月二十七日。

P176 **你說得出的其他角色**：Pattiann Rogers，〈家人就是什麼角色都是〉（The Family Is All There Is），網站 EnviroArts，網址：http://arts.envirolink.org/literary_arts/PRogers_Family .html. 網路資料擷取日期，二〇一五年二月二十六日。

P183 **流動的能量**：Adrienne Rich，《生為女人：母職作為一種經驗和制度》（*Of Woman Born: Motherhood as Experience and Institution*）（London: W. W. Norton, 1976）。

P185 **但明知危險**：莎士比亞，《凱撒大帝》（*Julius Caesar*），Aidan Coleman 及 Abbie Thomas 引用在其 google 圖書《凱撒大帝》Julius Caesar Googlebooks 中。網路資料擷取日期，二〇一五年二月二十五日。

第五章：瘋狂與愛（一）

P192 **打遍天下無敵手**：David Owen，〈空間的心理學〉（The Psychology of Space），《紐約客》雜誌（*New Yorker*），二〇一三年一月二十一日，第二十九頁。

P192 **腦部組織的區域變化**：: H. J. Rosen 和 S. C. Allison 等人，〈失智症中的行為異常與神經解剖學的相關性〉（Neuroanatomical Correlates of Behavioural Disorders in Dementia），神經學期刊《大腦》（*Brain*）第一二八期（pt. 11），二〇〇五年，第

of the Nervous System），神經科學網站，請見 http://neuroscience.uth.tmc .edu/s2/chapter01.html. 網路資料擷取日期，二〇一二年二月二十三日

P134 **高度皺褶的新皮質**：繪圖者 cheryl Saunders，改編自《宇宙論期刊》（*Journal of Cosmology*），網路資料擷取日期，二〇一二年三月十二日。

P134 **各種生物的腦部表面**：Patricia Kinser，〈腦部構造及其功能〉（Brain Structures and Their Functions），參見此大學的網站 Serendip/Bryn Mawr College. 網路資料擷取日期，二〇一二年一月十九日。插圖已取得作者的同意，得以使用，取得授權日期，二〇一二年三月十八日

P135 **典型的神經元圖片說明**：繪圖者 cheryl Saunders，改編自 Ka Xiong Charand，如前所述。

P136 **即使老了或罹癌垂死之際**：Eric Jensen〈神經科學的五大發現之一卻受到忽視〉（One of the Five Greatest Discoveries in Neuroscience History Is Being Largely Ignored），參見跟大腦有關的網站 Jensen Learning，網站請見 http://www.jensenlearning.com/news/ discoveries-in-neuroscience/ brain- based- teaching. 網路資料擷取日期，二〇一二年二月十九日。

P136 **新生的神經元就會凋零死亡**：〈成人的神經新生〉（Adult Neurogenesis），《腦部簡報》（*Brain Briefings*）（神經科學學會）二〇〇七年六月。

P137 **社交判斷**：James Shreeve，〈腦部之外〉（Beyond the Brain），《國家地理雜誌》，第兩百零七卷第三期（*National Geographic*），二〇〇五年，第二十二至二十三頁。

P137 **神經元的生長涉及分子重新安排**：Peter S. Eriksson 和 Ekaterina Perfilieva 等人，〈成人海馬迴的神經新生〉（Neurogenesis in the Adult Human Hippocampus），《自然醫學》第四期（*Nature Medicine*），一九九八年，第一三一三頁至一三一七頁。

P137 **處於不斷劇烈變動的狀態**：Louise Carpenter，〈真相揭露：少年懶惰背後的科學事實〉（Revealed: The Science behind Teenage Laziness），《電訊報》（*Telegraph*），二〇一五年二月十四日。

P138 **有些科學家認為**：〈成人的神經新生〉（Adult Neurogenesis），《腦部簡報》（*Brain Briefings*），如前所引。

P138 **大腦可塑性**：麥可．葛詹尼加（Michael S. Gazzainga），《切開左右腦：葛詹尼加的腦科學人生》（*Tales from Both Sides of the Brain*），（New York: Ecco, 2015）。

P144 **心胸寬大如西瓜**：Anne Sexton，〈大的心〉（The Big Heart），參見網站「獵詩人」（PoemHunter），網址：http://www.poemhunter.com/poem/ the- big- heart-2. 網路資料擷取日期，二〇一五年三月二十七日。

P145 **剛從上帝那兒出爐**：Charles Dickens，《老古玩店》（*The Old Curiosity Shop*）。網路資料擷取日期，二〇一五年二月二十六日。我所引用的句子如下：「剛從上帝那兒出爐的他們愛我們時，可不是微不足道的事。」

P150 **前方傷口**：Amélie A. Walker，〈新石器時代的手術〉（Neolithic Surgery），《考古學》（*Archeology*）第五十卷，第五期，一九九七年。

P151 **像被蜜蜂叮到**：〈顱內壓力監測〉（Intracranial Pressure Monitoring），網站 MedlinePlus.，網址：https://medlineplus.gov/ency/article/003411.htm. 網路資料擷取日期，二〇一一年八月九日。

○一六年九月二十五日。此觀點乃 Osborn 的個人看法，但她在文章中引用了當代法國解構主義大師德希達（Derrida）的話。

P109 **他是要證明在如此緊密，不容一絲喘息的親密關係中，愛依然可以綻放**：Anne Rowe，如前所述。

P114 **深鎖封閉她的某些生活**：Mary Gordon，〈愛永不變的真實案例〉（A True Case of Love That Does Not Alter When It Alteration Finds），《紐約時報》書評（*New York Times*），一九九八年十二月二十日。

P114 **是粗俗的**：約翰．貝禮（John Bayley），《輓歌：寫給我的妻子艾瑞絲》（*Elegy for Iris*），（New York: St. Martin's Press, 1999）。

P115 **阿茲海默症早期階段對自發性書寫的影響**：倫敦大學學院（from University College London）的科學部落格文章〈艾瑞絲．梅鐸的最後一本小說揭露了阿茲海默症的初期症狀〉（Iris Murdoch's Last Novel Reveals First Signs of Alzheimer's Disease）2004. Web. 網路資料擷取日期，二〇一一年十一月一日。

P116 **索斯坦普京**：約翰．貝禮（John Bayley），《輓歌：寫給我的妻子艾瑞絲》（*Elegy for Iris*），如前所述。

P117 **某一種語言的文法**：V. S. Ramachandran，《洩漏內情的大腦：神經科學家對於W E之所以為人類的探求》（*The Tell-Tale Brain: A Neuroscientist's Quest for What Makes Us Human*）（New York: W.W. Norton and Company, Inc., 2011）。

P119 **讓腦部的語意系統變得混亂中斷**：〈艾瑞絲．梅鐸的最後一本小說〉，如前所引。

P119 **腸枯思竭的狀況，那種狀況之前很少見**：同前所述。

P125 **兩顆深情之心的神聖**：John Keats 寫給 Benjamin Bailey 的信，一八一七年十一月二十二日，http://www. john- keats.com/briefe/221117.htm.

第四章：這是你不管用的大腦

P129 **如果你一心想跟隨我**：公元前義大利詩人維吉爾（Virgil），改編自《埃涅阿斯紀》（*Aeneid*），第二卷，第三百五十至三百五十二航。古騰堡計畫。參見網頁 http://www.gutenberg.org/ files/228/228-h/228-h.htm. 網路資料擷取日期，二〇一二年二月十三日。

P131 **緊緊地扣住大腦**：用模型黏土來建構腦部這點子，來自 Timothy Verstynen 和 Bradley Voytek 合著的這本書《喪屍會夢到活死羊嗎？以神經科學的觀點來看待喪屍腦》（*Do Zombies Dream of Undead Sheep? A Neuroscientific View of the Zombie Brain*）（Princeton, NJ: Princeton University Press, 2014）。

P132 **爬蟲類腦**：參見網站 InnerBody.com，網路資料擷取日期，二〇一四年九月九日。

P132 **動作遲緩**：Bill Adams，迷路的點子（Stray Ideas）參見網站 http:// stray- ideas .blogspot.com. 網路資料擷取日期，二〇一二年三月二十五日。

P133 **軸突是從細胞體延伸而出的線狀物**：Ka Xiong Charand，〈神經細胞〉（Nerve Cell），喬治亞大學高能物理的網頁（HyperPhysics, Georgia State University），http://hyperphysics. phy- astr.gsu.edu/ hbase/biology/nervecell.html. 網路資料擷取日期，二〇一二年二月十五日

P134 **在活腦中，皮質神經元看起來是灰色**：Nachum Dafny，〈神經系統概觀〉（Overview

址 http:// www.quoteauthors.com/ albert- einstein- quotes. 網路資料擷取日期，二〇一四年九月八日。

P80 **睡太少**：出自塞萬提斯（Miguel Cervantes）的《唐吉訶德》（*The Ingenious Gentleman Don Quixote of La Mancha*）第二十九章〈關於魔船的著名旅程〉（About the Famous Adventure of the Enchanted Boat），英譯者 John Orms，一六〇四年。資料來源，美國德州農工大學（Texas A&M University）和西班牙卡斯提亞拉曼查大學（Universidad de Castilla– La Mancha）的塞萬提斯研究計畫。網路資料擷取日期，二〇一二年十一月六日。

P86 **並非如虛構小說喜歡使用的騙子角色，有很大程度的幻想成分**：《唐吉訶德》（*The Ingenious Gentleman Don Quixote of La Mancha*）譯者 John Ormsby 的序，〈II 關於塞萬提斯和唐吉訶德〉（II. About Cervantes and Don Quixote）。古騰堡唐吉訶德電子書計畫（The Project Gutenberg EBook of Don Quixote）網路資料擷取日期，二〇一四年十月三日。

P88 **束縛於山巒**：塞萬提斯（Miguel Cervantes）的《唐吉訶德》（*The Ingenious Gentleman Don Quixote of La Mancha*），第十四章〈死亡牧羊人之絕望詩歌，及其他意外事件〉（Wherein the Dead Shepherd's Verses of Despair Are Set Down, with Other Unexpected Incidents.）

P89 **不想因頓悟真理而亡**：改寫自 Ray Bradbury 的詩作〈我們有藝術，才免於死於真理〉（We Have Our Arts So We Don't Die of Truth），出自《寫作藝術中的禪：論創意》（*Zen in the Art of Writing: Essays on Creativity*），（New York: HarperCollins, 2015）。

第三章：消亡自我的語法

P96 **愛創造了語言**：艾瑞絲·梅鐸（Iris Murdoch），《黑王子》（*The Black Prince*），（New York: Penguin Books, 1973）。

P97 **訓示，以及……只能靠著反覆不定、寓言象徵和魔法巫術的文字來支撐**：蘇珊·艾倫伯格（Susan Eilenberg），《倫敦書評》（*London Review of Books*）第十七卷，二〇〇二年九月五日。

P97 **從語言學家、神經科學家到梅鐸的丈夫**：Roger Highfield 在《電訊報》（*Telegraph*）中的文章〈艾瑞絲·梅鐸在自己的文字中退化了〉（Decline of Iris Murdoch in Her Own Words），二〇一一年十月二十四日。

P98 **愈離愈近地疏遠了**：約翰·貝禮（John Bayley），《艾瑞絲：艾瑞絲·梅鐸的回憶錄》（*Iris: A Memoir of Iris Murdoch*），（London: Time Warner Books UK, 2002）

P109 **過度有成就**：Anne Rowe，〈英格蘭文憑家對於約翰·貝禮所寫的《艾瑞絲：艾瑞絲·梅鐸的回憶錄》的反應〉（Critical Reception in England of Iris: A Memoir by John Bayley），《艾瑞絲·梅鐸研究之新聞通訊》第十三期，第九至十頁。（*Iris Murdoch Newsletter 13*）（1999）

P109 **公開揭露梅鐸不堪的一面**：Pamela Osborn，刊登於網站學術（Academia）文章〈如何描述真實的人：艾瑞絲·梅鐸的死後文學〉（How Can One Describe Real People?': Iris Murdoch's Literary Afterlife）。 網 址：www.academia.edu/12898733/How_Can_One_Describe_Real_People_Iris _Murdochs_Literary_Afterlife. 網路資料擷取日期，二

資料來源

P13 **你的名字是岩石**：這句子源自一首歌曲，歌曲的內容是稱頌南非祖魯王國的建立者恰卡（Shaka，生於一七八七年，卒於一八二八年九月二十二日）。南非作家 Ezekiel Mphahlele 將這首歌曲翻譯成英文。出自大英百科全書（Encyclopaedia Britannica）。Copyright 2016, Encyclopaedia Brittania. 網路資料擷取日期，二〇一七年十月三十一日。

第一章：在我忘掉自己之前，請告訴我，我是誰

P34 **無法具備良好的思考能力來進行日常活動，比如穿衣或進食**：這是美國國家健康科學研究院（National Institutes of Health）美國國家神經疾病暨中風研究所（National Institute of Neurological Disorders and Stroke）對中風的定義。網路資料擷取日期，二〇一一年八月二十五日。

P38 **隨便妳怎麼說**：出自路易斯．卡洛爾（Lewis Carroll）的世界名著《愛麗絲夢遊仙境》（*Alice's Adventures in Wonderland*，第六章 P57-62，文字摘自 Shmoop University 的網站，網路資料擷取日期，二〇一四年八月二十二日。

P38 **生命本身就夠瘋狂了**：出自一九七二年的音樂劇《夢幻騎士》（*Man of La Mancha*），這齣音樂劇是根據塞萬提斯（Miguel Cervantes）在十七世紀所創作的小說《唐吉訶德》（*The Ingenious Gentleman Don Quixote of La Mancha*）。改編而成。這齣戲的導演是 Arthur Hiller，編劇是 Dale Wasserman.，來源 IMDb 網站上的摘錄，網路資料擷取日期，二〇一四年九月八日。

P39 **可以感覺到瘋狂之翼上的那道風了**：摘自詩〈我的心赤裸著〉（My Heart Laid Bare），google 圖書搜尋，《哥倫比亞語錄辭典》（*The Columbia Dictionary of Quotations*），網路資料擷取日期，二〇一四年八月二十一日

第二章：鼓腹毒蛇的總量和零散記憶

P66 **圖示說明**：繪圖者是 Cheryl Saunders，資料來源，維基百科（wikipedia.org）以及印第安納大學的網站的邊緣系統辭典。網路資料擷取日期，二〇一二年二月。

P66 **不了解情緒，就無法了解思緒**：出自 Rebecca Sato 在 Great Discoveries Channel 頻道的節目 "Vulcans Nixed: You Can't Have Logic without Emotion," 日期二〇〇九年五月二十九日。參見網站 http://www.dailygalaxy.com/my_weblog/2009/05/ vulcans- nixed-y.html. 網路資料擷取日期，二〇一二年二月。

P67 **傳遞電子亢奮**：出自 Jonah Lehrer 刊登在 Wired 雜誌的文章，第 84 頁，文章標題為 "The Forgetting Pill," 二〇一二年三月號。

P67 **每個長期記憶**：如上所引，第 93 頁。

P68 **記憶形成後，每次被擷取出來時都會重塑一次**：如上所引，第 90 頁。

P72 **圖片說明**：圖片由 Cheryl Saunders 所編輯。

P80 **走得愈快，你就愈矮**：愛因斯坦的名言，摘自語錄網站（Quoteauthors.com），網

愛我的人也呼吸著我：
我正在失智，我面對生病的孤寂，我要留住記憶的最後一息
Memory's Last Breath: Field Notes on My Dementia

作　　者：荷妲．桑德斯（Gerda Saunders）
譯　　者：郭寶蓮

總 編 輯：陳郁馨
責任編輯：張瑜珊
社　　長：郭重興
發行人兼出版總監：曾大福
出　　版：木馬文化事業股份有限公司
發　　行：遠足文化事業股份有限公司
地　　址：231 新北市新店區民權路 108-2 號 9 樓
電　　話：（02）2218-1417　　傳真：（02）2218-1009
E-mail：service@bookrep.com.tw
郵撥帳號：19504465 遠足文化事業股份有限公司
客服專線：0800-221-029
法律顧問：華洋國際專利商標事務所 蘇文生律師
內頁排版：中原造像股份有限公司
印　　刷：中原造像股份有限公司
木馬臉書粉絲團：http://www.facebook.com/ecusbook
木馬部落格：http://blog.roodo.com/ecus2005

初　　版：2017 年 12 月
定　　價：400 元
ISBN：978-986-359-458-1

國家圖書館出版品預行編目（CIP）資料

愛我的人也呼吸著我：我正在失智，我面對生病的孤寂，我要留住記憶的最後一息 / 荷妲 . 桑德斯 (Gerda Saunders) 著；郭寶蓮譯 . -- 初版 . -- 新北市 : 木馬文化出版 : 遠足文化發行, 2017.12

面；　公分

譯自 : Memory's last breath : field notes on my dementia

ISBN 978-986-359-458-1(平裝)

1. 失智症 2. 病人 3. 回憶錄

415.934　　106019057

線上讀者回函

請給我們寶貴意見